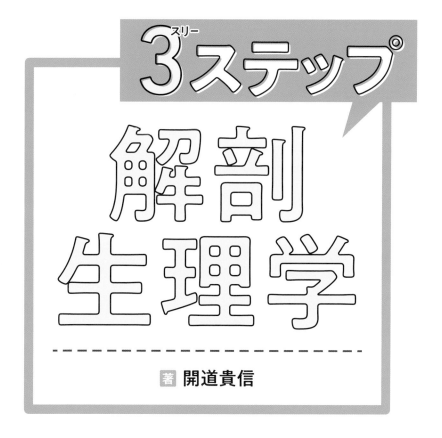

3^{スリー}ステップ 解剖生理学

著 開道貴信

南江堂

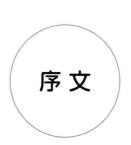

序 文

　みなさん，こんにちは．この本を手に取ってくださり，ありがとうございます．本書はみなさんが解剖生理学を分かりやすく学んで頂くために作りました．解剖生理学といいますと随分お堅く聞こえますが，一言でいうと，わたしたち人間がどのようにかたち作られ，体内がどのようにはたらいているか，ということを学ぶものです．そう聞くと身近に思えそうなのに，やっぱり解剖生理学が身近に思えないのは，普段の生活で身体についてとくに強く意識することはあまりないからだと思います．しかし，あまり意識せずともきちんと身体のかたちやはたらきが損なわれずに生活できるほど，身体がしっかり機能しているのだともいえます．

　解剖生理学を学ぶ方の多くは，医療に関係する分野の学びを修めることを目指す養成課程に通う学生であろうかと思います．医療職の場合は，心身に病気を抱えた人々を対象としますから，その対応法を学びさえすればよいから，あまり興味を持ちにくい基礎医学の解剖生理学なんて学びたくないよ，という声も聞こえてきそうです．医学部医学科でも，基礎医学を学ぶ時期は，ちょうど学業以外にも部活やアルバイトや遊びで忙しい頃でもあります．だから，基礎医学の学びは単位が取れるギリギリにしておいて，臨床医学や専門課程に入ったら興味が向くに任せて勉強に励めばいいかな，という傾向もよくみられます．それでも良いと思います．

　ただ，そんな風に基礎医学の学びは最低限にしておいて，専門科目から本腰を入れて学び始めた人たちや，養成課程を卒業して専門職に就いた人たちが口々にいうことは，「あのときもっと基礎医学を勉強しておいたら良かったわ．」という言葉です．かくいう著者のわたしも，医師になってから「もっと学生時代勉強しておけば…」と何度もつぶやいていましたので同類です．わたしにとって解剖学や生理学は，学生の頃は興味深くのめり込んで学んだ科目でありました．それでも，知識でいえば医師をしながら得ていく経験知は，学生時代に講義や教科書で学ぶ形式知とは，全く別のものであると身をもって学びました．仕事の現場で必要な経験知は，教科書で学んだ形式知をすぐに応用することはできないのです．

　それでも形式知と呼ぶ，学校で学ぶ知識は，あとからとても役に立ちます．仕事の現場で得られる経験知の量は，何年かするといつしか頭打ちになります．そこでいよいよ活きてくるのが，形式知です．これまで学校や家庭で学んだり社会に出た後から教科書を読み直したりして得ていく形式知が，徐々に現場で使える経験知に変わって

いくのです．学生時代で得てきた形式知の質や量が，経験知の懐の深さを導くといっていいでしょう．近年，リカレント教育という言葉を耳にします．学校教育から離れて，いったん社会人となった後でも大学などで再び受ける教育を指します．これこそまさに，形式知の大切さを知った方が形式知を求めている姿で，素敵ですね．

　本書では，学びを3ステップに分けて学びやすく構成しています．まずステップ1として，分野ごとに登場する重要用語の確認をしていきます．用語が日本語であると，つい知ったかぶってしまいますが，例えば動脈血という用語は，動脈にある血液という意味だと思い込んでしまうと，解釈を誤ってしまいます．次にステップ2では，各分野のエッセンスを解説して，軸となる知識を学んでもらいます．そしてステップ3では，看護師や管理栄養士などの最新の国家試験出題基準を満たし，国家試験レベルにも対応した専門的内容が学べます．また最近話題の知見についても記載しています．

　「少年老い易く学成り難し」ということわざがあります．現代風に解釈すると，学生時代にまだまだ先は長いと思って学問を後回しにしてしまっていると，そのうちにすぐ歳を取ってしまって学べないまま年老いてしまうよ，というところでしょうか．また，勉強している人は，いくつになっても若いものです．さあみなさんご一緒に，解剖生理学を楽しんで学んでみましょう．

開道　貴信

目次

chapter 3 血液・凝固系　　51

chapter 4 循環器系　　67

chapter 5 呼吸器系　　83

chapter 6　泌尿器系　103

chapter 7　内分泌系　123

chapter 8 神経系 143

chapter 9 感覚器系 169

chapter 13　生殖器系　235

chapter 14　ヒトの一生　251

細胞・組織

　ヒトのからだは，たくさんの細胞からなりたっています．そして細胞が集まって組織を構成します．細胞や組織のかたちは肉眼ではわかりにくいのですが，顕微鏡だと詳しくみることができます．細胞はさまざまな種類がありますが，どの細胞にも共通の構造（細胞小器官）が存在し，それぞれが大切なはたらきを持っています．こうした細胞や組織のかたちとはたらきを学ぶことは，いのちそのものを学ぶことにつながるので，とても大事なことです．

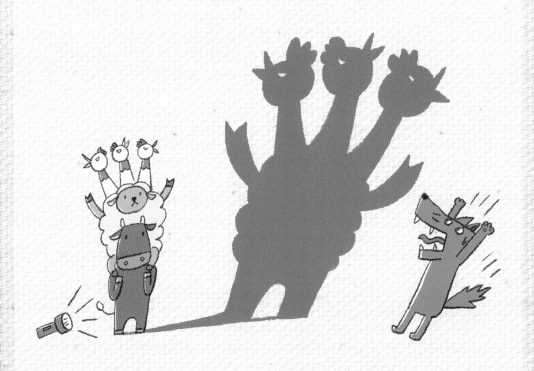

細胞・組織の
あらましと基礎用語をおさえよう！

● 細胞

ヒトのからだを作る基本的な単位である.

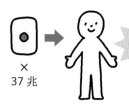

× 37兆

37兆個もの細胞でヒトはできている！

● 細胞小器官

細胞の生命活動に必要な，どの細胞にもみられる装置の総称である.

細胞小器官	
• ミトコンドリア	• 粗面小胞体
• リボソーム	• 滑面小胞体
• リソソーム	• 中心体
• ゴルジ体	など

● 核

核膜，染色質，核小体，核基質からなる. 核の中には遺伝子がある.

● ミトコンドリア

エネルギーを合成する細胞小器官で，クリステとマトリクスからなる.

● DNA（デオキシリボ核酸）

遺伝子を作る成分で，重合体が二重らせん構造をとる.

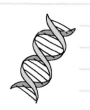

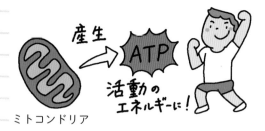

産生

ATP

活動の
エネルギーに！

ミトコンドリア

● 染色体

細胞分裂時にはDNAが複製されて凝縮し，棒状の染色体（クロモソーム）となる. ヒトの染色体は，通常22対44本の常染色体と，1対2本の性染色体の46本を持つ.

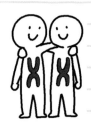

● リボソーム

顆粒状の細胞小器官で，メッセンジャーRNA（mRNA）の配列をアミノ酸配列に翻訳して，たんぱく質を合成する.

● ゴルジ体

多層の袋状構造からなる細胞小器官で，たんぱく質を修飾したり，分泌顆粒を作る.

● 細胞膜

細胞の内側と外側を分ける膜で，リン脂質とたんぱく質からできている.

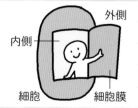

外側

内側

細胞

細胞膜

● 滑面小胞体

表面にリボソームがない小胞体で，脂質の代謝を行う.

● 粗面小胞体

網のように広がる表面にリボソームが多数ある小胞体で，たんぱく質の合成や分泌に関わる．

● 細胞質

細胞内で核以外の部分をいう．細胞質の無構造部を細胞質基質といい，細胞内液ともいう．

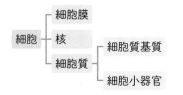

● 組織

同じ種類の細胞が，いくつかの種類で集まってかたちを作り，必要な機能をなす構造である．

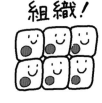

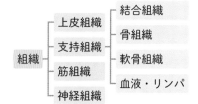

● 細胞骨格

細胞には，細胞を支えたり動かしたりするための細胞骨格が細胞質にあり，たんぱく質からできている．

● 体細胞

からだを作る細胞をいう．

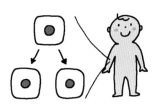

● 上皮組織

器官の表面を覆う細胞層を作る組織である．

● 支持組織

からだを支える組織で，結合組織，骨組織，軟骨組織，血液およびリンパの4種類がある．

からだのかたちをキープ！

● 生殖細胞

親から子に遺伝情報を伝えるための細胞をいう．

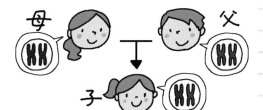

● 結合組織

さまざまな器官で組織同士を結びつけてからだを支える組織である．

● 線維芽細胞

細胞間質の膠原線維や弾性線維を作る細胞である．

細胞・組織のエッセンス！

細胞・組織の全体像をつかもう！

● 細 胞

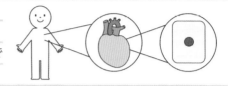

- 細胞とは，ヒトのからだを作る基本的な単位である．

● 細胞膜

- 細胞膜は**リン脂質**とたんぱく質からできており，リン脂質の疎水基同士が向き合う二重構造をとっている（脂質二重膜）．
- 細胞膜のはたらきには，受容体で細胞外の物質を受け取ったり，細胞内外に物質を拡散・浸透・濾過によって受動的に輸送したり，輸送体やポンプで能動的に輸送したり，隣り合う細胞同士と接着したりする．
- **微絨毛**は細胞膜の動かない小さな突起で，消化や吸収を行う．

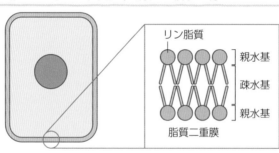

● 核

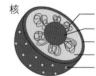

- **核**は生体膜の核膜に包まれ，中には遺伝子を含む**染色質（クロマチン）**がある．

● 細胞小器官

- **ミトコンドリア**の構造は，外膜と内膜の二重膜で包まれており，内膜は櫛状に入り組んでいて**クリステ**と呼ばれ，内膜に囲まれた基質は**マトリクス**と呼ばれる．
- ミトコンドリアは ATP を合成してエネルギーを作る．
- **リボソーム**はたんぱく質を合成する．
- **ゴルジ体**はたんぱく質を修飾したり，分泌顆粒やリソソームを作る．

- **リソソーム**は小さい顆粒で，加水分解酵素を含む．
- **滑面小胞体**は表面にリボソームを持たず，リン脂質やコレステロールを合成する．筋では**カルシウムイオン（Ca²⁺）**を貯留する．
- **粗面小胞体**は表面にはリボソームが付着し，たんぱく質を合成・修飾・分泌する．また，リン脂質二重膜を合成する．

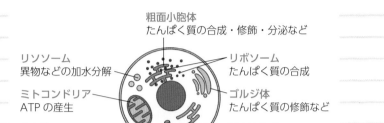

細胞質基質

- 細胞質基質は細胞質にある無構造の部分で，細胞内液ともいう．
- 細胞内液の陽イオンはカリウムイオン（K^+）が多く，陰イオンはリン酸水素イオン（HPO_4^{2-}）が多い．

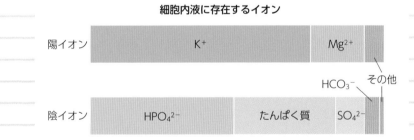

組　　織

- 組織は同じ種類の細胞がいくつかの種類で集まってかたちを作り，必要な機能をなす構造である．
- 組織は**上皮組織，支持組織，筋組織，神経組織**の4つに分類される．

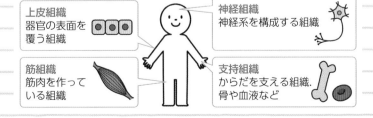

国試合格に向けて！

細胞・組織の構造と機能を系統的に学ぼう！

Ⓐ　階　層

ヒト1人の身体を解剖学的に個体といい，個体は器官系からなりたつ．器官系はいくつかの器官からなり，器官は組織から，組織は細胞から，細胞は細胞小器官から，細胞小器官は分子からなりたつ．このように，いくつもの層が下から上に積み上がって個体がなりたっている．このような層を階層という（図1）．

Ⓑ　細　胞

1．細胞とは

細胞はヒトのからだを作る基本的な単位で，成人で60兆個とも37兆個ともいわれ，2/3は血液中の赤血球である．基本的な構造として細胞は，細胞膜，核，細胞小器官，細胞質基質からなる（図2）．

2．細胞膜

細胞膜は細胞の内側と外側を分ける．

ⓐ 構造

細胞膜はリン脂質とたんぱく質からなる．リン脂質は親水基と疎水基を持ち，細胞膜はそのリン脂質が疎水基同士で向き合う二重構造をとる（図3）．こうしたリン脂質二重膜は，細胞を構成するさまざまな部位にもみられ，生体膜と呼ばれる．

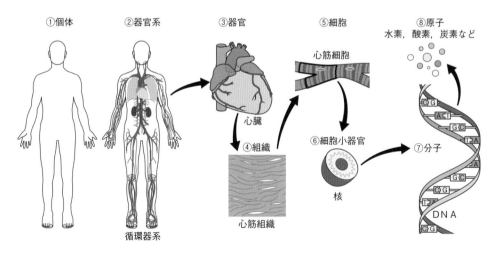

図1　人体の階層

ⓑ 機能

　細胞膜にはたんぱく質からなる受容体があり，受容体が物質を受け取って，外部からの情報を細胞内に伝える．また，輸送体やポンプを使って能動的に物質を輸送したり（能動輸送），外の物質を拡散・浸透・濾過で受動的に通す（受動輸送）．イオンはイオンチャネルを通ることもある．加えて，細胞膜には別の細胞と接着する機能もある．

3. 核

ⓐ 核について

　核の中には遺伝子があり，生体膜である核膜につつまれている．遺伝子はデオキシリボ核酸（DNA）でできており（図4），DNAからmRNAへの転写が行われる．mRNAは核膜を通って核外に出たのち，mRNAの配列にもとづいてリボソームでたんぱく質を合成する（図8参照）．遺伝子は遺伝情報とたんぱく質の構造情報の役割を持つ．遺伝情報は親から子に性質や特徴を伝える情報のことである．核には，核膜，染色質，核小体，核基質がある．

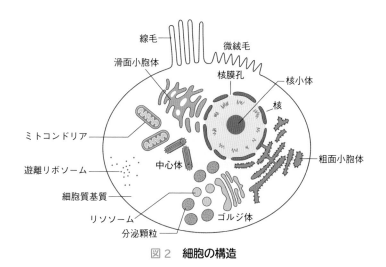

図2　細胞の構造

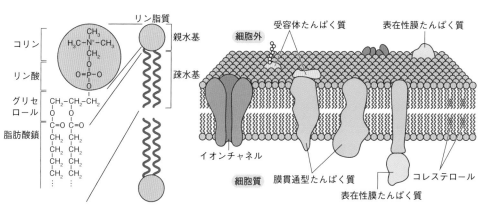

図3　生体膜の構造

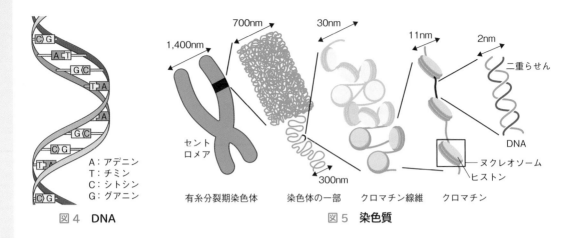

A：アデニン
T：チミン
C：シトシン
G：グアニン

図4　DNA

図5　染色質

セントロメア

有糸分裂期染色体　　染色体の一部　　クロマチン線維　　クロマチン

二重らせん

DNA

ヌクレオソーム

ヒストン

ⓑ 核膜

核膜は核を包む生体膜であり，外膜・内膜の2枚の膜がある．核膜孔という孔を通って物質が出入りする．核膜は細胞分裂時には消失する．

ⓒ 染色質

染色質はある色素によく染まるのでその名があり，クロマチンともいう．染色質はDNAがヒストンというたんぱく質と結びついてたたまれている．DNAがヒストンに巻き付いたものをヌクレオソームといい，ヌクレオソームが数珠状につながった構造をクロマチン構造という（図5）．DNAは重合体が二重らせん構造をとる．細胞分裂しない時期は染色質は核の中で広がっているが，細胞分裂時にはDNAが複製されて凝縮し，棒状の染色体（クロモソーム）となる．ヒトの染色体は，通常22対44本の常染色体と，1対2本の性染色体の46本を持つ．

ⓓ 核小体

核小体は核の中に1～数個丸くみえる部分であるが，膜で区切られていない．リボソームの成分であるリボソームRNA（rRNA）とたんぱく質が作られる．

ⓔ 核基質

核基質は核内で染色質や核小体以外を満たし，不溶性のたんぱく質を含み細い線状の核骨格を持つ．

4.　ミトコンドリア

ミトコンドリアはエネルギーであるATPを合成する重要な細胞小器官である．

ⓐ 構造

ミトコンドリアの構造は袋状で外膜と内膜の二重膜で包まれており，球状・楕円状・ヒモ状などさまざまな外観をする．外膜はなめらかで，内膜はクリステと呼ばれる櫛状構造をとる．内膜に囲まれた基質はマトリクスといわれる．また外膜と内膜の間にある空間を膜間腔という（図6）．

ⓑ 機能

細胞で作られるATPは，90%以上がミトコンドリアで合成される．外膜は細胞質のものを通しやすく，内膜は限られたものしか通さないため，膜間腔は細胞質と物質

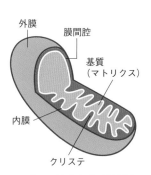

図6　ミトコンドリア

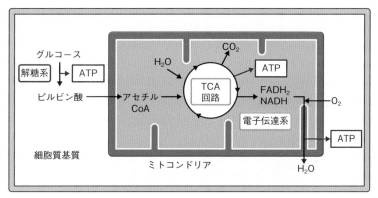

図7　細胞のグルコース代謝とATP産生

細胞に入ったグルコースは，解糖系を経てピルビン酸に変わる．ピルビン酸は
ミトコンドリアに入り，TCA回路と電子伝達系で分解され，最終的にはH_2Oと
CO_2になる．この過程で1分子のグルコースから30分子程度のATPが産生さ
れる．

の構成が似ている．グルコースや脂肪の代謝物は内膜を通過する．

クエン酸回路（TCA回路）はマトリクスで反応が起こり，グルコースや脂肪の共通
代謝物であるアセチルCoAから，ビタミンB_2（リボフラビン）の還元型である
$FADH_2$やナイアシン（ニコチン酸）の還元型であるNADHが作られる．$FADH_2$と
NADHはミトコンドリアの内膜で電子伝達系により酸化され，ATPが作られる（図
7）．この際に酸素が使われ二酸化炭素を出すため，細胞内呼吸と呼ばれる．

5．リボソーム

リボソームはたんぱく質を合成する顆粒状の細胞小器官である．

ⓐ 構造

リボソームは大きさが異なる2つの部分からなり，大きいほうは60Sサブユニッ
ト，小さいほうは40Sサブユニットと呼ばれる．リボソームの構成成分はたんぱく
質とリボソームRNA（rRNA）であり，核小体で作られる．

ⓑ 機能

核内のDNA配列を転写したメッセンジャーRNA（mRNA）が核膜孔から細胞質の

---

column　ミトコンドリアの遺伝子

核に納まる遺伝子は，両親の遺伝子に由来している．一方，ミトコンドリアは独
自の遺伝子を持ち，基本的にはすべて母親由来であるとされている．ところが，最
近の報告（2018, Luo ら）では，ミトコンドリアに異常を認める例で，父親のミトコ
ンドリア遺伝子が世代を超えて受け継がれることがあることが分かり，話題になっ
た．どのような条件で父親のミトコンドリア遺伝子が受け継がれるかは，今後の研
究によって解明が待たれるところである．

リボソームに届くと，mRNA の配列がリボソームで読み取られる．3 つの連続した mRNA 配列に対応するアミノ酸 1 個を持つ**転移 RNA（tRNA）**がリボソームの mRNA を認識し，アミノ酸を 1 個ずつつなげてたんぱく質が合成される（図 8）．

6. ゴルジ体

ゴルジ体はたんぱく質の修飾，分泌顆粒やリソソームの産生が行われる細胞小器官である．

ⓐ 構造

ゴルジ体は扁平な袋状構造が幾重にも重なり反っており，反りの外側をシス側，内側をトランス側という．

ⓑ 機能

ゴルジ体はたんぱく質に糖鎖を加えたりアミノ酸を切断するなどの修飾をして，たんぱく質を活性化する．また，リソソームや分泌顆粒が作られる．小胞をシス側で受け取り，トランス側で分泌顆粒やリソソームを放出する．

7. リソソーム

リソソームは小さい顆粒状の細胞小器官で加水分解酵素を含む．ゴルジ体で作られる．

ⓐ 構造

リソソームは直径 0.2~1.0 μm の丸い顆粒で，生体膜からなる．

ⓑ 機能

リソソームは核酸・たんぱく質・糖・脂質などを加水分解する．リソソームの種類

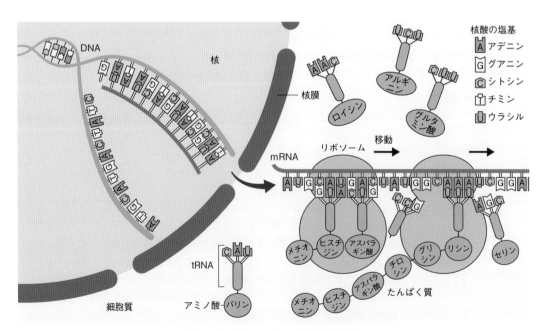

図 8 　**リボソームとたんぱく質合成**

には，細胞外物質を取り込む<u>エンドソーム</u>，細菌を取り込む<u>食胞（ファゴソーム）</u>，老化した細胞小器官を取り込む<u>自家食胞（オートファゴソーム）</u>などがある．

8．滑面小胞体

<u>滑面小胞体</u>は物質の貯蔵や代謝に関わる細胞小器官である．

ⓐ 構造

滑面小胞体は生体膜からなり，粗面小胞体と異なり表面にリボソームは付着しない．

ⓑ 機能

滑面小胞体はリン脂質やコレステロールを合成する．また筋でカルシウムイオン（Ca^{2+}）を貯留する．

9．粗面小胞体

<u>粗面小胞体</u>はたんぱく質の合成や分泌に関わる細胞小器官である．

ⓐ 構造

粗面小胞体は生体膜からなり，表面にはリボソームが多数付着し，網のように広がっている．粗面小胞体はしばしば核膜とつながる．

ⓑ 機能

粗面小胞体はたんぱく質を合成・修飾したり，生体膜の成分であるリン脂質二重膜を合成したりする．粗面小胞体がたんぱく質を含んで小さくちぎれて輸送小胞となってゴルジ体に運ばれる．

10．中心体

<u>中心体</u>は核のそばに位置し，細胞骨格や細胞分裂の基準点となる細胞小器官である．

ⓐ 構造

中心体は中心小体と中心体マトリクスからなる．中心小体は3本1組で縦に並んだ短い微小管が9組で柱状に並んでできる構造で，2つが直行している（図2参照）．また中心体マトリクスは小さなたんぱく質からなる．

ⓑ 機能

中心体は細胞骨格の微小管を作る起点となる．中心小体は遺伝子とは無関係に，細胞分裂前期に自己複製し，1組ずつ細胞の両端に移ったのち，染色体と結ばれる線維の起点となる．

11．微絨毛

<u>微絨毛</u>は細胞膜の動かない小さな突起で，微絨毛があることで表面積が増し，吸収に役立つ（図2参照）．

ⓐ 構造

微絨毛は，直径は0.1〜0.3 μm，長さは0.5〜1.5 μmで，細胞膜が突出してい

る．微絨毛は腸や腎臓の上皮細胞でみられる．微絨毛が細胞表面で並んでいる様子は，刷毛のようにみえることから刷子縁と呼ばれる．

ⓑ 機能

微絨毛の細胞膜には，**輸送体**，**チャネル**など物質を輸送する構造が集まっており，消化や吸収を行う．小腸では膜消化の酵素がある．

12. 線毛・鞭毛

線毛・鞭毛とは，細胞膜にある可動性の突起である．多く密集しているものを線毛（図2参照），1本で長いものを鞭毛という．線毛は気管や卵管の上皮にみられ，鞭毛は精子にみられる．

ⓐ 構造

線毛・鞭毛は，中心に2本の微小管があって線毛・鞭毛の方向に走り，9本の微小管がそれを取り囲む共通の構造を持つ．

ⓑ 機能

線毛は異物やほかの細胞を運び，精子の鞭毛は運動を担う．

13. 細胞質基質

細胞質基質は，細胞質にある無構造の部分で，細胞内液ともいう．

細胞内液にはイオンやさまざまな物質が溶けており，陽イオンはカリウムイオン（K^+）が多く，陰イオンはリン酸水素イオン（HPO_4^{2-}）が多い．

細胞質基質は代謝の場でもあり，解糖系・糖新生・β酸化などが行われる．

14. 細胞骨格

細胞がそのかたちを保ち，また動くためには，細胞質に存在する線維状のたんぱく質がその役割を果たす．そのたんぱく質のことを**細胞骨格**と呼ぶ．細胞骨格には，ミクロフィラメント，中間径フィラメント，太いフィラメント，微小管などがある（図9）．

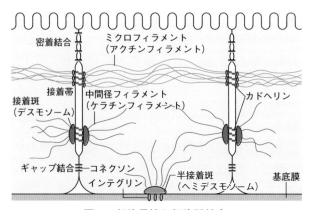

図9 細胞骨格と細胞間結合

　　ミクロフィラメントは細胞分裂で細胞質を両端に引き寄せたり，微絨毛を支えたり，細胞間結合の接着帯を支え，主にアクチンたんぱく質からなる．中間径フィラメント（ケラチンフィラメント）は細胞間結合の接着斑を支える．太いフィラメント（ミオシンフィラメント）は筋細胞にみられ，ミクロフィラメント（アクチンフィラメント）との滑り込みで筋収縮を行う．微小管は線毛や鞭毛などの運動性の突起を動かしたり，細胞分裂で染色体を両端に引き寄せる紡錘糸を構成したりする．

C 細胞接着

　　細胞は隣り同士で接着しており，密着結合(タイト結合)，固定結合，ギャップ結合の3種類がある（図9）．

1. 密着結合

　　密着結合は上皮組織のみでみられる結合で細胞表面近くにあり，膜貫通たんぱく質が細胞同士を密着させる．

2. 固定結合

　　固定結合では隣り合う細胞の表面が接着たんぱく質で接着する．以下の3種類に分類される．

ⓐ 接着帯

　　接着帯では，膜貫通たんぱく質のカドヘリンが細胞を接着させる．カドヘリンは細胞内では細胞骨格であるアクチンフィラメントと結合する．

ⓑ 接着斑

　　接着斑はデスモソームとも呼ばれ，カドヘリンは細胞内で細胞骨格であるケラチンフィラメントと結合する．

ⓒ 半接着斑

　　半接着斑はヘミデスモソームとも呼ばれ，膜貫通たんぱく質のインテグリンによって細胞膜と基底膜が接着する．

3. ギャップ結合

　　ギャップ結合では，管のような膜貫通たんぱく質のコネクソンによって結合し，管内には低分子の物質やイオンが通り，細胞間で直接的な連絡が行われる．

D 細胞分裂

　　ヒトの細胞は，人体を構成する体細胞と，親の遺伝情報を子に伝える生殖細胞に分類される．体細胞と生殖細胞では細胞分裂や染色体数に違いがある．

　　体細胞は23対46本（二倍体）の染色体を核内に持つ．体細胞の細胞分裂では，まず遺伝子DNAが複製されて染色体数が倍になる四倍体となって，染色体が細胞中央

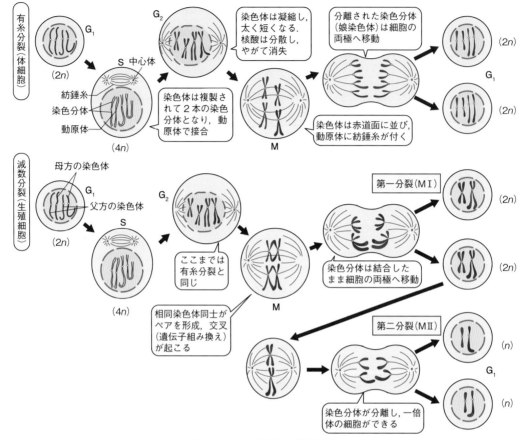

図10　有糸分裂と減数分裂

に並ぶ．その後，それぞれの染色体が紡錘糸のはたらきで両端に均等に移動し，細胞質が分裂してそれぞれ二倍体の染色体を持つようになり，細胞分裂が完了する．この分裂を**有糸分裂**という（図10）．

　生殖細胞は，まず体細胞分裂と同様に四倍体を作ったあと2個の二倍体細胞に分裂する第一分裂が起きる．この第一分裂の際，ペアを形成する相同染色体同士で遺伝子組換えが起こる．続いて，二倍体の細胞が，DNAが複製されずにペアが分かれて，一倍体として2個の細胞に分裂する第二分裂が起きる．こうして生殖細胞は2回の分裂を経て4個の一倍体細胞を作る．生殖細胞の分裂を**減数分裂**という（図10）．

E　組　織

　組織とは，同じ種類の細胞がいくつかの種類で集まって必要な機能をなす構造である．ヒトの組織は**上皮組織，支持組織，筋組織，神経組織**の4つに分類される（図11）．これらの組織がさまざまな割合で組み合わさって器官を形成する．筋組織と神経組織は10章と8章で詳述する．

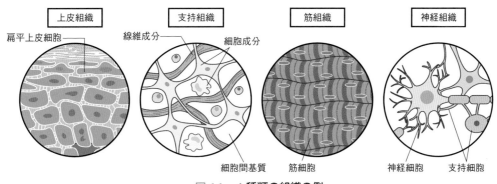

図 11　**4 種類の組織の例**

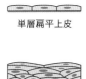
単層扁平上皮

単層立方上皮

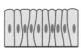
単層円柱上皮

単層円柱線毛上皮

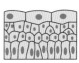
移行上皮（収縮時）

重層扁平上皮

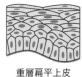
重層円柱上皮

多列線毛上皮

移行上皮（伸展時）

図 12　**上皮組織**

1．上皮組織（図 12）

上皮組織とは器官の表面を覆う細胞層を作る組織である．上皮組織は細胞配列で分類され，1 層のものを単層上皮，複数のものを重層上皮という．上皮組織には血管が流入しない．

ⓐ 単層扁平上皮

単層扁平上皮は扁平な細胞が横 1 列に並ぶ上皮で，血管内皮や肺胞上皮，腹膜などにみられ，壁を構成したり物質交換をする．

ⓑ 単層立方上皮

単層立方上皮は高さと幅が同じくらいの長さの細胞が横 1 列に並ぶ上皮で，腎臓尿細管や甲状腺濾胞上皮にみられ，物質を吸収したり管を構成したりする．

ⓒ 単層円柱上皮

単層円柱上皮は円柱状の細胞が横 1 列で並ぶ上皮で，胃，小腸，大腸の粘膜上皮にみられ，物質を分泌・吸収する．

ⓓ 単層円柱線毛上皮

単層円柱線毛上皮は，小さなものを移動させる線毛を持つ円柱状の細胞が横 1 列で並ぶ上皮で，子宮，卵管，細気管支の上皮にみられる．

ⓔ 多列線毛上皮

多列線毛上皮は，背の高い細胞だけ表面に届く，細胞が 1 列に並ぶものの 2〜3 列

にみえる上皮で，鼻腔，気管，耳管などの上皮にみられる．

f 重層扁平上皮

重層扁平上皮は，扁平の細胞が何層にも重なってできる上皮で，物理的・化学的刺激に耐えやすい丈夫な構造をしており，表皮，角膜，口腔，食道，腟の上皮にみられる．

g 重層円柱上皮

重層円柱上皮は円柱状の細胞が何層にも重なってできる上皮で，尿道海綿体や肛門粘膜でみられるが，ほかに多くはみられない．

h 移行上皮

移行上皮は3層ほどの細胞が重なってみえる上皮で，膀胱や尿管の上皮にみられる．器官が伸び縮みすると上皮の細胞も厚みを移行させるのでその名がある．移行上皮には，2個の核がある細胞もある．

2. 支持組織

支持組織はからだを支える組織で，広義の結合組織と呼ばれることもある．支持組織には，（狭義の）結合組織，骨組織，軟骨組織，血液およびリンパの4種類がある．骨組織，軟骨組織，血液およびリンパは特殊結合組織と呼ばれることもあり，10章，4章で詳述する．

3. 結合組織

結合組織はさまざまな器官で組織同士を結びつけてからだを支える組織で，数種類の細胞と細胞間質からなる．

a 結合組織の細胞成分

結合組織の細胞には，固定細胞と遊走細胞がある．固定細胞のうち，線維芽細胞は膠原線維や弾性線維を作り，脂肪細胞は脂肪を蓄える．

遊走細胞にはマクロファージ，樹状細胞，リンパ球，形質細胞，肥満細胞，好酸球などがあり，免疫を司る．

b 結合組織の間質成分

細胞間質には線維成分と細胞間基質がある．

1）線維成分

結合組織の線維は膠原線維，細網線維，弾性線維の3種類に分類される．

膠原線維は腱や靭帯にみられ，コラーゲンからなり，白くて引っ張りに強い．細網線維は基底膜や脈管外通液路（血管やリンパ管以外の体液が通過する場所）にみられ，コラーゲンからなり，網の目のようなかたちをとる．弾性線維は弾性軟骨や動脈壁にみられ，エラスチンからなり，黄色くて弾力性がある．

2）細胞間基質

細胞間基質はたんぱく質や多糖類からなるゲル状の構造であり，プロテオグリカンが主成分である．プロテオグリカンはたんぱく質に糖鎖がついた構造をしている．プロテオグリカンのたんぱく質は長く，コアたんぱく質と呼ばれ，糖鎖はグリコサミノ

1

細胞・組織

グリカンという多糖類で，ヒアルロン酸，コンドロイチン硫酸，ヘパラン硫酸，ケラタン硫酸の4種類ある．プロテオグリカンは水を多く含み弾力性のある線維を持つ．

　線維芽細胞によって，膠原線維や弾性線維の前段階物質やプロテオグリカンが作られる．コラーゲンの合成にはビタミンCが必要であり，ビタミンC欠乏症に皮膚・粘膜・歯肉から出血する壊血病がある．

ⓒ 結合組織の分類

　結合組織は線維成分や細胞成分から6つに分類される．そのうち脂肪組織は皮下や腹腔内に脂肪細胞が集まった結合組織で，エネルギーを脂肪で貯蔵し，また保温作用を持つ．

① 疎性結合組織：皮下組織，血管周囲，神経周囲にみられ，膠原線維が少なく，その中にまばらに細胞が存在し，水を豊富に含む．

② 密性結合組織：腱，靱帯，筋膜，硬膜にみられ，膠原線維が多く強靱である．

③ 細網結合組織：リンパ節や脾臓にみられ，細網細胞が細網線維と網状に結合し，その網目の間に自由細胞が存在する．

④ 弾性結合組織：一部の靱帯や動脈壁にみられ，多くの弾性線維を含み，弾力に富む．

⑤ 白色脂肪組織：からだのほとんどの脂肪組織で，中性脂肪（トリグリセリド）を蓄える．

⑥ 褐色脂肪組織：新生児の腋窩（えきか）や肩甲骨間にみられ，ミトコンドリアが豊富な褐色脂肪細胞からなり，からだの熱を作る．

---

column　幹細胞

　わたしたちヒトのからだは，1個の受精卵が多くの細胞に分裂し，多くの種類に分化してなりたつ．このように分化する前の細胞を幹細胞といい，自分を複製し，その後さまざまな種類の細胞に分化する能力を備えている．本来の幹細胞には，受精卵のような胚性幹細胞と，造血幹細胞のような分化する細胞群の大元となる成体幹細胞に分けられる．一方，すでに分化した細胞に遺伝子操作を加えて人工的に分化の多能性を持たせた人工多能性幹細胞（iPS細胞）が，山中伸弥博士らによって開発され，その功績で2012年にノーベル生理学・医学賞が授与された．人工多能性幹細胞が今後さまざまな研究や治療に役立つことが期待される．

練習問題で腕試し！

正しい文章には〇，誤った文章には×をつけよう．

Q1 ヒトの組織において，基底膜は脂質二重膜からなる．（管栄 2017 年 18 改）

Q2 DNA は 1 本のポリヌクレオチド鎖である．（看護 2013 年午後 7 改）

Q3 リソソームではたんぱく質の合成が行われる．（管栄 2014 年 21 改）

Q4 ミトコンドリアでは解糖系が行われる．（管栄 2015 年 21 改）

Q5 線維芽細胞は上皮組織を形成する．（管栄 2017 年 18 改）

Q6 腹膜の上皮は重層扁平上皮である．（看護 2017 年午前 26 改）

Q7 胃の上皮は単層円柱上皮である．（看護 2017 年午前 26 改）

Q8 気道の上皮は線毛上皮からなる．（看護 2014 年午後 2 改）

Q9 表皮は単層円柱上皮である．（看護 2016 年午前 26 改）

Q10 血管内皮は単層扁平上皮である．（管栄 2020 年 17 改）

消化器系

ヒトは身体を育み，保ち，子孫を残すために，外から食べ物を取り込む必要があります．消化器系は，食べ物を消化し，吸収するために欠かせない器官系です．消化器系には，胃や腸などの1本の管からなる消化管に加え，消化・吸収に重要なはたらきをする肝臓や膵臓といった付属器官も含みます．

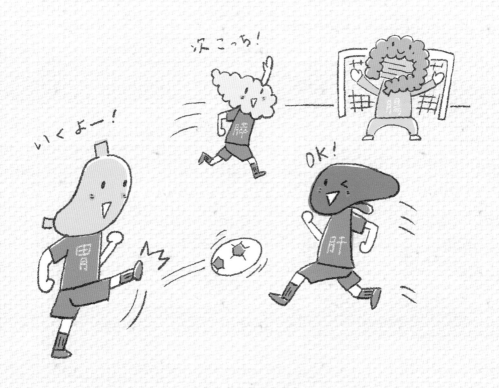

消化器系の
あらましと基礎用語をおさえよう！

● 消化管

口から肛門に至る1本の管で，食物を摂取・消化・吸収するための構造である．

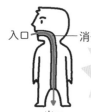

入口
消化管

消化管は1本で
つながっている！

出口

● 咽頭

鼻や口と食道の間にある通路の部分で，消化管と気道が交叉する．

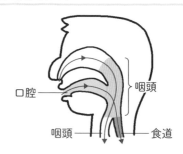

口腔

咽頭

咽頭　　　食道

● 消化

食物を吸収できるように分解することで，機械的消化，化学的消化，生物学的消化の3つの過程がある．

機械的　　　化学的　　　生物学的

 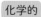 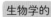

消化酵素

腸内細菌

● 食道

咽頭から胃の手前までの管腔臓器である．

● 胃

消化管のうち最もふくらむ袋状の臓器で，食塊の貯蔵，消化，殺菌を行う．

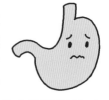

● 小腸

胃につづく細長い消化管である．小腸は，腸間膜を持たない十二指腸と，腸間膜を持つ空腸・回腸に分けられる．

● 吸収

消化したものを体内に取り込み，血液やリンパ液に移すことである．

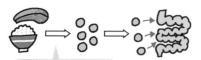

咀嚼や消化酵素によって小さく分解

小腸から吸収

● 十二指腸

小腸のうち胃の幽門からトライツ靱帯までの部分で腸間膜を持たない．十二指腸は消化と吸収を行う．

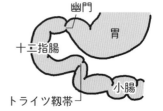

幽門

胃

十二指腸

小腸

トライツ靱帯

● 口腔

入口である口から咽頭までの，消化管の最も前の部分である．

2

消化器系

● 空腸・回腸

腸間膜を持つ長い小腸で，消化・吸収・内分泌・免疫を行う．

● 大腸

小腸につづいて肛門に至る管腔臓器で，盲腸，結腸，直腸からなり，消化・吸収・分泌・免疫を行う．

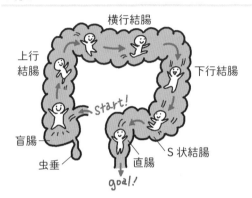

● 盲腸

回腸からつづく大腸の始めにある部分で右下腹部にあり，肛門と反対方向に盲端となり，先端に虫垂を持つ．

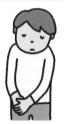

● 結腸

大腸のうち盲腸と直腸の間にあり，上行結腸，横行結腸，下行結腸，S状結腸の4部に分けられる．

● 直腸

大腸の終わりで，第3仙椎の高さでS状結腸からつづいて肛門に至る管腔臓器である．

● 肝臓

腹腔の右上部にある実質性臓器で，代謝・胆汁産生・解毒・免疫などのはたらきがある．

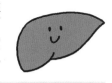

● 胆嚢

肝臓の下にある風船のようなかたちの臓器で，胆汁の濃縮・貯留・排出に関わる．

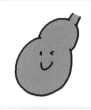

● 膵臓

胃の背面にある細長い臓器で，内分泌と外分泌にはたらく．

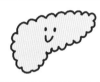

● 実質性臓器

内臓のうち内部が空洞ではなく実質で満たされた臓器のことをいう．

実質性臓器には，肝臓，腎臓，膵臓，脾臓などがあるよ

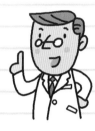

● 管腔臓器

内臓のうち内部に空洞がある袋状もしくは筒状の臓器のことをいう．

管腔臓器には，胃，十二指腸，小腸，大腸などがあるよ

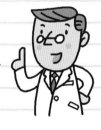

step 2

消化器系のエッセンス！

消化器系の全体像をつかもう！

消化管と消化

- **消化管**は口腔，咽頭，食道，胃，小腸，大腸，肛門からなる．
- **機械的消化**は，食物を細かく砕き，消化液を混ぜて肛門側に移すことをいう．
- **化学的消化**は，消化管の腔内で食物を消化する中間的な消化である管腔内消化と，吸収の直前に粘膜の細胞で食物を消化する最終的な消化である膜消化がある．
- **生物学的消化**は，腸内細菌の助けを借りて行う消化である．

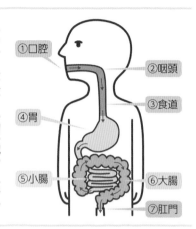

①口腔
②咽頭
③食道
④胃
⑤小腸
⑥大腸
⑦肛門

摂食・嚥下

- **摂食・嚥下**とは，食物を認識し，口で咀嚼して食塊を作り，胃に送り込む一連の動作である．
- 舌の運動は舌下神経に支配される．
- 嚥下反射は食塊が咽頭から食道に送られる反射運動で，延髄に反射中枢がある．
- 咽頭は鼻や口と食道の間にある通路の部分で，消化管と気道が交叉する．
- 食道は咽頭から胃の手前までの管状の臓器で，食塊を蠕動運動で胃に送る．

ゴクン

先行期	準備期	口腔期	咽頭期	食道期
視覚・嗅覚・触覚で食べ物を認識	口で食べ物を咀嚼し，食塊を作る	食塊を口腔から咽頭へ送る	食塊を咽頭から食道へ送る	食塊を食道から胃へ送る

胃

- 胃の主な機能は，食塊の貯蔵，消化，殺菌である．
- 胃の入り口を**噴門**（ふんもん），十二指腸につながる肛門側の胃の出口を**幽門**（ゆうもん）という．
- **胃液**は塩酸，酵素，ムチン，電解質，胃粘液を含み，化学的消化，殺菌，粘膜保護を行う．

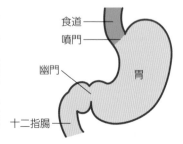

食道
噴門
幽門
胃
十二指腸

小腸・大腸

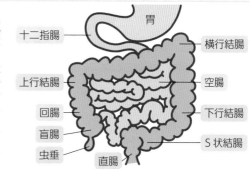

- 小腸は胃につづく細長い消化管で，十二指腸，空腸，回腸からなる．
- **十二指腸**は胃の幽門につづき，食塊が膵液と胆汁と混ざる場所で，主に消化と吸収が行われる．
- **空腸・回腸**は十二指腸につづき，腸間膜を持ち，消化・吸収・内分泌・免疫を行う．
- 大腸は小腸につづく消化管で，盲腸，結腸，直腸からなる．
- **結腸**は盲腸と直腸の間にあり，上行・横行・下行・S状結腸からなる．

栄養素の消化・吸収

- 糖質の消化・吸収は，管腔内消化で唾液や膵液のアミラーゼによってマルトースなどの二糖類となったのち，膜消化で小腸刷子縁の酵素によって単糖類に分解され，吸収される．
- たんぱく質の消化・吸収は，管腔内消化で胃や膵液の酵素で低分子ペプチドに分解され，膜消化で小腸刷子縁の酵素によりトリペプチド，ジペプチド，アミノ酸に分解され，吸収される．
- 脂質の消化・吸収は，胆汁酸によってミセルが作られ，管腔内消化でトリグリセリドはモノグリセリドと脂肪酸に分解される．

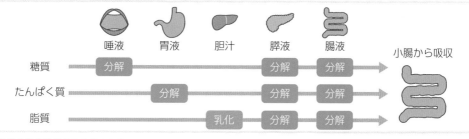

肝臓・胆嚢・膵臓

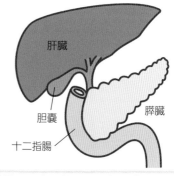

- **肝臓**は腹腔の右上部にある臓器で，代謝・胆汁産生・解毒・免疫を行う．
- 肝臓は，糖質・たんぱく質・脂質の代謝や，アルコール・薬物・アンモニアなどの解毒を行う．
- **胆嚢**は，肝臓の下面にある袋状の臓器で，胆汁の濃縮・貯留・排泄に関わる．
- **膵臓**は，胃の背面にある，舌のようなかたちの細長い臓器で，内分泌・外分泌を行う．
- 膵液には，胃酸を中和する重炭酸イオンと，糖質・たんぱく質・脂質を消化する酵素が含まれる．

国試合格に向けて！

消化器系の構造と機能を系統的に学ぼう！

A 消化管

消化管は食物を摂取し，消化・吸収するための１本の管腔構造で，口腔，咽頭，食道，胃，小腸，大腸，肛門からなる（図1）.

1. 構　造

ⓐ 消化管壁

消化管壁は，内側から**粘膜**，**粘膜筋板**，**粘膜下層**，**筋層**，**漿膜**の共通の５層からなる（図2）. 粘膜は**粘膜上皮**と**粘膜固有層**からなる. 粘膜上皮は口・食道・肛門管は重層扁平上皮で，胃・腸は単層円柱上皮である（図1参照）. 筋層は内輪走筋・外縦走筋の２層だが，胃は部分的に内斜走筋・中輪走筋・外縦走筋の３層である. 食道は漿膜を欠き結合組織の外膜を持つ.

粘膜下層にある粘膜下神経叢（マイスネル神経叢）が消化管の運動を調節している.

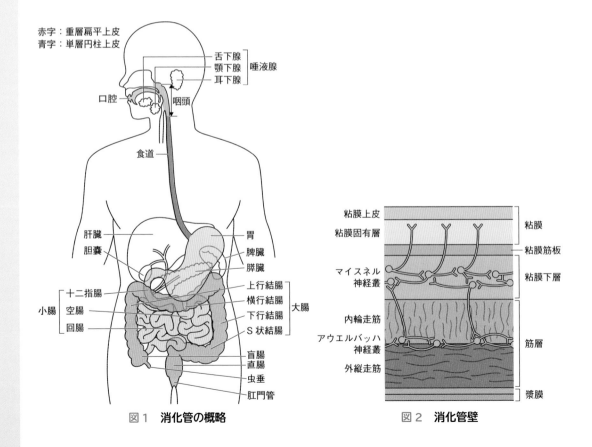

赤字：重層扁平上皮
青字：単層円柱上皮

舌下腺
顎下腺　唾液腺
耳下腺

口腔
咽頭

食道

肝臓
胆嚢

胃
脾臓
膵臓

十二指腸
小腸　空腸
回腸

上行結腸
横行結腸
下行結腸　大腸
S状結腸

盲腸
直腸
虫垂
肛門管

図1　**消化管の概略**

粘膜上皮
粘膜固有層
粘膜

粘膜筋板

マイスネル
神経叢
粘膜下層

内輪走筋
アウエルバッハ
神経叢
外縦走筋
筋層

漿膜

図2　**消化管壁**

筋層間に筋層間神経叢（アウエルバッハ神経叢）を持つ.

ⓑ 上部消化管と下部消化管

臨床的な分類では，上部消化管は食道・胃・十二指腸のことをいい，下部消化管は空腸・回腸・大腸をいう.

2. 機　能

ⓐ 消化

消化とは食物を吸収するために分解することである. 消化には機械的・化学的・生物学的の3つの消化過程がある.

機械的消化では，食物を細かくし，消化液を混ぜて肛門側に送る.

化学的消化では酵素により食物を分解する. 管腔内消化と膜消化の2段階がある. 管腔内消化は消化管腔内で食物を分解する中間的な消化である. 膜消化は吸収直前に腸粘膜の細胞で分解する最終的な消化（終末消化）である.

生物学的消化では腸内細菌の助けを借りて食物を消化する.

ⓑ 吸収

吸収とは消化したものを体内に取り込み，血液やリンパ液に移すことである.

ⓒ 免疫

消化管の免疫には非特異的・特異的の両方の免疫作用がある. 免疫で後述する.

Ⓑ 口　腔

口腔は口から咽頭までの，消化管の始まりの部分である.

ⓐ 構造

歯列・歯肉の前を口腔前庭といい，歯列・歯肉の後ろを固有口腔という. 口腔には歯，舌，口蓋，唾液腺などがある（図3）.

ⓑ 機能

口腔は消化・呼吸・発声・味覚のはたらきをする. 口腔の消化は機械的消化と化学的消化である. 口腔の機械的消化では歯によって噛んで咀嚼し，舌によって食塊と唾液を混ぜ合わせて咽頭に送る. 口腔の化学的消化では，アミラーゼによってでんぷんを麦芽糖（マルトース）に分解する.

1. 口　蓋

口蓋は口腔の上面で，口側の硬口蓋と咽頭側の軟口蓋からなる（図3）.

硬口蓋は口蓋の前方2/3にある. 硬口蓋は粘膜下に上顎骨を含むため，骨口蓋ともいう.

軟口蓋は口蓋の後方1/3にある. 軟口蓋は粘膜下に口蓋筋を含み，嚥下で後方に動いて鼻気道を塞ぎ，咽頭から鼻への食塊の逆流を防ぐ. 軟口蓋後部で上下に動く部分を口蓋帆といい，口蓋帆の正中にあって下に垂れ下がる部分を口蓋垂という.

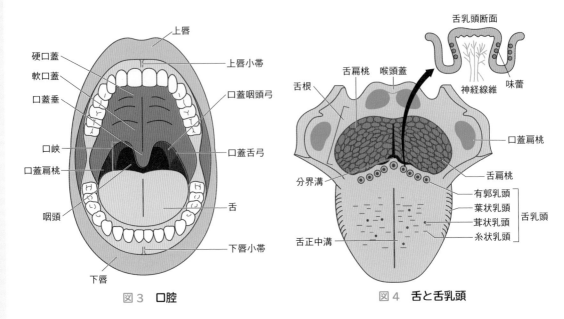

図3　**口腔**　　　　　　　図4　**舌と舌乳頭**

2. 舌

舌は口腔底にあって，筋の塊を粘膜が覆う突起物である．

ⓐ 構造

舌の先端を舌尖という．舌の筋を舌筋といい，舌下神経支配である．舌筋のうち内舌筋は舌内にあって舌のかたちを変え，外舌筋は舌を舌骨や下顎骨に固定する．舌の中央を舌体といい，その正中には舌正中溝という溝がある．舌の上面を舌背といい，舌背にあるV字の溝を分界溝という．また舌背には舌乳頭という無数の小さい突起がある．舌の正中下面には舌小帯という舌尖と舌底をつなぐヒダがある．舌根には小胞があり舌小胞というリンパ小節が集まり，舌扁桃とも呼ばれる．

口腔底では，舌小帯の両脇には舌下小丘というふくらみがあり，顎下腺や舌下腺の開口部となる．舌下小丘の左右にも舌下ヒダというふくらみが広がり，その内部には舌下腺がある．

ⓑ 舌乳頭

舌乳頭には，糸状乳頭，茸状乳頭，有郭乳頭，葉状乳頭の4種類がある．舌乳頭には味蕾という味覚の受容器がある（図4）．

① 糸状乳頭：舌背の全域にあり白くみえ，角化しており味蕾を含まない．

② 茸状乳頭：糸状乳頭の間にあって赤く丸みを持ち，角化せず味蕾を含む．

③ 有郭乳頭：分界溝の直前に横1列に並ぶ舌乳頭で，大きな乳頭が8〜12個あり，味蕾を含む．

④ 葉状乳頭：舌体の側面後部にある4〜5本のヒダ状の舌乳頭で，味蕾を含む．

ⓒ 舌の神経支配

舌の味覚は前2/3が顔面神経，後1/3が舌咽神経に伝わる．舌の一般知覚は前2/3が三叉神経第3枝の下顎神経，後1/3が舌咽神経に伝わる．舌筋の運動は舌下神経に支配される．摂食・嚥下の際に舌は無意識に動き，延髄の嚥下中枢で調節される．

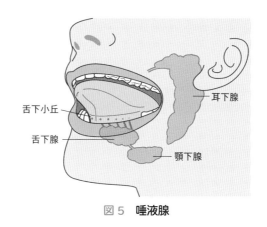

図5　唾液腺

3. 唾液腺

唾液腺は唾液を分泌する腺で，**大唾液腺**と**小唾液腺**に分けられる．大唾液腺には，耳下腺，顎下腺，舌下腺がある（図5）．

ⓐ 大唾液腺

耳下腺は大唾液腺の中で最も大きく，頬にある．耳下腺管は口腔内で頬粘膜に開口する．顔面神経が耳下腺内を枝分かれしつつ貫通する．流行性耳下腺炎はおたふくかぜともいい，ムンプスウイルスによって耳下腺などの唾液腺が腫れる．

顎下腺は梅の実の大きさで耳下腺に次いで大きく，下顎骨の内側で下顎角の前方にあり，舌下小丘に開口する．

舌下腺は大唾液腺のうち最小で，舌下ヒダの中の細長く扁平な腺である．舌下腺管は多数あり，舌下ヒダと舌下小丘に開口する．

ⓑ 小唾液腺

小唾液腺は口腔粘膜の米粒〜小豆大の腺で，口唇腺，頬腺，口蓋腺，舌腺などがある．

ⓒ 唾液

唾液は，1〜1.5 L/日分泌され，消化・免疫作用・保護作用がある．唾液は，粘り気のあるたんぱく質成分であるムチン，でんぷん分解酵素であるα-アミラーゼ，殺菌作用のある酵素のリゾチーム，免疫グロブリンのIgAを含む．唾液腺は，交感神経，副交感神経の両方の支配を受け，分泌が促される．

4. 歯

歯は，上顎と下顎の歯槽にはまりこんだ硬い円錐形の突起であり，食物を噛むことに用いられる．

ⓐ 構造

歯が外に露出しているところを歯冠といい，表面からエナメル質，ゾウゲ質，歯髄と層をなす．エナメル質は，からだの中で最も硬い．歯が歯槽にうまっているところを歯根といい，中に血管や神経を含む．歯根と歯槽の間を歯根膜という結合組織が結びつけている．

歯は幼少時の乳歯と成人にそろう永久歯の2種類ある．乳歯は6ヵ月〜2歳で生え
そろい，6〜12歳で生えかわる．乳歯は20本，永久歯は32本ある．歯は生える場
所とかたちで，切歯，犬歯，臼歯の3種類に分けられる．

ⓑ 機能

切歯は正中近くにあって，ノミのような歯冠で噛み切るのに向いている．犬歯はと
がった歯冠で，噛み裂くのに向いている．臼歯は大きく平たい中にデコボコした歯冠
で，すりつぶすのに向いている．

C 咽頭

咽頭とは鼻や口と食道の間にある部分であり，消化管と気道が交叉する．これを咽
頭交叉という．

ⓐ 構造

咽頭は上咽頭，中咽頭，下咽頭の3つに分けられる（図6）．

上咽頭は鼻腔後方の後鼻孔から軟口蓋の高さまでの部分で，咽頭鼻部とも呼ばれ
る．上咽頭には耳管という中耳からつづく管が開口する．

中咽頭は軟口蓋の高さから舌骨の高さまでおよぶ部分で，咽頭口部とも呼ばれる．

下咽頭は舌骨の高さから気管の輪状軟骨下縁までの高さをいい，咽頭喉頭部とも呼
ばれる．下咽頭は前方で喉頭に通じ，また漏斗状で下に行くほど狭く，下方で食道に
つながる．

ⓑ 扁桃

扁桃とは，咽頭あたりにある粘膜内のリンパ組織である．扁桃のような粘膜付近に
あるリンパ組織を，粘膜関連リンパ組織（MALT）という．一般的に扁桃といわれる
のは口蓋扁桃である．口蓋扁桃は口をあけると咽頭の左右にみえるふくらんだもので

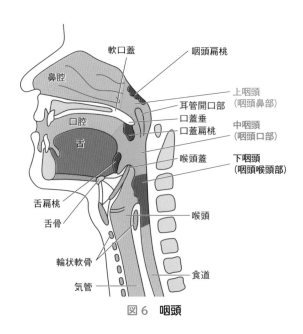

図6　咽頭

ある（図3参照）. ほかに舌扁桃, 咽頭扁桃, 耳管扁桃がある.

1）ワルダイエル咽頭輪

　口蓋扁桃・舌扁桃・咽頭扁桃・耳管扁桃を結ぶ輪を**ワルダイエル咽頭輪**という. ワルダイエル咽頭輪は免疫系として消化管における生体防御の最初のとりでとなる.

ⓒ 咽頭反射

　咽頭反射とは咽頭を軽くこすると軟口蓋が反射的に挙上する反射である. 咽頭反射では咽頭への刺激を舌咽神経で伝え, 延髄の反射中枢を経て, 迷走神経を介して運動が起こる.

Ⓓ 食 道

　食道とは咽頭から胃の手前までの管状の臓器である（図7）.

ⓐ 構造

　食道の長さは約25cmである. 食道は, **頸部, 胸部, 腹部**の3部に分けられる. 頸部食道は第6頸椎から第1胸椎までの高さにある. 胸部食道は頸部食道の終わりから横隔膜までをいう. 腹部食道は横隔膜から胃の手前までをいう.

　食道には狭い部分が3ヵ所あり, 生理的狭窄部という. 第1狭窄部は食道の入り口, 第2狭窄部は大動脈弓と気管支が交叉する部分, 第3狭窄部は横隔膜を貫く部分である.

　食道の筋層は内輪走筋と外縦走筋の2層からなり, 上部1/3が横紋筋, 下部1/3が平滑筋で, 中部1/3は移行部であり, いずれも不随意に動く.

　下部食道括約筋（LES）は, 横隔膜の1cm上で食道の筋層が厚くなった部分であり, 食塊が胃から食道に逆流することを防ぐ（図8）. 下部食道括約筋は上から食塊が

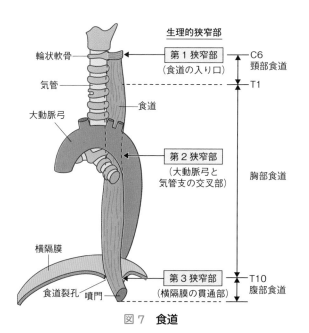

図7　**食道**

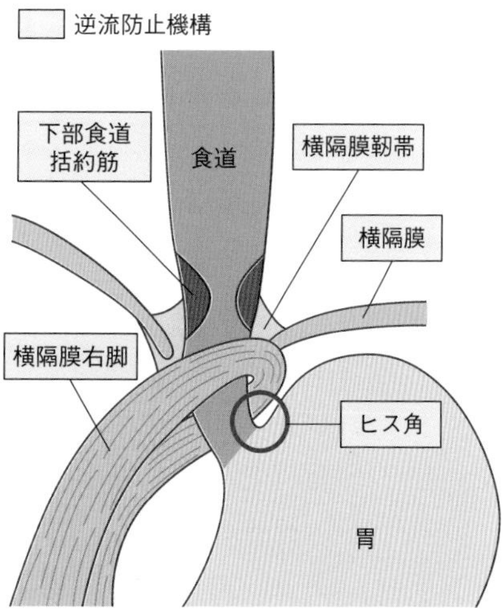

図8　**食道胃接合部の逆流防止機構**

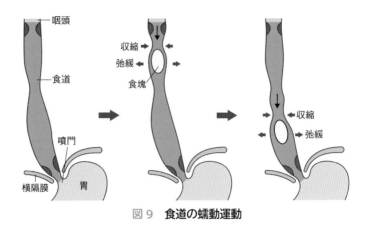

図 9　食道の蠕動運動

近づくと緩み，胃に食塊を送る.

ⓑ **機能**

食道は消化の機能を持たず，食塊を蠕動運動で胃に送る（図 9）.

Ｅ　胃

胃とは消化管のうち最も大きくなることができる袋状の臓器である（図 10）.

1.　構　造

食道からつづく胃の入り口を噴門といい，十二指腸につながる胃の出口を幽門という. 胃の前（お腹側）を前壁，後ろ（背中側）を後壁という. 胃は前後に薄く，弓状に反っている. 右側の短い弯曲を小弯，左側の長い弯曲を大弯という. 幽門の手前にある小弯の屈曲を胃角もしくは角切痕という.

胃は胃底部，胃体部，幽門部に分けられる. 胃底部は胃の上部で噴門から左に始まり，大弯の上にふくらんだ部分である. 噴門と胃底部がなす角をヒス角（噴門角）という. 立位や坐位で撮像した胃のＸ線写真では胃底には飲み込んだ空気が胃泡としてたまってみえる. 胃体部は胃の中央部で，胃底部からつづき角切痕までをいう. 幽門部は胃の下部で，角切痕から幽門までをいう.

ⓐ **胃壁**

胃粘膜は単層円柱上皮の表層粘液細胞で覆われる. 粘膜の下にある粘膜筋板は粘膜の収縮や弛緩を行う平滑筋層である. 胃の固有筋層は，外縦走筋と中輪走筋の 2 層からなるが，噴門や胃体部の一部では内斜走筋も存在し 3 層からなる（図 11）.

ⓑ **胃腺**

胃腺は胃粘膜に開いて分泌物を分泌する管状の腺である. 胃腺には胃粘膜に開く無数のくぼみがあり，このくぼみを胃小窩という（図 11）. 胃小窩の胃粘膜は，粘膜固有層内に深く入り込む. 胃腺の主な細胞には主細胞，壁細胞，副細胞の 3 種類があり，加えて腺底部には内分泌細胞もあって消化管ホルモンや活性アミンを分泌する.

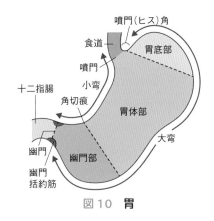

図 10 **胃**

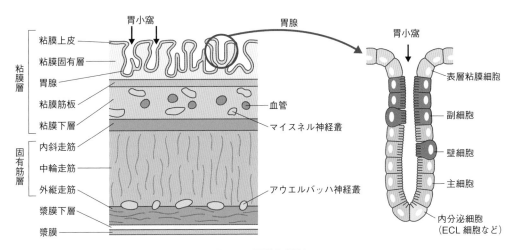

図 11 **胃壁と胃腺**

1）主細胞

主細胞はペプシノーゲンと胃リパーゼを分泌する.

2）壁細胞

壁細胞は塩酸と内因子を分泌する. ビタミン B_{12} は内因子と結びついて回腸末端で吸収される.

3）副細胞

副細胞は粘液を分泌する.

4）内分泌細胞

腺底部の内分泌細胞にはセロトニンを分泌する EC 細胞，ヒスタミンを分泌する ECL 細胞，ガストリンを分泌する G 細胞，グレリンを分泌する A-like 細胞などがある.

2. 機　能

胃の主な機能は，食塊の貯蔵・消化・吸収・殺菌である.

ⓐ 貯蔵

胃の容量は空腹時では 80 mL にすぎないが，食物が入るとふくらんで 2,000〜4,000 mL にまで拡張する．食塊が胃に入ると迷走神経の反射により胃が緩み，食塊を貯蔵する．

ⓑ 消化

胃では機械的消化と化学的消化が行われる．機械的消化では，胃に食塊がたまると胃体部の指令で蠕動運動が生じ，食塊は胃体部と幽門部を往復して砕かれつつ胃液と混じる．食塊が小さくなり幽門が開くと，少量ずつ十二指腸に送られる．

化学的消化では，胃液のペプシノーゲンが塩酸によってペプシンに活性化され，たんぱく質をポリペプチドに分解する．胃リパーゼは脂肪を分解するが，胃液の分泌が未熟な新生児など胃がアルカリ性の環境下ではよくはたらく一方，成人では胃液によって強酸の環境であるためあまり機能しない．

胃は 1 日 1〜2 L の胃液を分泌する．胃液は塩酸，酵素，ムチン，電解質を含む．胃液は常に分泌され，胃の中は pH 2.0 前後に保たれているが，食塊を含むと pH は上昇する．

胃液の消化時での分泌は脳相，胃相，腸相に分けられる．脳相では食物を連想したり，視覚・嗅覚・味覚からの情報によって迷走神経を介して胃液分泌が促される．胃相では胃内に食塊が運ばれると大量の胃液が分泌されるが，そのしくみは 2 つあり，1 つは神経を介するもの，もう 1 つは消化管ホルモンを介するものである．腸相では食物が十二指腸に到達し，消化管ホルモンの作用で胃酸の分泌が抑えられる．

ⓒ 胃粘液

胃粘液は胃自身を消化しないように粘膜を保護する．胃粘液には，硬い食塊で胃粘膜が傷つくことを防ぐはたらきもある．

ⓓ 殺菌

胃酸は殺菌作用を持つ．胃酸により空腹時は pH が 3 以下に低下するため酸に耐えうる細菌がわずかに残るにすぎないが，胃に食塊が入ると pH は 4 以上に上がり，細菌が増える．また酸に強い微生物は胃に住み着いたり，胃を通過する．例えばヘリコバクター・ピロリ菌はアンモニアを作って胃酸を中和し，自分を守りながら胃に定着する．

ⓔ 吸収

胃での吸収は，少量の水やアルコール，アスピリンなどごく一部の物質に限られる．

Ⓕ 小　腸

小腸とは，胃につづく細長い消化管である．小腸は，腸間膜を持たない十二指腸と，腸間膜を持つ空腸・回腸に分けられる（図 12）．

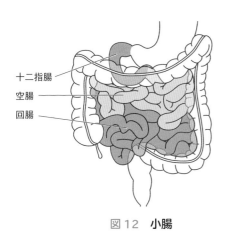

図12 **小腸**

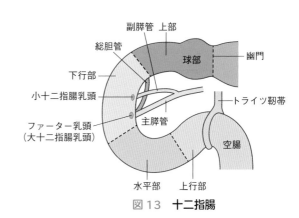

図13 **十二指腸**

1. 十二指腸

十二指腸とは，胃の幽門につづく C 字形の小腸である（図13）.

ⓐ 構造

十二指腸の長さは約 25 cm であり，その名は指を横に 12 本並べた長さであったことに由来する．十二指腸は空腸・回腸と異なり腸間膜を持たない小腸で，腹腔の後壁に固定されている．十二指腸は**上部**，**下行部**，**水平部**，**上行部**の 4 つに分けられる．

上部は幽門から下行部までのところをいう．球部は上部のうち幽門につづく約 2.5 cm の部分で，X 線写真では幽門の上に丸くみえる．球部には輪状ヒダはみられない．下行部は上部を過ぎて屈曲して下行する部分である．下行部には膵頭部がはまり込んで膵管と総胆管が開口しており，この開口部を**ファーター乳頭**（大十二指腸乳頭）という．ファーター乳頭は**オッディ括約筋**という平滑筋で囲まれ，膵液や胆汁の分泌を調節する．水平部は下行部の下端で左に屈曲してから水平に走る部分である．上行部は水平部につづき左斜め上に走る部分で，ついで前に屈曲し空腸に移る．

十二指腸の粘膜には粘液を出す**ブルンネル腺**（十二指腸腺）がある．ブルンネル腺の分泌液は腸壁をなめらかにし，アルカリ性で胃酸を中和したり酵素を活性化する．

ⓑ 機能

十二指腸は，主に消化・吸収・内分泌を行う．内分泌については消化管ホルモンの項に後述する．

十二指腸での消化は機械的消化と化学的消化である．十二指腸の化学的消化は膵液により行われる．膵液には，胃液の酸性を中和する重炭酸イオン（HCO_3^-）と，多くの消化酵素が含まれている．十二指腸の化学的消化では，主に管腔内消化が行われる．十二指腸の機械的消化は本章 I で後述する．

十二指腸の吸収は，糖，カルシウムイオン（Ca^{2+}），2 価の鉄イオン（Fe^{2+}），マグネシウムイオン（Mg^{2+}）は十二指腸で吸収される．鉄イオンは 3 価の鉄イオン（Fe^{3+}）が小腸粘膜上の鉄イオン還元酵素によって 2 価に還元されて吸収される．ビタミン D は十二指腸でのカルシウムイオンの吸収を促す．一方，水や重炭酸イオン（HCO_3^-）は十二指腸ではあまり吸収されない．

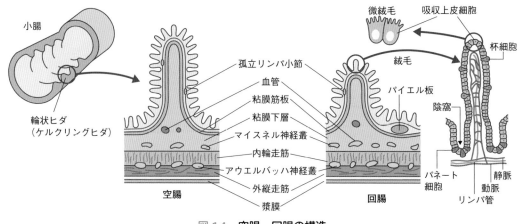

図14　空腸・回腸の構造

2. 空腸・回腸

ⓐ 構造

　空腸・回腸は，長さ6～7mの管状の臓器で，後腹壁に固定される十二指腸と異なり可動性に富む．腸間膜を持つ小腸のうち前2/5を空腸，残り3/5を回腸とされる（図11）．

　空腸起始部は，トライツ靭帯によって横隔膜に固定される．小腸の内側には多数の輪状ヒダ（ケルクリングヒダ）という粘膜が内側に突き出た輪状のヒダがあり，その高さは空腸で約8mmである．

　小腸内面には，絨毛・微絨毛が発達している．絨毛とは粘膜の表面に密集している突起で，その高さは0.5～1.2mmである．微絨毛とは細胞1つひとつの内腔面にある細かい凹凸で，高さは1μmほどである．空腸では輪状ヒダや絨毛が発達して規則正しく走っているが，回腸では輪状ヒダの背が低く少数で不規則である．回腸には，粘膜内にリンパ小節が集まった集合リンパ小節（パイエル板）があるが，パイエル板の上では輪状ヒダが乏しい（図14）．

　空腸・回腸の粘膜上皮は単層円柱上皮で，吸収上皮細胞，杯細胞，パネート細胞などからなる．パネート細胞はリゾチームの入った顆粒を持つ．杯細胞は足付きのワイングラスのようなかたちで，粘液が入った顆粒を持つ．

　空腸・回腸の粘膜下層には粘膜下神経叢（マイスネル神経叢），筋層には筋層間神経叢（アウエルバッハ神経叢）がある．

ⓑ 機能

　空腸・回腸は消化・吸収・内分泌・免疫を行う．消化・吸収・内分泌は別項で詳述する．回腸のパイエル板は腸関連リンパ組織（GALT）として免疫のはたらきをする．

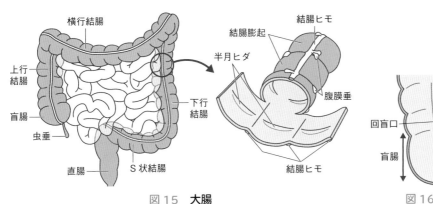

図 15　**大腸**　　　　　　　　　　　　　　　　図 16　**盲腸と虫垂**

Ⓖ 大　腸

　　大腸は，小腸に続いて肛門に至る長さ約 1.6 m の管腔臓器で，盲腸，結腸，直腸
からなる（図 15）．小腸と同様に粘膜下には粘膜下神経叢（マイスネル神経叢），筋
層には筋層間神経叢（アウエルバッハ神経叢）がある．

1．盲　腸

　　盲腸は右下腹部にあり，回腸からつづく大腸の始めにある部分である．

ⓐ 構造

　　盲腸は回腸が大腸に開く回盲口の下で 5〜6 cm の行き止まる盲端で，回盲口では
回盲弁（バウヒン弁）があり結腸から小腸に内容物が逆流するのを防ぐ．盲腸は草食
動物で長く大きいが，ヒトでは発達が悪い．盲腸の先から出る指のような突起を虫垂
といい，長さ約 6〜8 cm，直径約 6〜10 mm である（図 16）．

ⓑ 機能

　　ヒトの盲腸のはたらきは明らかでないが，ほ乳類のうち草食動物でよく発達してい
るため，食物繊維を腸内細菌で発酵するのに役立つと考えられる．

2．結　腸

ⓐ 構造

　　結腸は長さ約 1.5 m で，上行結腸，横行結腸，下行結腸，S 状結腸の 4 部に分け
られる．結腸の太さは，始まりの直径は約 6 cm で終わりは約 2.5 cm と次第に細く
なる．

　　結腸の外側には管の方向に走る 3 本の結腸ヒモがあって，この結腸ヒモは外縦走
筋が発達したものである．内側の表面は平滑で，結腸ヒモの間には，横に走る半月ヒ
ダがある．結腸外面で，半月ヒダの間には結腸膨起というふくらみがある．また結腸
ヒモに沿って存在する漿膜で覆われる脂肪組織の突起を腹膜垂という（図 15）．

ⓑ 機能

　　結腸は消化・吸収・分泌・免疫を行う．結腸の消化は生物学的消化を行う．結腸の

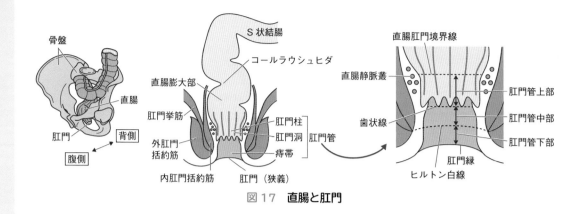

図 17　**直腸と肛門**

分泌液には消化酵素は含まれず，化学的消化は行われない．蠕動運動で糞塊を運ぶ．

　結腸では水分が吸収され，糞便を固形に変える．結腸ではナトリウムイオンを吸収し，カリウムイオンを分泌する．

　結腸の生物学的消化ではセルロースが腸内細菌によって短鎖脂肪酸に変えられ，大腸粘膜で吸収される．小腸や結腸には腸内細菌が存在し，腸内細菌で数や種類が安定しているものを**腸内細菌叢**と呼ぶ．腸内細菌叢は生物学的消化に役立ち，またヒトの免疫を刺激したり有害な菌と競合するなど自然免疫にも有益である．ビタミン K は腸内細菌によっても産生され，小腸で吸収される．腸内細菌の数は 100 兆個ともいわれ，ヒトの細胞数に近く，ヒトは腸内細菌と共生しているとも考えられる．

3.　直腸・肛門

　<u>直腸</u>とは大腸の終わりで，第 3 仙椎の高さで S 状結腸から続いて肛門に至る管状臓器である．<u>肛門</u>とは狭義では直腸につづく体外への開口部であり，広義では内腔の肛門管を含む．

ⓐ 構造
1）直腸
　直腸の中で内腔の広いところを直腸膨大部という．直腸内面には横に走るヒダが 3 ヵ所あり，これを直腸横ヒダという．直腸横ヒダのうち中央で右にあるものはとくに大きく，コールラウシュヒダという（図 17）．

2）肛門管
　肛門管とは直腸が骨盤隔膜を貫いて狭義の肛門に開くまでの部分をいう．

　<u>肛門管</u>は長さが約 4 cm で，表面が粘膜からなる上部，移行部の中部，皮膚からなる下部の 3 つに分かれる．肛門管は周囲に括約筋があるため普段は閉じている．

　<u>肛門管上部</u>は粘膜で覆われる．筋肉と静脈の縦の盛り上がりである肛門柱がみられる．肛門柱の間のへこみを肛門洞といい，肛門洞下端の横ヒダは肛門弁と呼ばれ，上部と中部の境界となる．

　<u>肛門管中部</u>は皮膚粘膜移行部である．深部の筋層は平滑筋からなる**内肛門括約筋**がある．外肛門括約筋との境界あたりの粘膜表面にあるヒルトン白線が中部の下端で触

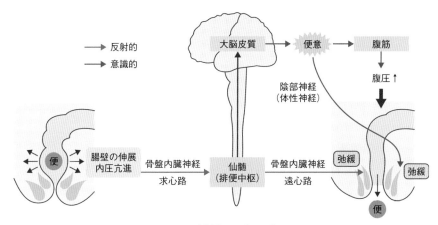

図 18　**排便のメカニズム**

知できる.

　肛門管下部は，ヒルトン白線から肛門までの皮膚部である. **外肛門括約筋**が下部の深部と中部の内肛門括約筋の深部にあり，横紋筋からなる.

ⓑ 機能

　直腸では排便を行う. 排出される糞便は，食物残渣のほかに，水分，脱落した腸管細胞，腸内細菌やその死骸からなる. 糞便の黄土色や茶色は，胆汁の成分による.

　排便は，①反射的な内肛門括約筋の弛緩，②意識的な腹筋収縮，③意識的な外肛門括約筋の弛緩，の3つによって起こる（図 18）.

Ⓗ 摂食・嚥下

　摂食・嚥下を説明するうえで，以下の5期モデルが臨床で多く用いられている.

ⓐ 先行期

　視覚，嗅覚，触覚で食物を認識する. 何をどう食べるか判断し，唾液が分泌される.

ⓑ 準備期

　口で食物を咀嚼し，舌で唾液と食物を混ぜて食塊を作る.

ⓒ 口腔期

　食塊を口腔から咽頭に送り込む. 舌尖が上がって舌根が下がり，すべり台のように舌のかたちが変わる.

ⓓ 咽頭期

　食塊を咽頭から食道に送る. 嚥下反射という反射運動が起こる. 軟口蓋が後方に移動して鼻との気道をふさぐ. また喉頭蓋が反転して下がり喉頭口で気道をふさぐ. また食道の入り口が開く.

ⓔ 食道期

　食道は蠕動運動で雑巾をしぼるように食塊を胃に送る（図 9 参照）.

Ⅰ 栄養素の消化・吸収

1. 機械的消化

ⓐ 歯

歯は人体において最も硬く，咀嚼筋で下顎を動かすことで食物を切ったり引き裂いたりすりつぶすことで小さくする．

ⓑ 咀嚼筋

歯で食塊を噛み砕くために下顎を動かすための骨格筋で，側頭筋，咬筋，外側翼突筋，内側翼突筋の4つがある（図19）．これら咀嚼筋は脳神経の三叉神経第三枝である下顎神経支配であり，表情筋が顔面神経支配であることと異なる．

ⓒ 胃

胃壁には粘膜ヒダがあり，厚い筋層で胃壁を動かして粘膜ヒダで食塊を細かくし，胃液と混ぜてかゆ状にする．

ⓓ 小腸

小腸の機械的消化では，小腸の運動により食塊と消化液を混ぜつつ大腸に送る．小腸の運動は分節運動，蠕動運動，振り子運動の3つに分けられる．分節運動では腸にできたくびれが動き，中で混ぜ合わされる．蠕動運動では縮んで狭くなった先が緩んで広がり，中のものが先に移る．振り子運動では管の方向に伸び縮みし，中のものが混ぜ合わさったり先に移ったりする．

2. 糖質の消化・吸収

ⓐ 糖質の消化（図20）

糖質の管腔内消化では，でんぷんは唾液腺・膵臓から分泌されるα-アミラーゼによってデキストリンを経てマルトースなどの二糖類となる．糖質の膜消化では二糖類は刷子縁の酵素によって単糖類に分解され，吸収される状態となる．

ⓑ 糖質の吸収

グルコース，ガラクトース，フルクトースといった単糖類は，小腸吸収上皮細胞にあるSGLTやGLUT5などの輸送担体によって吸収されたのちに毛細血管に移り，門脈を経て肝臓に運ばれる．

ⓒ 難消化性多糖類の消化・吸収

植物の細胞壁などを作る食物繊維のセルロースは，グルコースからなる多糖類であ

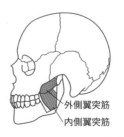
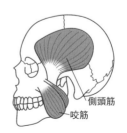

外側翼突筋
内側翼突筋
側頭筋
咬筋

図19 咀嚼筋

るが，でんぷんとは結合のしかたが異なり，ヒトの消化酵素では分解できない．セルロースは一部が腸内細菌で発酵を受け，短鎖脂肪酸（酪酸，プロピオン酸）となり吸収されてエネルギーとなる．

3. たんぱく質の消化・吸収

ⓐ たんぱく質の消化（図20）

たんぱく質の管腔内消化では，胃でペプシンによってポリペプチドに分解される．ポリペプチドは膵液の酵素である**トリプシン**や**キモトリプシン**などによって低分子ペプチドに分解される．

低分子ペプチドは刷子縁の酵素によりトリペプチド，ジペプチド，アミノ酸に膜消化され，吸収される状態となる．

ⓑ アミノ酸の吸収

トリペプチド・ジペプチド・アミノ酸は小腸吸収上皮細胞の輸送担体によって吸収される．吸収されたトリペプチドやジペプチドは細胞内ペプチダーゼでアミノ酸に分解される．アミノ酸は小腸吸収上皮細胞から毛細血管に移り，門脈を経て肝臓に運ばれる．

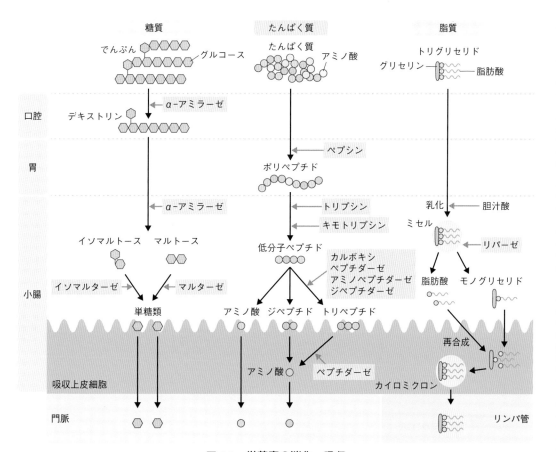

図20　栄養素の消化・吸収

ⓒ 難消化性たんぱく質の消化・吸収

難消化性たんぱく質はレジスタントプロテインとも呼ばれ，たんぱく質でありながら胃腸でほとんど消化・分解されないため，食物繊維のようなはたらきを持つ．レジスタントプロテインは酒粕，そば，大豆などに含まれ，腸内細菌の発酵によって短鎖脂肪酸やメタンガスなどに分解される．

4. 脂質の消化・吸収

食物から摂る脂質はトリグリセリドのような単純脂質，リン脂質のような複合脂質，コレステロールのような誘導脂質に分けられるが，主にトリグリセリドである．

脂質は水に溶けにくいため，消化管で水と混ざるように胆汁酸によって乳化される．脂質の乳化では，胆汁酸が内側は脂溶性，外側は水溶性の化学的な層を作ってミセルとなる（図21）．

脂質の管腔内消化では，トリグリセリドはミセル内で膵液に含まれる消化酵素のリパーゼによって，2個の脂肪酸と1個のモノグリセリドに分解される．吸収されたモノグリセリドと脂肪酸は細胞内でトリグリセリドに再合成され，カイロミクロン*となって毛細血管ではなくリンパ管に入る（図20）．またコレステロールは小腸吸収上皮細胞のコレステロール輸送体（NPC1L1）によって吸収される．

5. ミネラルの消化・吸収

ミネラルは無機質の栄養素で，ごく少量で生理活性を持つ．食物中のミネラルには，カルシウム，ナトリウム，カリウム，マグネシウム，リン，硫黄，鉄などがある．

ミネラルは，水に溶けてイオンになり，小腸で吸収され門脈へ入る．カルシウムは消化により遊離し，小腸から能動輸送で吸収される．鉄は胃酸やビタミンCで3価から2価のイオンに還元され，十二指腸や小腸上部で能動輸送によって吸収される．

6. ビタミンの消化・吸収
ⓐ 水溶性ビタミンの消化・吸収

水溶性ビタミンには，補酵素のビタミンB群（ビタミンB_1，B_2，B_6，B_{12}，ナイア

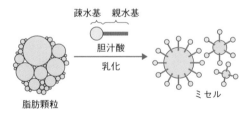

図21 **脂質の乳化**

用語解説 **カイロミクロン**
直径約100 nm以上の巨大な脂肪滴で，小腸吸収上皮細胞で合成される．血症リポたんぱく質の一種で最も密度が低く，輸送体としての機能を持つ．

シン，パントテン酸，葉酸，ビオチン）と，ビタミン C がある．過剰に摂取しても排泄される．小腸から吸収される．ビタミン B_{12} は，内因子と結合し回腸末端から吸収される．

ⓑ 脂溶性ビタミンの消化・吸収

脂溶性ビタミン（A，D，E，K）の吸収は脂質と同じであり，胆汁酸などによって乳化されることが必須である．脂溶性ビタミンは混合ミセルの状態で体内に吸収されたのち，脂質輸送たんぱく質であるカイロミクロンによってリンパ管で輸送される．

食物中の脂質が少ない状態では吸収に必要な混合ミセルの形成が不十分となり，脂溶性ビタミンの吸収が低下する．脂溶性ビタミンが過剰に摂取されると，体内に蓄積されやすく過剰症になりやすい．

7. 水分の吸収

1 日に腸管に入る水分は約 9 L である．そのうち 2 L は経口水分で 7 L は消化液であり，そのほとんどが吸収される．小腸で 7.7 L，大腸で 1.2 L 吸収され，便に排泄されるのは残りの 0.1 L となる．小腸の粘膜上皮ではナトリウムイオンが能動的に吸収され，ナトリウムイオンとともに水分が受動的に吸収される．

Ｊ　消化管ホルモン

消化管ホルモンは，消化管で作られ血液中に内分泌されるホルモンである．代表的な消化管ホルモンを示す．

1. ガストリン

ガストリンは胃の幽門部にある G 細胞から分泌される消化管ホルモンで，胃酸やペプシノーゲンの分泌や，胃の運動を促す．また幽門括約筋を緩め，食塊が胃から十二指腸に移ることを助ける．さらに，オッディ括約筋を緩めて膵液の分泌を促す（図 22）．

2. ヒスタミン

ヒスタミンは胃では胃腺の ECL 細胞で合成される物質で，壁細胞の胃酸分泌を促す．ヒスタミンの分泌はガストリンや副交感神経に促される（図 22）．ヒスタミン H_2 受容体阻害薬は，壁細胞に機能し，胃酸分泌を抑える胃薬として用いられる．

3. セクレチン

セクレチンは十二指腸球部の粘膜にある S 細胞から分泌される消化管ホルモンで，十二指腸に胃から送られた胃酸や食塊に反応して分泌される．セクレチンは胃酸の分泌を抑え，幽門を閉じて食塊が胃に逆流することを防ぎ，オッディ括約筋を緩めて膵液の分泌を促す（図 23）．

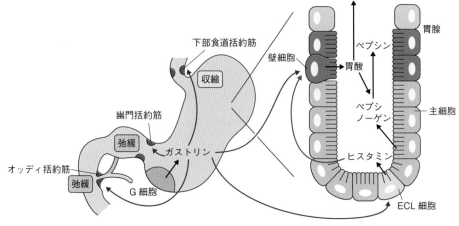

図22　ガストリンとヒスタミン

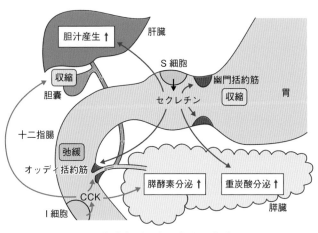

図23　セクレチンとコレシストキニン
CCK：コレシストキニン

4. コレシストキニン

　　コレシストキニンは腸内の消化物に反応して十二指腸と空腸の粘膜にあるⅠ細胞から分泌される消化管ホルモンで，胆嚢を収縮させてオッディ括約筋を緩め，胆汁の分泌を促す（図23）．

5. インクレチン

　　小腸では，食塊の糖質に反応して**インクレチン**という消化管ホルモンを分泌する．インクレチンとはインスリン分泌を促す消化管ホルモンの総称で，GLP-1，GIP（胃抑制ペプチド）などがある．

6. セロトニン

　　セロトニンはトリプトファンから合成され胃腺のECL細胞から分泌される活性アミンで，胃では蠕動運動を促す．脳では神経細胞で合成され神経伝達物質として機能

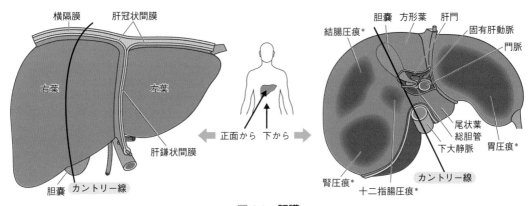

図 24　**肝臓**
＊臓側面には隣接臓器による圧痕が生じる.

するほか，全身では強い血管収縮作用を示す.

7．グレリン

　　グレリンは胃腺の A-like 細胞や膵島の ε（イプシロン）細胞から分泌される 28 個のアミノ酸からなるペプチドホルモンで，空腹で分泌が増える．グレリンは体内では胃からの分泌が最も多く，β 細胞のインスリン分泌を抑え，視床下部に作用して食欲を増やし，また成長ホルモンの分泌を増やす.

Ⓚ 肝　臓

　　肝臓とは腹腔の右上部にあって実質性臓器として最大の器官である.

1．構　造

　　肝臓はくさび形をしていて，重さは約 1,200 g で，横隔膜のすぐ下に位置する.肝臓の上面は横隔面といい，下面を臓側面という．肝臓は**右葉**と**左葉**に分類される（図 24）．解剖学的分類では肝鎌状間膜というヒダで区切られ，臨床上の分類では，胆囊の底と肝臓の上部で下大静脈の通過する部分を結ぶ線（カントリー線）で区切られる．肝臓の臓側面中央には**肝門**があり，肝臓に出入りする固有肝動脈，門脈，総胆管が通る.

ⓐ 肝臓の血管

　　肝臓に入る血管は肝動脈と門脈である．肝動脈の流入量は 30％で酸素が運ばれ，門脈の流入量は 70％で胃腸から栄養が運ばれる．肝臓から出る血管は肝静脈で，下大静脈に流出する（図 25）.

　　門脈とは，組織と組織をつなぐ血管である．門脈には，肝門脈，下垂体門脈などがある．単に門脈という場合，肝門脈を指し，脾静脈，上腸間膜静脈，下腸間膜静脈などが合流し，門脈となる．門脈の血液は静脈血である.

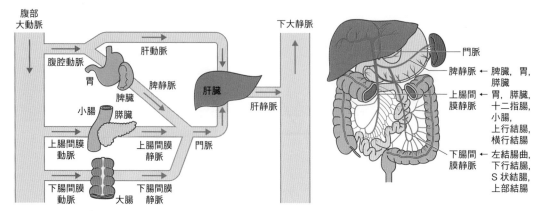

図 25　肝臓の血流

ⓑ 肝小葉

　肝臓の組織学的な機能単位を肝小葉（かんしょうよう）といい，肝細胞が並んで鉛筆に似た六角柱のような構造をする．肝小葉の中心には中心静脈が貫き，中心静脈から放射状に肝細胞が並び，その間を洞様毛細血管（類洞）（どうよう・るいどう）が通る．類洞壁は有窓性の内皮細胞からなる．肝細胞と類洞の間にあるすき間をディッセ腔といい，伊東細胞があってビタミンAを貯蔵する．肝小葉同士の間にはグリソン鞘（しょう）という結合組織がある．グリソン鞘の中を細い動脈・門脈・胆管が貫き，門脈三つ組と呼ばれる．門脈三つ組の動脈・門脈・胆管はそれぞれ小葉間動脈・小葉間静脈・小葉間胆管という．小葉間動脈と小葉間静脈は肝小葉で合流して類洞に流れ，中心静脈に向かう（図26）．

2. 機　能

　肝臓は代謝・胆汁生成・解毒・免疫などといったさまざまなはたらきがある．

ⓐ 代謝

　肝臓は糖質，たんぱく質，脂質の代謝を行う（図27）．

1）糖質代謝

　肝臓はグルコースからグリコーゲンを合成し蓄えたり，グリコーゲンからグルコースに分解して，血糖維持を司る．肝臓は乳酸，アラニン，グリセロールなど糖質以外からもグルコースを合成する（糖新生）．

2）たんぱく質・アミノ酸代謝

　血漿たんぱく質にはアルブミンや血液凝固因子の一部，補体などがあり，その多くは肝臓で合成される．肝臓はたんぱく質をアミノ酸に分解し，アミノ酸を脂肪や糖に変換したり，アミノ基をα-ケト酸に転移させる．肝臓はアミノ酸からアミノ基を失ったものをTCA回路に組み込む．また肝臓はアミノ酸を血中に放出して血液のアミノ酸濃度を保つ．アミノ酸のうち，分枝鎖アミノ酸は肝臓では代謝されない．

3）脂質代謝

　肝臓はアミノ酸やグルコースなどから脂肪酸，コレステロール，リン脂質を合成する．また肝臓でリポたんぱく質が合成され血液中に放出される．また肝臓は脂肪酸か

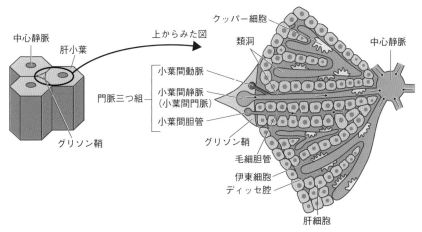

図26 **肝小葉と門脈三つ組**

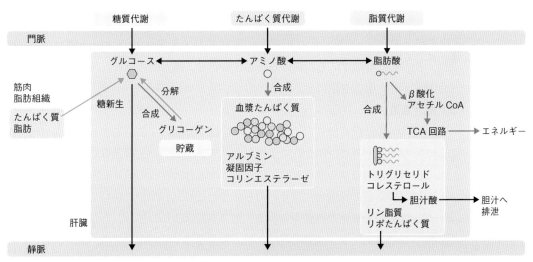

図27 **肝臓の代謝機能**

らグルコースを合成する．肝臓ではトリグリセリドを脂肪酸にし，さらに脂肪酸をβ酸化する．β酸化によりできたケトン体は肝臓で分解されず血中に放出された後，肝外でエネルギーとなる．

ⓑ 胆汁生成

1）胆汁とは

胆汁は肝臓でたえず作られる黄褐色の液体で，1日0.5〜0.8L作られ，その主成分は，胆汁酸と胆汁色素である．胆汁は小腸での脂肪の消化や吸収を促すが，消化酵素は含まない．十二指腸や空腸から出る消化管ホルモンのコレシストキニンやセクレチンにより，胆汁の分泌が促される．

2）胆汁酸

胆汁酸は胆汁の有機物の50％で，コレステロールから作られる．肝細胞でコレステロールから一次胆汁酸が作られ，一次胆汁酸はグリシンやタウリンの抱合を受ける

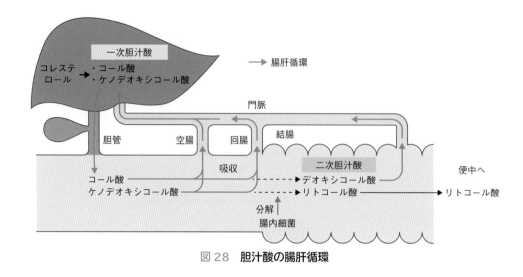

図28 胆汁酸の腸肝循環

（抱合胆汁酸）．一次胆汁酸は腸管内の腸内細菌で変換され**二次胆汁酸**となる（図28）．抱合胆汁酸は水にも脂質にも親和性があり，腸管内で脂質とミセルを作ることで脂質の消化・吸収を助ける．

3）胆汁色素

胆汁色素は胆汁の有機物の2％で，主に脾臓や肝臓のマクロファージが作る**ビリルビン**からなる．そのビリルビンは赤血球のヘモグロビンが分解されたものである．ビリルビンは肝細胞でグルクロン酸を**抱合**し，水溶性となって胆汁に出る．抱合型ビリルビンは腸内細菌で脱抱合と還元ののち，ウロビリノーゲンに変わる．そのウロビリノーゲンは腸内で酸化され糞便の色のもとであるステルコビリンとなる．酸化されなかったウロビリノーゲンは腸で吸収され，腸肝循環で肝細胞に戻る．腸で吸収されたウロビリノーゲンには尿に排泄されるものもあり，酸化されたウロビリンが尿の色のもととなる．血液中のビリルビンが増加して皮膚や眼球結膜が黄色に染まることを**黄疸**という．

ⓒ 解毒

1）解毒とは

肝臓では，肝細胞の酵素によって体内の薬物や毒物を代謝して毒性を下げる．

2）アルコールの代謝

肝細胞は**エタノール**をアルコール脱水素酵素によって酸化して**アセトアルデヒド**に変え，アセトアルデヒドをアセトアルデヒド脱水素酵素によって酸化して**酢酸**に変える．アセトアルデヒドは毒性が強く，二日酔いの原因となる．アセトアルデヒド脱水素酵素の活性が低い人は酒に弱い．

3）薬物の解毒

肝臓は脂溶性の**薬剤**を解毒する際には，**酸化**，**抱合**，**排泄**の3段階を経る．肝細胞の滑面小胞体にある**シトクロムP450**と呼ばれる酵素群が薬物の酸化を行う．酸化された薬物は活性が停止し，さらに抱合を受けて水溶性となり胆汁に排泄される．

4）アンモニアの解毒

　　肝細胞は<u>アミノ酸</u>を分解する際，アミノ基から<u>アンモニア</u>を作る．アンモニアはまずミトコンドリアのマトリクスで二酸化炭素と結びつき，カルバモイルリン酸となる．カルバモイルリン酸はオルニチンと縮合してシトルリンとなって細胞質に出て，いくつかのアミノ酸への変換を経て，無毒な<u>尿素</u>とオルニチンに分解される．このオルニチンは再びアンモニアと結合して回路が循環する．この回路を<u>尿素回路</u>（オルニチン回路）という．こうしてアンモニアが尿素に<u>無毒化</u>される．

ⓓ 免疫

　　肝臓は免疫を担当する細胞を含む．

1）クッパー細胞

　　<u>クッパー細胞</u>は<u>類洞</u>にいる<u>マクロファージ</u>で自然免疫を担当し，異物を貪食し，リソソームで加水分解する．

2）樹状細胞

　　<u>樹状細胞</u>は枝を持つ樹のようなかたちをした<u>自然免疫</u>を担当する細胞で，肝臓の<u>グリソン鞘</u>や皮膚の表皮などに存在する．樹状細胞には取り込んだ抗原の情報を別の免疫細胞に伝えるはたらきがあり，これを<u>抗原提示</u>という．

Ⓛ 胆嚢・胆道

　　<u>胆嚢</u>は肝右葉の下につく風船のようなかたちの中空の臓器で，胆汁の濃縮・貯留・排出に関わる．

　　<u>胆道</u>は肝臓から十二指腸に至る胆汁が通過する経路である．胆道は，肝内胆管，肝外胆管，胆嚢，十二指腸乳頭に分類される．

1．構　造

　　胆嚢の長さは約 10 cm，幅 4〜5 cm でナスのようなかたちをし，胆汁を 50 mL入れることができる．胆嚢壁は，粘膜上皮，粘膜固有層，筋層，結合組織，漿膜からなるが，粘膜筋板はない．胆嚢の出口は胆嚢管につながり，肝臓からくる総肝管と合流すると総胆管となる．総胆管は主膵管と合流した後，ファーター乳頭部に開口する（図 29）．

2．機　能

　　胆嚢は胆汁の水分を吸収して濃縮し，胆汁を一時的に貯留する．<u>コレシストキニン</u>は，胆嚢の収縮を促し，オッディ括約筋を弛緩させることで，胆嚢から胆汁を排出させる（図 30）．

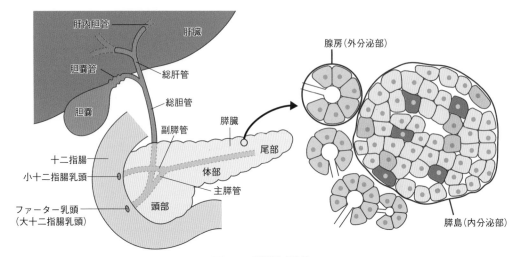

図 29 **膵臓と胆囊**

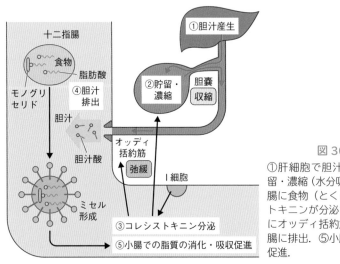

図 30 **胆汁の流れ**
①肝細胞で胆汁産生. ②胆囊で胆汁を貯留・濃縮（水分吸収，粘液分泌）. ③十二指腸に食物（とくに脂質）が入るとコレシストキニンが分泌され，胆囊が収縮し，同時にオッディ括約筋が弛緩. ④胆汁が十二指腸に排出. ⑤小腸での脂質の消化・吸収を促進.

Ⓜ 膵　臓

　膵臓は，内分泌と外分泌を行う，胃の背面に位置する細長い臓器である.

1．構　造

　膵臓の長さは約 15 cm，重さは約 70 g で，十二指腸下行部にはまり込む頭部，中央の体部，先端で脾臓に接する尾部に分けられる（図 29）.

　膵臓の組織は，大部分が外分泌部で，一部に膵島（ランゲルハンス島）という内分泌部がある．外分泌部は分泌顆粒が豊富な腺房細胞が花のように並んだ腺房と，腺房から分泌される消化液をながす導管があり，導管は太い主膵管などに合流する（図29）.

　内分泌部の膵島は，内分泌細胞が集まって島状にみえ，グルカゴンを分泌する α

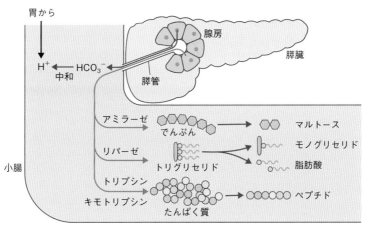

図31 膵臓の外分泌

細胞，インスリンを分泌するβ細胞，ソマトスタチンを分泌するδ細胞などからなる．

2. 機　能

膵臓は外分泌と内分泌のはたらきをする．膵臓の内分泌は7章で詳しく述べる（p.131 参照）．

ⓐ 膵臓の外分泌

膵臓は消化管に消化液を分泌する．膵臓の消化液である膵液には，重炭酸イオン（HCO_3^-）と消化酵素を含む．HCO_3^-は胃酸を中和する．消化酵素には，アミラーゼ，トリプシノーゲン，キモトリプシノーゲン，リパーゼなどが含まれる．アミラーゼはでんぷん（アミロース）を麦芽糖（マルトース）に，トリプシノーゲンは十二指腸から出るエンテロキナーゼによって，活性型のトリプシンに変わり，キモトリプシノーゲンはトリプシンによって活性型のキモトリプシンに変わり，ともにたんぱく質を分解する（図31）．

練習問題で腕試し！

正しい文章には〇，誤った文章には×をつけよう．

Q1 後鼻孔は嚥下で閉鎖する．（看護 2018 年午前 83 改）

Q2 胃の主細胞はガストリンを分泌する．（看護 2014 年午後 30 改）

Q3 内因子は胃の壁細胞から分泌される．（看護 2014 年午後 30 改）

Q4 セクレチンは膵液の分泌を促す．（看護 2016 年午後 28 改）

Q5 膵液は弱酸性である．（看護 2017 年午前 29 改）

Q6 喉頭蓋は嚥下時に食道を閉鎖する．（管栄 2013 年 35 改）

Q7 胃の幽門部は胃底部より食道側にある．（管栄 2009 年 38 改）

Q8 ペプシノーゲンはトリプシンによって活性化される．（管栄 2013 年 78 改）

Q9 胆汁は胆嚢で産生される．（管栄 2019 年 30 改）

Q10 肝臓は尿素を産生する．（管栄 2020 年 28 改）

血液・凝固系

　ヒトの身体を流れる赤い血液は，生きていく上で欠かせないはたらきを持っています．血液は液体成分の血漿と，細胞成分の血球からなります．血漿には水分のほか，からだに必要な栄養素や，免疫や血液凝固の作用があるたんぱく質，からだに不要となった老廃物など，さまざまな成分を含んでいます．血球には，酸素を運ぶ赤血球，免疫を担当する白血球，止血作用を持つ血小板があります．こうした血液が全身を循環して，わたしたちの大切な命を育んでいるのです．

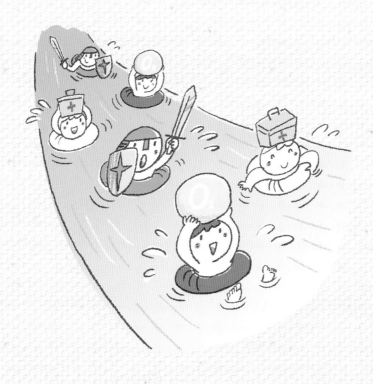

血液・凝固系の
あらましと基礎用語をおさえよう！

● 血液
心臓から血管を通ってからだ中をめぐり心臓に戻る赤い液体で，運搬・緩衝・防御に関わる．

● 血球
血液中の細胞成分で，赤血球，白血球，血小板からなる．

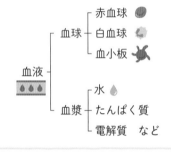

● 血漿
血液の液体成分のことで，水，たんぱく質，電解質などからなる．

● 赤血球
血球の大部分を占める，酸素運搬を行う無核の血球である．

● 白血球
生体防御に関わる有核の血球である．骨髄系とリンパ系に分けられる．

● 血小板
血液凝固に関わる小さく無核の血球である．

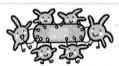

● 血液凝固
血管損傷部位などで止血のために血液が凝固するしくみで，血小板がはたらく一次止血と，凝固因子がはたらく二次止血がある．

● リンパ球
白血球のうちリンパ系に分類される群で，免疫にはたらく．

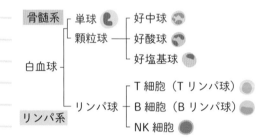

● ヘモグロビン
赤血球に数多く含まれる分子で，酸素運搬にはたらく．

● 造血幹細胞
血球のもととなる幹細胞で，成人では骨髄にある．

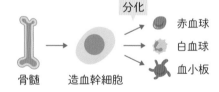

血　液

- **血液**は心臓血管系を循環する液体で，運搬・緩衝・防御を担う．
- **造血**とは血球を作ることで，成人では一部の骨髄で造血幹細胞が作られたのち，それぞれの血球に分化する．
- **血漿**は血液の液体成分で，水，アルブミン，凝固因子，糖質，脂質などを含み淡黄色透明である．

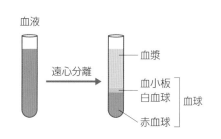

血液　遠心分離　→　血漿／血小板・白血球・赤血球（血球）

血　球

- **血球**は血液中の細胞成分で，赤血球，白血球，血小板からなる．
- **赤血球**は，血球のうち，酸素運搬を行う無核の血球である．
- **ヘモグロビン**は血色素とも呼ばれ，酸素を運搬するための分子で，鉄を含むヘム4つと，たんぱく質のグロビン分子4つからなる．
- エリスロポエチンは腎臓から分泌される造血因子である．
- ハプトグロビンはヘモグロビンを肝臓に運ぶたんぱく質である．
- **白血球**は，血球のうち，血液中にある防御に関わる細胞である．
- 白血球は造血の過程から，骨髄系（顆粒球，単球など）とリンパ系（リンパ球）に分けられる．
- **血小板**は，血球のうち，止血を担当する細胞成分である．巨核球の細胞質で作られ，核は持たないが，細胞小器官や細胞内顆粒を持つ．

	大きさ	核の有無	はたらき
赤血球	直径 7〜8 μm	無核	酸素の運搬を行う
白血球	直径 10〜15 μm	有核	防御に関わる
血小板	直径 2〜4 μm	無核	血液凝固に関わる

酸素解離曲線

- 酸素解離曲線は，酸素分圧と酸素に結びついたヘモグロビンの割合（ヘモグロビン酸素飽和度）を，グラフに示したものであり，S字型となる．ヘモグロビン酸素飽和度の変化は酸素分圧が低いと大きく，高いと小さい．

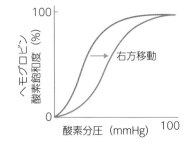

- ボーア効果とは，二酸化炭素分圧の増加，pHの低下，温度の上昇などにより酸素解離曲線が右方移動することで，酸素分圧が低い条件下において酸素がヘモグロビンからより離れやすくなる．
- 胎児ヘモグロビンは，成人ヘモグロビンに比べて酸素との結合が強いため，低酸素でも十分な酸素を受け取ることができ，酸素解離曲線は成人より左にかたよる．

 血液型

- ABO式血液型は，赤血球の表面の抗原で血液を分類する方法の1つである．

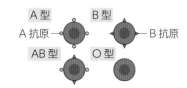

 止　血

- 血管が損傷すると，分子的な止血の機構がはたらく．止血には一次止血と二次止血がある．
- 一次止血では，血管内皮細胞の下にあるコラーゲンと血小板が反応し，血小板が粘着して損傷部位をふさぐ．
- 二次止血では，血液中の凝固因子が連鎖反応を起こし，弾性糸状たんぱく質である**フィブリン**という最終産物が血小板や赤血球を巻き込んで損傷部位に貼り付いてふさぐ．
- 凝固因子はカルシウムイオン（Ca^{2+}）と11種類のたんぱく質からなる，血液凝固に関わる物質の一群である．
- 線溶系とは，血管の損傷部位に付着したフィブリンを溶かすしくみであり，**プラスミン**という酵素が関わる．

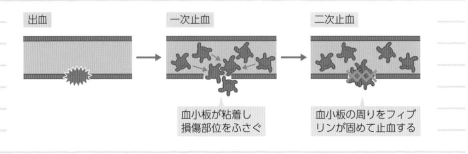

3

血液・凝固系

Ⓐ 血　液

1. 血液とは

　　血液は心臓血管系を循環する液体のうち血管を通るものであり，その役割は運搬・緩衝・防御である．血液は体重の8％で，体重60 kgで約5 kg，つまり約5 Lになる．血球は血液の細胞成分で，血液の45％を占め，赤血球，白血球，血小板からなるが，99％以上が赤血球である．どの血球も造血幹細胞から分化する．

2. 血液の物理化学的特性

　　血液は細胞成分や血漿成分の程度によって粘度が異なり，血液の粘度は血管を流れる際の抵抗と関係する．血漿たんぱく質や赤血球の濃度が増えると血液の粘度は上昇する．また水を1としたときの血液の比重の基準値は男性1.052〜1.060，女性1.049〜1.056である．

Ⓑ 血　漿

1. 血漿とは

　　血漿とは血液の液体成分のことを指し，淡黄色透明で，血液の55％を占める．

2. 成　分

　　血漿の成分は水，アルブミン，凝固因子，糖質，脂質などである．
　　血漿と血清は似ているがフィブリノーゲンの有無で異なる．血漿は，血液に抗凝固薬を加え遠心分離をした後の上澄みであるためフィブリノーゲンが凝固せず含まれる．一方，血清は血液を放置した後の上澄みであるため，フィブリノーゲンが凝固沈殿して除かれたものである（図1）．

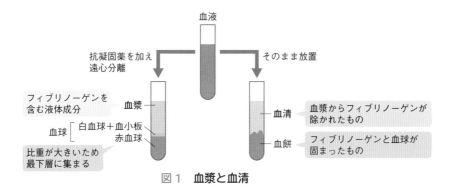

図1　**血漿と血清**

ⓐ 血漿たんぱく質

　　血漿には数十種類のたんぱく質が含まれ，主に肝細胞で作られる．主な血漿たんぱく質には以下のものがある．アルブミンは血漿浸透圧の維持や物質の輸送にはたらく．免疫グロブリンは抗体として作用する．フィブリノーゲンは血液の二次止血でフィブリンになる．

Ⓒ 造　血

　　血球を作ることを**造血**といい，胎児では肝臓や脾臓，乳幼児では全身の多くの骨の骨髄，成人では一部の骨の骨髄で行われる（図2）．**骨髄**は骨の中心の骨髄腔を埋める組織で，網目状の静脈洞の隙間に造血幹細胞がある（図3）．

1．血球の分化と成熟

　　血液は成人では**赤色骨髄**と呼ばれる造血能のある骨髄で作られる．骨髄には**造血幹細胞**があり，さまざまな血球に分化する．その際，まず骨髄系幹細胞とリンパ系幹細胞に分かれる．骨髄系幹細胞は，最終的に赤血球，顆粒球，単球，血小板に分化する．リンパ系幹細胞は，B細胞，T細胞，NK細胞といった免疫細胞に分化する．こ

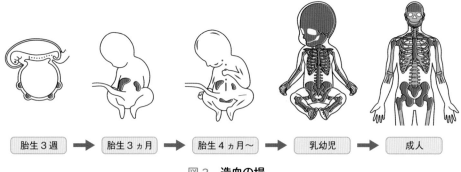

胎生3週 ➡ 胎生3ヵ月 ➡ 胎生4ヵ月〜 ➡ 乳幼児 ➡ 成人

図2　造血の場

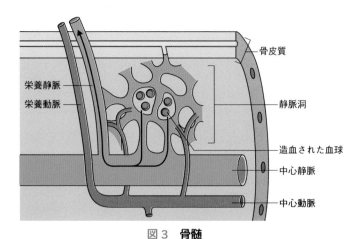

図3　骨髄

うした造血や分化の際には，下記の造血因子が重要なはたらきを担う．

2. 造血因子

造血細胞の増殖や生存には，別の細胞が産生する多くの種類の因子が必要で，これらを総称して**造血因子**という．例えば，腎臓で作られるエリスロポエチンは赤芽球系の，肝臓で作られるトロンボポエチンは巨核球系の前駆細胞に増殖を促す．また，骨髄の間質細胞が作る G-CSF は好中球の増殖を促し，感染症のときに T 細胞が作るインターロイキンは単球の増殖を促す．

D　赤血球

1. 赤血球とは

赤血球は，血球の大部分を占める，酸素運搬を行う無核の血球である．

2. 構　造

赤血球は中央が凹んだ円盤型で，直径は 7〜8 μm，厚さ 2 μm である．直径より細い毛細血管を通るときは赤血球が折れ曲がって通過することができる（図 4）．赤血球は核やミトコンドリアを持たない．

3. 機　能

赤血球は酸素を運搬する物質である**ヘモグロビン**を多く含む．ヘモグロビンは血色素ともいわれ，4 つのヘムと 4 つのグロビンからなる（図 5）．ヘムは酸素が結合する 2 価鉄を含むが，酸素が結合しても鉄は 2 価のままである．1 つのヘモグロビン分子で 4 つの酸素分子と結合できる．

4. 寿　命

赤血球は 120 日の寿命ののち，主に脾臓（そのほか肝臓，骨髄など）で貪食され破壊される．脾臓は左上腹部で胃の左にあり，横隔膜に接する（図 6）．脾臓の中は血液が充満する赤脾髄とリンパ組織がある白脾髄に分かれ，赤脾髄で赤血球の食作用や異物処理が行われる（図 7）．

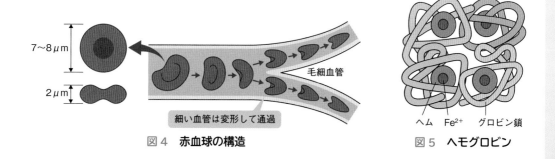

7〜8 μm

2 μm

毛細血管

細い血管は変形して通過

図 4　**赤血球の構造**

ヘム　Fe²⁺　グロビン鎖

図 5　**ヘモグロビン**

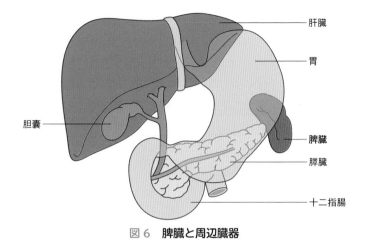

図6　**脾臓と周辺臓器**

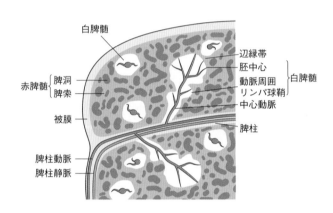

図7　**脾臓の内部構造**

5. 検査指標

　　代表的な血液検査項目に，赤血球数，ヘモグロビン，ヘマトクリットがある．赤血球数は，単位容積当たりの赤血球の個数であり，基準値は男性450〜550万/μL，女性350〜500万/μLである．ヘモグロビンは，単位容積当たりの血液中のヘモグロビンの重量，基準値は男性14〜17g/dL，女性12〜15g/dLである．ヘマトクリットは血液中の赤血球が容積に占める割合で，基準値は男性40〜50％，女性35〜45％である（表1）．

6. 形　成

　　赤血球産生の調節には，腎臓から分泌される**エリスロポエチン**という造血因子が関与する．血液酸素運搬能の低下に反応して腎臓からエリスロポエチンが分泌され，骨髄内の赤血球のもとである赤芽球系細胞の産生を亢進させる．そのため腎不全になるとエリスロポエチン産生が低下して貧血となり，これを**腎性貧血**という．

　　幼若赤血球の割合は造血能の指標となる．成熟赤血球の前段階である網赤血球は，赤芽球から核が抜けて末梢血中に放出された時点での幼若赤血球で，まだミトコンド

表1 赤血球の検査項目

検査項目	表すもの	基準値	
		男 性	女 性
赤血球数（RBC）	単位容積当たりの赤血球の個数	450〜550万/μL	350〜500万/μL
ヘモグロビン（Hb）	単位容積当たりのヘモグロビンの重量	14〜17 g/dL	12〜15 g/dL
ヘマトクリット（Ht）	血液中に占める赤血球容積の割合	40〜50%	35〜45%
網赤血球数（Ret）	末梢血中の赤血球における網赤血球の割合	0.2〜2.6%	

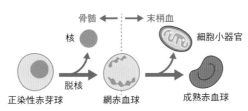

図8 赤血球の形成

リアなどの細胞小器官を有し，細胞小器官が染色で網状にみえるためにこの名がある．網赤血球から細胞小器官が抜けて，成熟赤血球となる（図8）．網赤血球数の基準値は0.2〜2.6%で，低い場合は造血能の低下を疑う（表1）．

7. 酸素運搬

　正常だとヘモグロビンはおよそ15 g/dLで，ヘモグロビンは1 gに酸素は最大1.39 mL結合できるとされているため，血液100 mL中に取り込める酸素は最大で15 × 1.39 = 20.85 mLとなる．

　ヘモグロビンが酸素に結合する割合は，酸素分圧が低く酸素が薄いほど少なく，酸素分圧が高く酸素が濃いほど，より多く酸素と結合する．全ヘモグロビンに対する酸素と結合したヘモグロビンの割合を，ヘモグロビン酸素飽和度という．そして，横軸に酸素分圧，縦軸にヘモグロビン酸素飽和度を示したグラフを，ヘモグロビン酸素解離曲線という．この曲線は正比例のような直線ではなく，厳密にはS字形とされるが，概ね扇形を示し，酸素分圧が低いときは酸素飽和度の変化が大きく，酸素分圧が高くなるにつれ酸素飽和度の変化が小さくなることを表す．

　この曲線から分かることは，酸素分圧が高い状態では酸素分圧が多少低下してもあまり酸素飽和度が下がらず酸素がヘモグロビンから離れにくいので，肺ではヘモグロビンが酸素を受け取りやすいことを示している．一方，酸素分圧が低い状態では酸素分圧がわずかに低下しても酸素飽和度が大きく低下するので，組織のような酸素分圧が低い場所で，酸素がヘモグロビンから離れて組織に渡しやすいことを示している．

　また，血液の二酸化炭素分圧の上昇・pHの低下・温度の上昇などが起きると，ヘモグロビンから酸素が離れやすくなる．つまり，酸素結合能が低下する．これをグラフにすると，真ん中あたりが右に動いたようにみえるので，右方移動と呼ぶ（図9）．

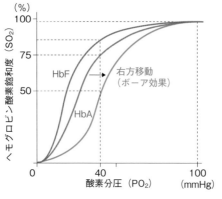

図 9 胎児ヘモグロビン（HbF）と
成人ヘモグロビン（HbA）の
酸素解離曲線とボーア効果

このような血液中の環境の変化による酸素解離曲線の移動を**ボーア効果**と呼ぶ.

8. 胎児ヘモグロビン

　成人と胎児ではヘモグロビンの成分や性質が異なる. 成人のヘモグロビンを HbA といい, 胎児のヘモグロビンを HbF という. HbF は酸素とヘモグロビンの結合が強く, 低酸素である胎盤からも十分な酸素を受け取ることができ, 酸素解離曲線では成人のヘモグロビンの酸素解離曲線よりも, 左方に位置することで表される（図 9）.

9. 一酸化炭素中毒

　一酸化炭素中毒が危険であるのは, 一酸化炭素が赤血球のヘモグロビンと強く結合するためである. 一酸化炭素は不完全燃焼によって発生する気体で, 発生した一酸化炭素が人体に取り込まれると赤血球の中のヘモグロビンに結合する. 一酸化炭素がヘモグロビンに結合する強さは, 酸素がヘモグロビンに結合する強さの 250 倍といわれ, 酸素が赤血球に結合するのを妨げるため, 全身の組織が酸素欠乏をきたす. 一酸化炭素中毒が重症である場合, 特殊な治療である高圧酸素療法が必要となる.

10. ハプトグロビン

　ヘモグロビンを運搬する血漿たんぱく質を**ハプトグロビン**といい, 肝臓で産生され, ヘモグロビンと結びついて肝臓にヘモグロビンを運ぶ. ハプトグロビンは溶血性貧血で低下する一方, 感染, 炎症, 悪性腫瘍では上昇する.

11. 血液型
ⓐ ABO 式血液型

　ABO 式血液型は, 赤血球の表面の抗原で血液を分類する方法である（図 10）. 一方, 血漿には別の赤血球の型を抗原とする抗体がある. 抗原と抗体が反応すると凝集することを利用して, 被検者の血球と試薬の血漿, 被検者の血漿と試薬の血球で, 凝集の有無を調べて判定する.

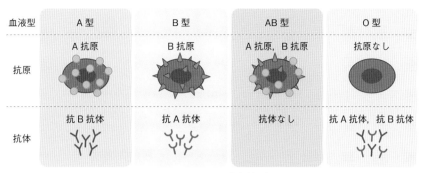

図 10　ABO 式血液型

3

血液・凝固系

ⓑ 不規則抗体

　ABO 式血液型で分類される抗 A 抗体や抗 B 抗体を<u>規則抗体</u>という．一方，ABO 式血液型以外の血液型に対する抗体を総称して<u>**不規則抗体**</u>という．不規則抗体には，後に述べる Rh 式血液型で基準とする抗 D 抗体のほかに，P 系，Lewis 系など，さまざまな種類がある．こうした不規則抗体の検出率は 1% 前後であり，輸血前の適合検査で陽性の場合，適合血液を確保することが必要となることもある．

ⓒ Rh 式血液型

　赤血球膜に存在するたんぱく質にさまざまな <u>Rh 因子</u>と呼ばれる抗原がある．このうち免疫反応性が高い D 抗原が赤血球膜に存在する場合を Rh 陽性，存在しない場合を Rh 陰性という．日本人では，Rh 陰性の頻度は 0.5% とまれである．Rh 因子に対して生まれつき持つ自然抗体は存在しないが，Rh 陰性のヒトの血液中に輸血や妊娠によって IgG 型の抗 D 抗体が産生される．この抗体は次回妊娠時に胎盤に移行し，胎児が Rh 陽性の場合は胎児赤血球に結合して溶血を引き起こし，胎児に貧血や黄疸を引き起こす．これを <u>Rh 式血液型不適合妊娠</u>という．

> **column** **ABO 式血液型と体質**
>
> 　ABO 式血液型は，オーストリアの医師ラントシュタイナーによって 1901 年に報告された．この発見により輸血の安全性が向上し，手術や事故による失血死が減るなど医学の発展に寄与した．この功績が評価され，ラントシュタイナーは 1930 年にノーベル生理学・医学賞を受賞した．ABO 式血液型はその後，とくにわが国で性格判断に用いられるようになったが，実のところ性格判断における血液型の科学的根拠は立証されておらず，むしろ会話で不快な思いをさせるとして近年はブラッドタイプ・ハラスメントという概念も現れている．一方，身体的には ABO 式血液型ごとに，がん，脳卒中，心筋梗塞などの病気にかかるリスクが異なることが最近の疫学研究で明らかになってきている．この血液型による病気のリスクの違いは，免疫や血液凝固の能力と関係していることも示唆されている．

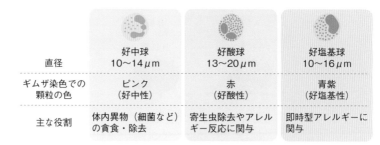

	好中球	好酸球	好塩基球
直径	10〜14μm	13〜20μm	10〜16μm
ギムザ染色での顆粒の色	ピンク（好中性）	赤（好酸性）	青紫（好塩基性）
主な役割	体内異物（細菌など）の貪食・除去	寄生虫除去やアレルギー反応に関与	即時型アレルギーに関与

図11　顆粒球の分類

E　白血球

　白血球は血球の1つで，血液中にある防御に関わる細胞である．白血球は造血の過程から顆粒球と単球などの骨髄系と，リンパ球のリンパ系に分かれる．

　顆粒球は細胞質に顆粒をたくさん持つ白血球で，ギムザ染色での顆粒の色で分類する．ギムザ染色は酸性染色のエオシンと，塩基性染色のメチレンブルーとアズールBの混合である．エオシンによく染まると赤色になり好酸球と呼ばれる．メチレンブルーやアズールBに染まると青紫色となり好塩基球と呼ばれる．両者の中間ではピンク色に染まり好中球と呼ばれ，最も多い（図11）．とくに好中球は，細菌に対する貪食作用を持つ．詳しくは11章で記す（p.210参照）．

F　血小板

　血小板は，止血を担当する血球成分で，骨髄にある巨核球の細胞質で作られる．10日間血液を循環し，脾臓で処理される．核は持たないが細胞小器官や細胞内顆粒を持つ．通常では直径2〜4μmの円板状を呈しているが，活性化状態では球状にかたちを変え，偽足を出して損傷部位に密着する（図12）．

G　止　血

1.　止血とは

　血管が損傷すると，出血を止めて血管を修復するために，止血の機構がはたらく．血管の内皮が傷つくと，まず一次止血として血管内皮下のコラーゲンに血小板が粘着し血管の損傷部位をふさぐ．ついで二次止血として，凝固因子とフィブリンがはたらく．その後，血管壁の増殖が起こり，最後に線溶系がはたらいてプラスミンによって血栓が溶解される（図13）．

2.　凝固因子

　凝固因子は，二次止血に必要なフィブリンを形成するために必要な物質の一群である．12種類の凝固因子の連鎖反応によって最終的にフィブリンが作られる（凝固カスケード）．フィブリンは弾性糸状たんぱく質で，線維素ともいう．

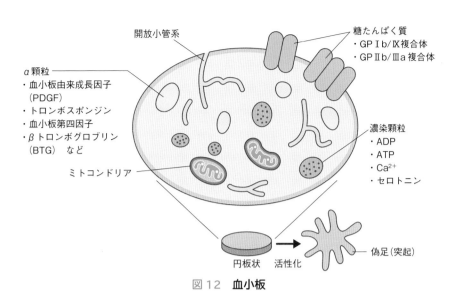

図12　**血小板**

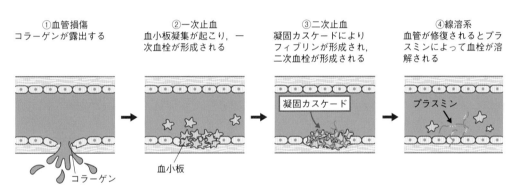

図13　**止血機構**

　凝固因子の連鎖反応の最終段階で，活性化第Ⅱ因子（Ⅱa）のトロンビンの作用で，第Ⅰ因子のフィブリノーゲンがフィブリンとなる．このフィブリンが血小板や赤血球を巻き込んで損傷部位に貼り付き，損傷部位をふさぐ．

　二次止血には2種類の起点があり，血管内の凝固因子で起こる凝固系を**内因系**といい，傷ついた血管の組織から由来する成分から起こる凝固系を**外因系**という．血液検査では，内因系は部分トロンボプラスチン時間（APTT），外因系はプロトロンビン時間（PT）が反映される（図14）．

　先天的に凝固因子の欠損もしくは活性の低下により血液の止血が障害される疾患として代表的なものに**血友病**がある．遺伝性の場合は伴性劣性遺伝を呈し男性にみられるが，後天性の場合はごくまれに女性の発症もある．症状としては関節や筋肉の血腫や，抜歯後の止血困難などがあり，血液製剤で凝固因子を補充する治療がなされる．

3．ビタミンK

　凝固因子のうち，第Ⅱ・Ⅶ・Ⅸ・Ⅹ因子は，その活性はビタミンKに依存している．とくに半減期が1.5〜5時間と短い第Ⅶ因子は影響を受けやすい．そのため，ビ

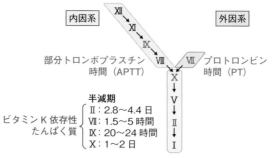

図14 凝固系の連鎖反応

タミンKが不足すると第Ⅶ因子が関与するプロトロンビン時間が延長する（図14）. 肝硬変では凝固障害を呈することがあるが，その理由は①肝機能が低下し凝固因子の産生が不十分となること，②脂溶性ビタミンであるビタミンKの吸収に必要な胆汁の産生が低下すること，の2つがある. また新生児ではビタミンKを合成する腸内細菌が不足しているため，生後2〜3日で下血（新生児メレナ）をきたすことがある. その予防のためにビタミンK製剤のシロップなどを出生後翌日など早期に投与する.

4. 線溶系

　出血部位をふさぐために，フィブリンと血球成分が集まって固まったものを<u>血餅</u>という. この血餅は，血管の修復がなされるなど役目を終えると溶解される.

　この溶解されるしくみを<u>線溶系</u>といい，その中でプラスミンという酵素がフィブリンを分解する. 線溶系では，プラスミンの前駆体であるプラスミノーゲンがプラスミノーゲン活性化酵素（PA）によって活性型のプラスミンとなる.

> **column**　播種性血管内凝固症候群（DIC）
>
> 　がんや敗血症など重度の基礎疾患がある際，しばしば凝固系が亢進する. すると全身に微小血栓が生じ，さまざまな臓器が障害される. また，凝固因子や血小板が大量消費されて減少するため全身で出血も生じるようになる. こうした病態は播種性血管内凝固症候群（DIC）と呼ばれる.

練習問題で腕試し！

正しい文章には○，誤った文章には×をつけよう．

Q1 白血球には貪食作用がある．(看護 2014 年午後 30 改)

Q2 赤血球は多核である．(看護 2018 年午前 26 改)

Q3 胎生初期の造血は骨髄で行われる．(看護 2014 年追午前 27 改)

Q4 末梢血の網赤血球の増加は造血能の低下を示す．(看護 2014 年追午前 27 改)

Q5 フィブリンは一次止血に関わる．(看護 2014 年追午後 28 改)

Q6 老朽化した赤血球は，脾臓で破壊される．(管栄 2015 年 46 改)

Q7 赤血球の産生は，トロンボポエチンによって刺激される．(管栄 2015 年 46 改)

Q8 血液の二酸化炭素分圧が低下すると，ヘモグロビンの酸素親和性は低下する．(管栄 2008 年 43 改)

Q9 血液に凝固防止剤を入れて遠心分離すると血清と血球に分かれる．(管栄 2005 年 84 改)

Q10 ABO 式血液型が O 型の場合，赤血球の表面には A 抗原と B 抗原が発現している．

(管栄 2020 年 38 改)

循環器系

この章では，心臓や血管，リンパ管といった血液やリンパを全身に循環させる「循環器」という器官について話します．

血液は心臓のはたらきで全身を循環しており，その血液が全身に酸素や栄養を運んだり，二酸化炭素や不要物を受け取ったりしています．

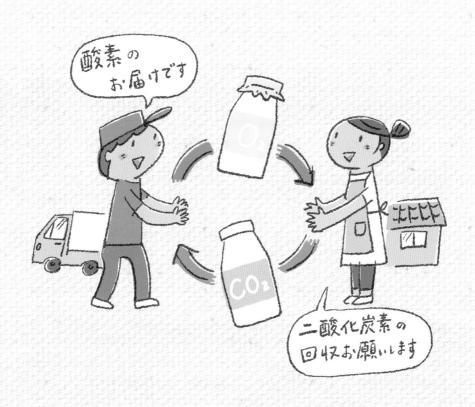

循環器系の あらましと基礎用語をおさえよう!

● 循環器系
体内で物質の輸送を営む系をいう. 血管系とリンパ系がある.

● 体循環
肺以外の全身をめぐって心臓に戻る循環で, 全身に酸素や栄養分を与えて二酸化炭素や不要物を受け取る.

● 肺循環
肺をとおって心臓に戻る循環で, 肺で二酸化炭素を出し, 酸素を取り込む.

● 心臓
胸部にあって, 静脈から血液を受け取り動脈に送り出す中空で筋肉性の器官である.

全身から 大静脈 → 右心房
肺から 肺静脈 → 左心房
肺動脈 → 右心室 肺へ
大動脈 → 左心室 全身へ

● 心臓壁
心臓の壁は分厚い筋層が主で, 内側に心内膜, 外側に心外膜がある.

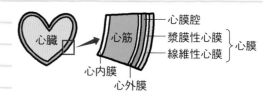

心臓 心筋 心膜腔 漿膜性心膜 線維性心膜 }心膜 心内膜 心外膜

● 心房
心臓の内腔のうち, 静脈から血液を受け取る部屋で, 右心房と左心房がある.

● 心室
心臓の内腔のうち, 動脈に血液を送り出す部屋で, 右心室と左心室がある.

● 弁
左心室, 左心房, 右心室, 右心房のそれぞれの部屋の間や部屋と血管の間に存在し, 血液の逆流を防ぐ.

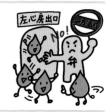

● 中隔
心臓の内腔を左右に隔てる心筋を中隔といい, 心房中隔と心室中隔がある.

〈体循環と肺循環〉

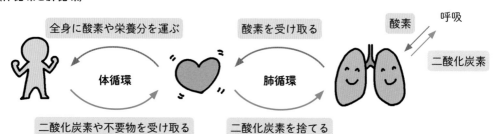

全身に酸素や栄養分を運ぶ　体循環　二酸化炭素や不要物を受け取る
酸素を受け取る　肺循環　二酸化炭素を捨てる
酸素 呼吸 二酸化炭素

● 刺激伝導系

電気的興奮が心臓内の一定の道筋を順序よく伝わって全心臓を興奮させる系をいう．ペースメーカーは右心房にある洞房結節である．

● 心電図

心臓が興奮するときに発生する微小な電流を測定したものである．

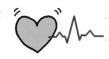

● 血圧

左心室が収縮する際に動脈にかかる圧力である．

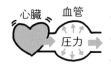

● 末梢血管抵抗

末梢血管での血液の流れにくさをいう．

● 心拍出量

1分間に心室から送り出される血液量をいう．

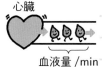

● 動脈

心臓から送り出される血液が流れる血管である．

● 静脈

組織から心臓に戻ってくる血液を運ぶ血管である．

● 動脈血

酸素を多く含んだ鮮紅色の血液である．

● 静脈血

酸素を失い二酸化炭素を多く含んだ暗紅色の血液である．

● 静脈弁

静脈の内膜にある，血液の逆流を防ぐ半月状の構造をいう．頭部の静脈には存在しない．

● 毛細血管

細動脈と細静脈の間にあって組織間を走行するきわめて細い血管である．

● リンパ管

リンパ液を運ぶ脈管である．

● 大静脈

体循環にあって右心房に血液を送る血管で，上大静脈と下大静脈がある．静脈血を含む．

● 肺動脈

肺循環にあって右心室から肺に血液を送る血管であり，静脈血を含む．

● 肺静脈

肺循環にあって肺から左心房に血液を送る血管であり，動脈血を含む．

● 大動脈

体循環にあって左心室から全身に血液を送る血管であり，上行大動脈，大動脈弓，下行大動脈からなる．動脈血を含む．

4

循環器系

循環器系のエッセンス！
循環器系の全体像をつかもう！

心臓の構造と働き

- 心臓は胸部のやや左下にある，にぎりこぶし位の大きさをした袋状の器官で，主に心筋からなり，肺や全身に血液を送る.
- 心臓には，**右心房**，**右心室**，**左心房**，**左心室**の4つの部屋がある.
- 右心房は全身から戻った血液を受け，左心房は肺から戻った血液を受ける.
- 右心室は肺へ血液を送り，左心室は全身へ血液を送る.

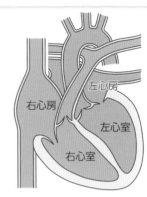

血管

- 血液が流れる管を，血管といい，動脈，毛細血管，静脈がある.
- **動脈血**は酸素を多く含んだ血液で，あざやかな赤色をしている.
- **静脈血**は酸素を失い二酸化炭素を多く含んだ血液で，暗い赤色をしている.
- 門脈には，小腸で吸収した栄養分を含む血液が集められ，肝臓に送られる血液が含まれる.

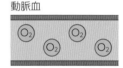
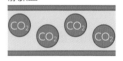

血液の循環

- 血液が全身をめぐる循環には**体循環**と**肺循環**がある.
- 体循環は肺以外の全身をめぐって心臓に戻る循環で，全身に酸素や栄養分を与えて二酸化炭素や不要物を受け取る.
- 肺循環は肺を通って心臓に戻る循環で，肺で二酸化炭素を出し，酸素を取り込む.

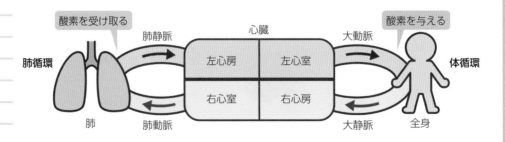

組織液とリンパ液

- 血漿が組織にしみ出たものを**組織液**といい，細胞に酸素や栄養を与え，二酸化炭素と老廃物を細胞から受け取る．
- 組織液の多くは毛細血管に戻るが，一部は**リンパ液**となる．

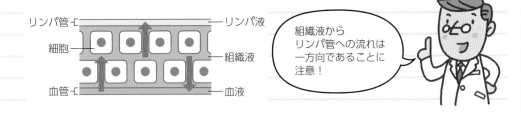

組織液から
リンパ管への流れは
一方向であることに
注意！

 ## 調節機構

- 循環器系の調節機構には，自己調節，自律神経調節，ホルモン調節などがある．
- 自己調節では，心臓を満たす血液が増えると心筋が拡張して，心拍出力も増加する．これを，フランク・スターリングの法則という．
- 自律神経調節では，交感神経が優位になると心拍出量や心拍数は増加し，副交感神経が優位になると心拍出量や心拍数が減少する．血圧が上昇すると動脈の圧受容体が感知して血圧や心拍数を低下させる．
- ホルモン調節では，血漿浸透圧低下や血圧低下を感知してバソプレシン・アンギオテンシンⅡ・アルドステロンが血圧を増加させる．また心臓の血液量増加を感知して心房性ナトリウム利尿ペプチド（ANP）が血圧を低下させる．

心室に血液が入るほど
心筋が拡張する

心筋が拡張した分，
拍出される血液も多くなる

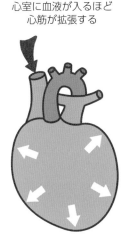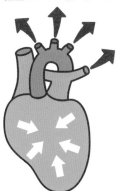

フランク・スターリングの法則

国試合格に向けて！

循環器系の構造と機能を系統的に学ぼう！

A 循環器系

　体内で物質の輸送を営む系を**循環器系**という（図1）．循環器系には，**血管系とリンパ系**があり，血管系は心臓と組織を血液が循環する閉じた回路で，リンパ系は組織液をリンパ管に集め静脈に送る系である．

　体循環は，血液が心臓から大動脈を通って全身をめぐり組織に酸素・栄養を送ったのち，大静脈を経て心臓に戻る流れをいう．**肺循環**は，血液が心臓から肺動脈を通って肺に行き酸素・二酸化炭素のガス交換ののち，肺静脈を通って心臓に戻る流れをいう．

B 心　臓

　心臓は，静脈から血液を受け動脈に送る，中空で筋肉性の臓器である．

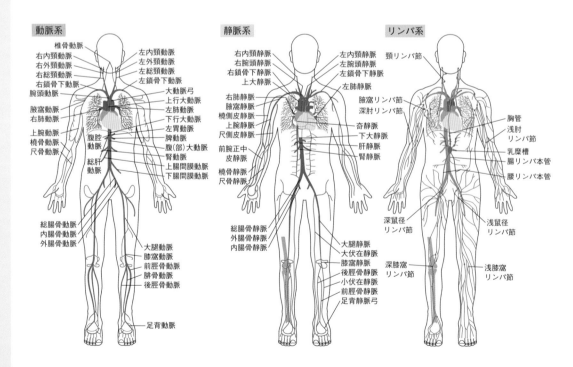

図1　循環器系の概略

1．構　造

心臓は左右の肺の間，すなわち縦隔（じゅうかく）*の前下方部，横隔膜の上にある（図 2）．2/3 は正中より左に位置する．桃を逆さにしたようなかたちで，尖った下端部を心尖（しんせん）と呼び，前胸壁に接する．大きさは握りこぶし大であり，重さは 250〜350 g である．

ⓐ 心筋壁

心臓の壁は主に分厚い筋層で，その内側に**心内膜**，外側に**心外膜**がある（図 3）．心内膜は単層扁平上皮の内皮と，内皮下の結合組織からなる．心内膜下では特殊心筋線維という特殊な線維が刺激伝導系を作る．心筋は単核で横紋を持つ横紋筋の心筋細胞からなる．心筋細胞は枝分かれして多くの細胞と網のようにつながることで同期して収縮する．心外膜は疎性結合組織と表面の単層扁平上皮からなる．

心膜は心臓を包む膜で，外側の線維性心膜と内側の漿膜性心膜からなる．心膜と心外膜の間には心膜腔という狭いすき間があり，黄色透明の漿液である心膜液を含み，その量は約 20 mL である．

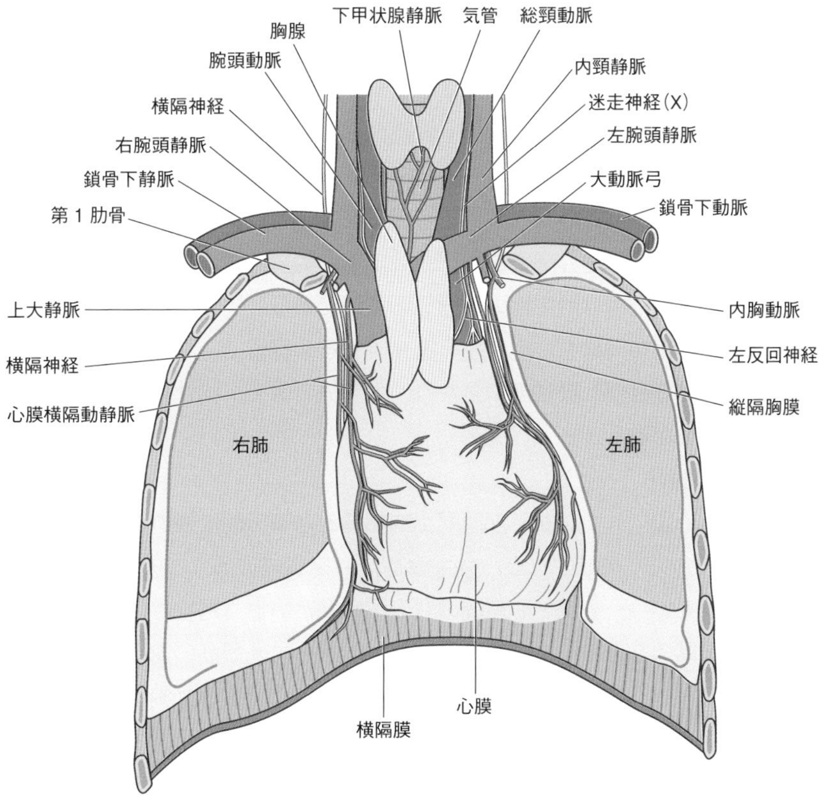
下甲状腺静脈
気管
総頸動脈
胸腺
腕頭動脈
内頸静脈
横隔神経
迷走神経(X)
右腕頭静脈
左腕頭静脈
鎖骨下静脈
大動脈弓
第 1 肋骨
鎖骨下動脈
上大静脈
内胸動脈
左反回神経
横隔神経
縦隔胸膜
心膜横隔動静脈
右肺
左肺
心膜
横隔膜

図 2　**心臓と縦隔**

用語解説

縦隔

左右の肺に挟まれた空間で，心臓，大血管，食道，気管などの臓器が存在する．

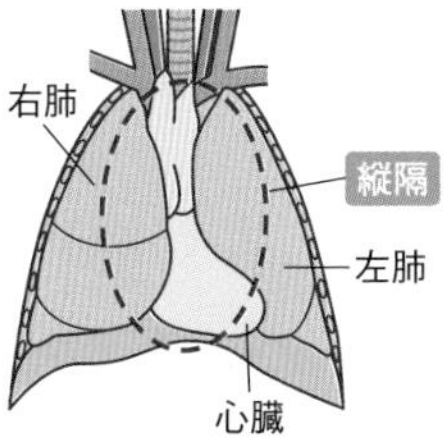
右肺
縦隔
左肺
心臓

「頚」と「頸」

ともに「けい」と読み，首の部分を表わす漢字で，頸は正字で頚はその俗字である．医学用語や国家試験の出題ではいずれの表記も用いられるが，本書では頸で統一する．

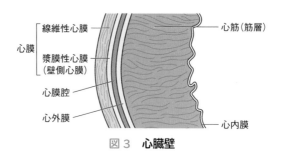

図 3　心臓壁

ⓑ 心臓の内腔

心臓の内腔には，**右心房，右心室，左心房，左心室**の 4 つの部屋がある（図 4）.

右心房は 2 本の大静脈から血液を受け右心室に血液を送る心臓の部屋である．上大静脈と下大静脈が右心房内の大静脈洞に血液を注ぐ．上大静脈がついている部分は外観が犬の耳のような突起で右心耳といい，大動脈の根元も覆う（図 5）.右心室は，右心房から血液を受け肺動脈に血液を送る心臓の部屋である.

左心房は 4 本の肺静脈から血液を受け左心室に血液を送る心臓の部屋で，心房の後上部にある．左心室は左心房から血液を受け大動脈に血液を送る心臓の部屋で，心臓の左下部にあり，その心臓壁は右心室に比べて 2～3 倍厚い.

ⓒ 心臓の中隔

左心系と右心系を隔てる心臓壁を**中隔**といい，心房中隔と心室中隔がある（図 7）.心房中隔は右心房と左心房を隔てる心臓壁で，浅い卵円形のへこみがあり卵円窩という．卵円窩は胎生期の卵円孔の遺残である.

心室中隔は右心室と左心室を隔てる心臓壁で，右心室に向かってふくらむ．心室中隔は筋性部と膜性部に分かれ，大部分で厚く，膜性部は上部で小さい膜のように薄い部分がある.

ⓓ 心臓弁

心臓にはつながる部屋同士や部屋と血管の間に逆流防止の**弁**があり，それぞれ複数の弁尖で構成される．弁尖とは，弁を構成する 1 つずつの花びらのような扇形のヒダをいう．心房・心室間の弁を**房室弁**といい，房室弁の弁尖の内側には腱索というヒモ状のものが心室壁で内側に盛り上がった乳頭筋の先端とつながっている（図 4）.心室・動脈間の弁を**半月弁**といい，立体的に見ると弁尖が半月状をしている.

右心房と右心室の間の房室弁を**三尖弁**といい，3 つの弁尖からなる．左心房と左心室の間の房室弁を**僧帽弁**といい，半円状の 2 つの弁尖からなる．右心房と肺動脈の間の半月弁を**肺動脈弁**，左心房と大動脈の間の半月弁を**大動脈弁**といい，それぞれ 3 つの弁尖からなる（図 6）.

ⓔ 刺激伝導系

刺激伝導系とは，ペースメーカー電位が発生した後にその電気的興奮が一定の道筋を順序よく伝わって全心臓を興奮させる系をいう.

ペースメーカー電位は右心房の洞房結節から右心房・左心房全体に広がる．その後興奮は，心房と心室の間にある房室結節（田原結節）に伝わり，さらに心室中隔のヒ

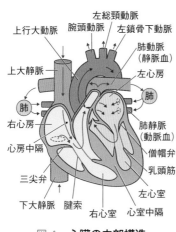

図4 心臓の内部構造

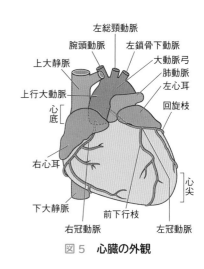

図5 心臓の外観

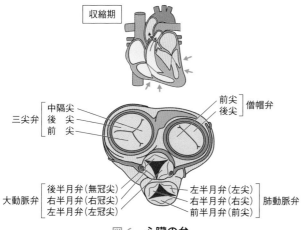

図6 心臓の弁

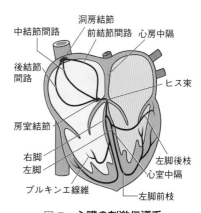

図7 心臓の刺激伝導系

ス束を下行して心室中隔内で右脚や左脚に分かれ，その後，心室全体でプルキンエ線維という細かい枝分かれに広がって興奮を伝える（図7）．

ⓕ 心臓の血管

全身に血液を送る心臓自身も，酸素や栄養を必要とするために栄養血管を持つ．**冠動脈**と呼ばれる栄養血管が，大動脈の基部から左右に冠状溝に沿って心臓の外側を走行し，酸素や栄養をもたらす．冠動脈の血流量は 250 mL/分である．右冠動脈は右心房と右心室を栄養する．左冠動脈は冠状溝に沿う回旋枝と，前室間溝に沿って心尖に向かう前下行枝に分かれる．冠動脈が狭窄して血流が減少すると狭心症，完全に血流が途絶えると心筋が壊死して心筋梗塞に至る．

冠静脈は冠状溝に沿って走行し右心房に流れる．静脈血には直接心房や心室に注ぐものもある．

ⓖ 心臓の神経

心臓は自律神経によって心拍の調節を行う．交感神経は心拍数を上げるように，副交感神経は心拍数を下げるようにはたらく．

2. 機　能

ⓐ 心拍

心臓は規則正しく収縮・弛緩を繰り返して全身に血液を送るが，この心臓の収縮と弛緩の周期を**心拍**という．1分間に拍動する数を**心拍数**といい，成人の安静時心拍数はおよそ60〜70回/分であり，100回/分以上の場合を**頻脈**，60回/分未満を**徐脈**という．

ⓑ 心拍出量

心臓が心拍ごとに送り出す血液量を**1回拍出量**といい，成人の1回拍出量は約70 mLである．1分間に心室から送り出される血液量は**心拍出量**と呼ばれ，心拍出量＝1回拍出量×心拍数で表される．成人の心拍出量は約5 Lで，右心室と左心室では同じである．

ⓒ 血圧

血圧は左心室が収縮する際に動脈にかかる圧力で，血圧＝心拍出量×末梢血管抵抗で表される．末梢血管抵抗は末梢血管での血液の流れにくさで，血管の広さ，動脈壁の弾性，血液の粘性に影響を受ける．血管が収縮すると血管の広さが狭まるために血管抵抗が増える．

ⓓ 内分泌

心房性ナトリウム利尿ペプチド（ANP）は心房から出るペプチドホルモンで，血液量が増加して心房に負荷がかかると分泌され，腎臓の集合管でNa^+の再吸収を抑制し，尿量を増やす．心室からは脳性ナトリウム利尿ペプチド（BNP）が分泌され同様の作用を示す．

ⓔ 心電図

心電図は心臓が興奮するときに発生する微小な電流を測定して心臓の活動状態を調べるもので，測定の際は四肢と前胸部に電極を取り付ける．典型的な心電図では，1回の心拍がP波，QRS波，T波，U波からなる．P波は心房の興奮時，QRS波は心室の興奮時，T波は心室の興奮から回復する際に生じる．U波はT波につづく小さい波で，心室のプルキンエ線維の再分極を表すともいわれる（図8）．

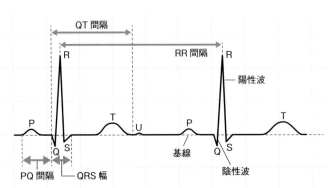

P波	• 心房の興奮時に生じる波形
QRS波	• 心室の興奮時に生じる波形
T波	• 心室の興奮（脱分極）からの回復時（再分極）に生じる波形
U波	• 回復（再分極）の終了時に生じる波形

図8　心電図波形

ⓕ 末梢循環の調節

　末梢循環は，血流を維持し，また必要に応じて増減させるために調節される．その調節のしくみには，神経性調節，液性調節，局所性調節の 3 つがある．

　神経性調節：自律神経によるもので，延髄の心臓血管中枢が調節する．交感神経刺激では，血圧は上昇し，静脈が収縮して循環血液量が増加し，冠動脈や骨格筋の血管が拡張して血流が上昇する．副交感神経刺激では，血圧が低下する．

　液性調節：ANP やバソプレシン，レニン・アンギオテンシン・アルドステロン系といったホルモンにより血圧の増減が行われる．

　局所性調節：必要に応じて局所的に血流の自己調節が行われる．例えば，脳や腎臓では血圧が変動しても一定の血流が保たれ，心臓では血液の量に応じて心拍出量が調節される（フランク・スターリングの法則）．また，一酸化炭素やプロスタグランジンといったサイトカインによる血管の収縮・拡張が行われる．

Ⓒ 血　管

1．動　脈

　動脈とは心臓から拍出される血液を送る血管である．

ⓐ 構造

　動脈の内膜は単層扁平上皮で作られる内皮と内皮下の薄い結合組織からなる．中膜は輪走する平滑筋とその間の弾性板からなる．外膜は中膜の外側の疎性結合組織である．

ⓑ 主要動脈

　大動脈は左心室から出て，上行大動脈で上行し，**大動脈弓**（きゅう）で頸部や上肢への血流を分枝しながら U ターンして下行大動脈に移行する（図 9）．**下行大動脈**は横隔膜で胸部大動脈と腹部大動脈に名称を分ける．大動脈弓には血圧や酸素分圧を感知する大動脈小体という圧受容体があり，延髄に連絡する（図 10）．頸部の総頸動脈は，脳を栄養する内頸動脈と顔面などを栄養する外頸動脈にあごの高さで分かれ（図 11），その分岐には圧受容器の頸動脈洞がある（図 10）．肺動脈の壁厚は大動脈より薄い．

> **column**　**心筋の再生研究**
>
> 　心臓は生命維持に重要な臓器であるが，心筋は再生能力が乏しいうえに，側副血行の発達には時間を要する．そのため，急な冠動脈の虚血は，しばしば心筋梗塞に至り，心機能が低下したまま回復しないことがある．冠動脈狭窄に対しては，冠動脈のバイパス術やステント留置術によって冠動脈血流を回復させ，心筋梗塞を予防する．一方，すでに心筋梗塞に至った組織を回復させることはこれまで困難といわれてきたが，近年，iPS 細胞から作製された心筋細胞シートを虚血性心筋症に移植して心機能を回復させる臨床研究が試みられており，実用化が待たれる．

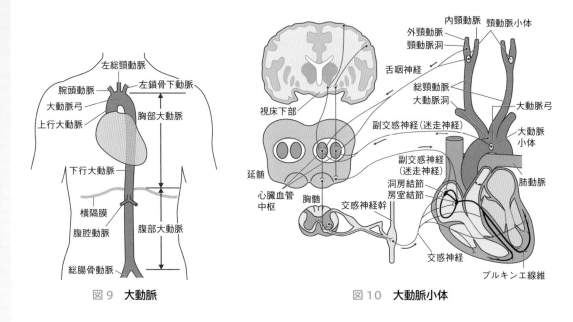

図9　**大動脈**

図10　**大動脈小体**

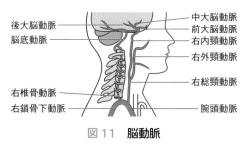

図11　**脳動脈**

　動脈は枝分かれしつつ次第に細くなって細動脈となる．動脈の脈波の伝播速度は5〜9 m/秒と，血流の0.5 m/秒より速く，また動脈硬化があるほど脈波伝播速度が速い（図12）．

2．静　脈

　静脈とは，組織から心臓に戻ってくる血液を送る血管である（図13）．内膜は内皮と内皮下の結合組織からなる．静脈には逆流防止の弁が大型の静脈にみられるが，弁は内膜が特殊に分化したものである．中膜は輪走する平滑筋層であり弾性板の発達はない．外膜は中膜の外側の疎性結合組織である．毛細血管が合流して**細静脈**となり，細静脈はさらに合流を繰り返し静脈となる．**大静脈**は右心房に血液を戻す．

3．毛細血管

　毛細血管は，動脈と静脈の間にあって組織間を走行するきわめて細い血管である．毛細血管の直径はおよそ10 μmである．毛細血管では血液から細胞へ酸素や栄養が渡され，細胞から血液へ老廃物や代謝物が渡される．

　動脈と毛細血管の間には**細動脈**と呼ばれる血管があり，また静脈と毛細血管の間に

血管が軟らかい場合（健常者）

健常者の血管壁は弾力性があるため，拍動（脈波）が血管壁で吸収され，スピードが遅くなる.

拍動
（脈拍）

血管が軟らかい＝脈波伝播速度が遅い

血管が硬化している場合

老化が進んでいる血管は，血管壁が硬くなっているため，拍動（脈波）が血管壁で吸収されず，スピードが速くなる.

拍動
（脈拍）

血管が硬い＝脈波伝播速度が速い

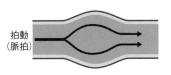
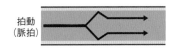

図 12　**脈波伝播速度**

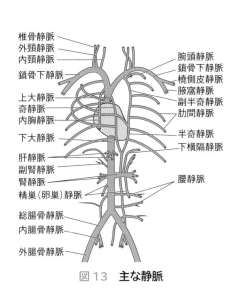

図 13　**主な静脈**

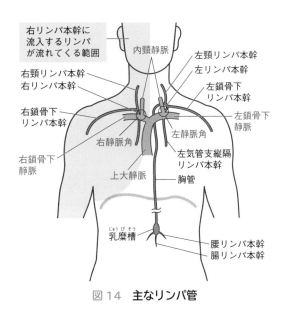

図 14　**主なリンパ管**

は**細静脈**と呼ばれる血管がある. 細動脈と細静脈はいずれも直径は 100〜200 μm 程度である.

Ⓓ　リンパ管

　リンパ管はリンパ液を運ぶ脈管である. リンパ液は，毛細血管からしみ出た透明〜黄色のやや不透明な液体でアルカリ性を示す. リンパ管の走行中にはソラマメに似たかたちの**リンパ節**（p.216，11 章図 7 参照）を通る. リンパ節は 1〜30 mm の大きさで，異物を取り除くリンパ性組織が内部にある. リンパ管は集合して太いリンパ本管となり静脈に注ぐ.

　消化管のリンパ管は腹腔内で乳糜槽（にゅうびそう）と呼ばれるリンパ管の広がりに合流し，上行して**胸管**となり，左内頸静脈と左鎖骨下静脈が合流する静脈角に注ぐ（図 14）.

　小腸で吸収される栄養素のうち，糖とアミノ酸は静脈を経由して門脈から肝臓に至るが，脂質はカイミクロンとなってリンパ管に入り，乳糜槽から胸管を経由して静脈に入る（p.39，2 章図 20 参照）.

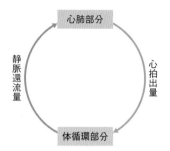

図15　フランク・スターリングの法則

Ｅ　循環調節

　血圧や心拍数の調節は，自己調節，自律神経調節，ホルモン調節によって行われる．

　自己調節では，心臓に充満する血液が増えると，心筋が拡張して心拍出力が増し，心拍出量が増える．これをフランク・スターリングの法則といい，神経やホルモンの影響を待たずに自動的に心拍出量が調節される（図15）．

　自律神経調節では，交感神経系は心拍数や血圧を上昇させ，副交感神経系は低下させる．頸動脈洞の圧受容器は，血圧上昇を感知し，副交感神経をはたらかせて血圧や心拍数を低下させる．自律神経については8章で詳述する（p.163参照）．心臓血管中枢は延髄に存在する．

　ホルモン調節では，循環血液量の減少があるとレニン・アンギオテンシン・アルドステロン系の作用により血圧が上昇する．また，血漿浸透圧が低下すると下垂体後葉からバソプレシンが分泌され，腎臓での水再吸収を増やしたり，血管を収縮させたりして血圧を上昇させる．また，心臓内の血液量が増えると心房性ナトリウム利尿ペプチドが分泌され，尿量を増やして血圧を低下させる．詳細は6章（p.112）を参照．

---

column　高血圧症について

　高血圧症は，さまざまな原因で生じるが，生活習慣とも関係し，いろいろな健康被害につながる．急性の病態としては，頭痛や意識障害といった高血圧緊急症や，高血圧性脳内出血では麻痺・失語などの神経脱落症状，さらには死に至ることもある．また，慢性の病態としては，動脈硬化をきたし，徐々に脳梗塞や心筋梗塞といった急な重要臓器の虚血につながることもある．寒い地域では末梢血管の収縮や保存食である漬物の摂取量に比例して塩分摂取量が増えるために，高血圧症の有病率が高くなるとされている．しかし，リンゴの摂取量が多い地域では高血圧症の有病率が低下するといわれている．その理由として，リンゴに含まれるカリウムや食物繊維などの作用が考えられている．

練習問題で腕試し！

正しい文章には〇，誤った文章には×をつけよう．

Q1 心臓の腱索は刺激伝導系の一部である．(看護 2017 年午後 26 改)

Q2 胸管では主にたんぱく質が輸送される．(看護 2015 年午前 26 改)

Q3 心臓の刺激伝導系で，房室結節は最も早く興奮する．(看護 2006 年午後 4 改)

Q4 左心室の 1 回拍出量は右心室の約 2 倍である．(看護 2018 年午後 83 改)

Q5 心臓血管中枢は中脳にある．(看護 2014 年午前 29 改)

Q6 洞房結節は，左心房に存在する．(管栄 2015 年 38 改)

Q7 末梢の血管が収縮すると，血圧は低下する．(管栄 2015 年 38 改)

Q8 僧帽弁を通る血液は，動脈血である．(管栄 2020 年 29 改)

Q9 肺静脈を流れる血液は，静脈血である．(管栄 2020 年 29 改)

Q10 右心房には4本の肺静脈が入る．(管栄 2002 年 83 改)

呼吸器系

　わたしたちが身体の活動を保つためには，細胞が取り込んだ栄養を，酸素を使ってエネルギーに変える必要があります．そのとき二酸化炭素が生じます．こうした酸素を取り込んで二酸化炭素を出すことを呼吸といいます．また，身体において，酸素と二酸化炭素を外気と交換する窓口となる器官系を呼吸器系といいます．呼吸器系には，呼吸のほかにも大切な役割がいくつかあります．

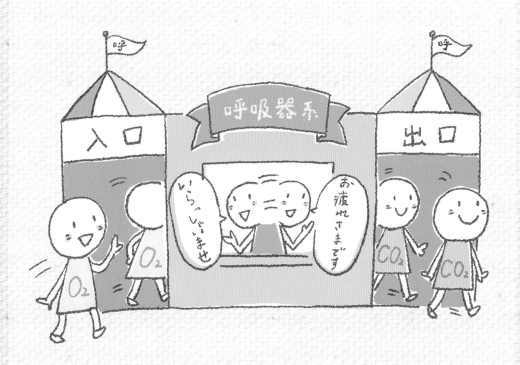

呼吸器系の あらましと基礎用語をおさえよう！

● 呼吸器
呼吸に関わる器官をいい，上気道，下気道，呼吸部からなる．

● 肺
胸腔の左右を満たす，半円錐状の臓器で，気管支から肺胞までの部分を含む．

右　左

● 上気道
びくう いんとう こうとう
鼻腔，咽頭，喉頭からなる．

● 下気道
気管，気管支，細気管支からなる．

● 呼吸部
呼吸細気管支と肺胞からなる．

● 鼻腔
鼻の奥の空洞で奥で咽頭につながる上気道である．

鼻腔
喉頭蓋
喉頭
咽頭
食道
気管

● 喉頭
咽頭と気管の間にある気道である．

● 喉頭蓋
喉頭口の前方にある木の葉形の部分で軟骨と粘膜からなり，嚥下の際に気道を塞ぐ．

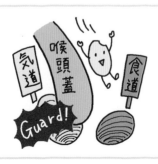

気道　喉頭蓋　食道
Guard!

● 気管
喉頭からつづいて気管分岐部までの管状の気道である．

● 気管支
気管が左右に分岐した気道である．

● 肺胞
気道の終点で袋状のかたちをするガス交換の場である．

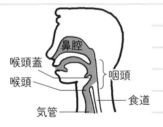

はいほう　肺胞行き　CO_2　CO_2　O_2　O_2

● 肺胞上皮細胞
肺胞壁を作る細胞で，ガス交換をするI型肺胞上皮細胞と，表面活性物質（サーファクタント）を出すII型肺胞上皮細胞からなる．

● サーファクタント
うるおった肺胞が表面張力で縮まって肺胞がつぶれないように作用する表面活性物質で，リン脂質を主成分とする．

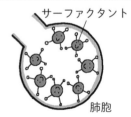

サーファクタント
肺胞

● 呼吸運動

呼吸筋の活動によって胸腔が広がって肺をふくらませたり，胸腔が狭まって肺が縮んだりして呼吸をする一連の運動のことである．

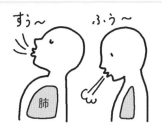

● 横隔膜

胸腔と腹腔を隔てる骨格筋で，収縮すると肺は吸気を生じる．

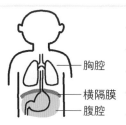

● 外呼吸

呼吸運動で換気された肺胞の空気と，毛細血管の空気がガス交換されることである．

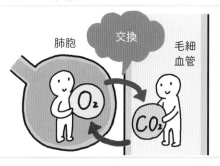

● 内呼吸

毛細血管と末梢組織の細胞との間で行われるガス交換である．

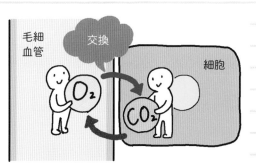

● ガス分圧

混合気体の成分の１つが，同じ容積に同量入ったとされるときにかかる圧力であり，気体や液体中のガスの量を示す指標である．

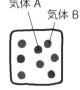
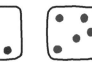

気体A

気体B

混合気体　同体積に気体Aが同量存在　同体積に気体Bが同量存在

このときの圧力が気体Aの分圧　このときの圧力が気体Bの分圧

● 肺気量分画

肺や気道の空気量はいくつかの区分に分けられる．これを肺気量分画といい，１回換気量，死腔量，肺活量，残気量，全肺気量などがある．

全肺気量＝肺活量＋残気量

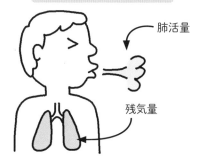

肺活量

残気量

● 呼吸商

体内で使われた酸素の量に対する，体内で生じた二酸化炭素の量の比である．

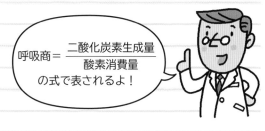

$$呼吸商 = \frac{二酸化炭素生成量}{酸素消費量}$$

の式で表されるよ！

5

呼吸器系

呼吸器系のエッセンス！

呼吸器系の全体像をつかもう！

呼 吸

- 呼吸とは，生命活動のために酸素（O_2）を取り込んで二酸化炭素（CO_2）を排出することである．
- ヒトの外呼吸とは，肺胞で酸素と二酸化炭素が交換されることである．
- ヒトの内呼吸とは，細胞で酸素と二酸化炭素が交換されることである．

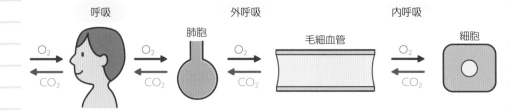

呼吸器

- 呼吸器は上気道，下気道，呼吸部からなる．
- 上気道は鼻腔，咽頭，喉頭からなる．
- 下気道は気管，気管支，細気管支からなる．
- 呼吸部は呼吸細気管支と肺胞からなる．

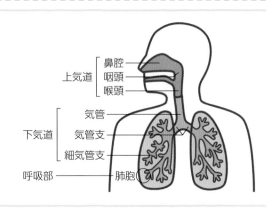

肺

- 右肺は上葉，中葉，下葉の3葉に分かれ，左肺は上葉，下葉の2葉に分かれる．
- 肺は呼吸・酸塩基平衡・免疫・代謝にはたらく．

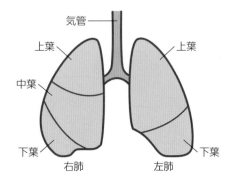

上気道

- **鼻腔**では，吸気を加湿・加温したり，においを感じたり，粘膜で免疫応答する．
- **咽頭**は鼻腔と喉頭の間にあり，上咽頭，中咽頭，下咽頭に分けられる．
- **喉頭**には声門があって，声帯が開閉して発声に関わる．
- 喉頭の入口には喉頭蓋があって，誤嚥を防ぐために開閉する．

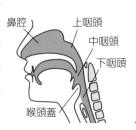
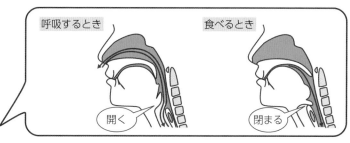

 下気道

- **気管**は喉頭からつづく約10 cmの気道で，20個ほどの気管軟骨と平滑筋が囲んでできる．
- 気管支・細気管支は，気管から分岐して肺胞に至るまでの気道である．
- 気管支は軟骨を持ち，細気管支は軟骨を持たない．

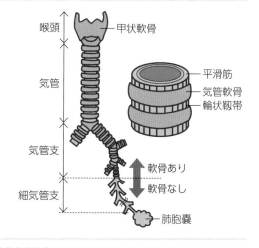

 呼吸部

- **肺胞**は袋状になった気道の終点で，ガス交換の場である．
- 肺胞上皮には，ガス交換を行うⅠ型肺胞上皮細胞と，表面活性物質である肺サーファクタントを分泌するⅡ型肺胞上皮細胞がある．
- 肺胞の上皮下には間質があって，毛細血管が通る．

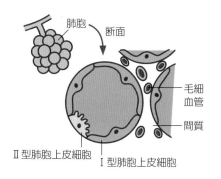

5

呼吸器系

呼吸運動

- **胸郭**は胸の骨格と筋からなる.
- 胸腔は胸郭が囲む内側の空間で，肺を含む．胸腔内は常に陰圧である.
- 吸気の呼吸筋は主に横隔膜で，ほかに外肋間筋，斜角筋，胸鎖乳突筋が関わる.
- 呼気については，安静時は横隔膜の弛緩と肺の弾性で受動的に行われ，活動時には内肋間筋が関わる.
- **腹式呼吸**とは主に横隔膜の動きによる呼吸をいい，**胸式呼吸**とは主に肋間筋の動きによる呼吸をいう.

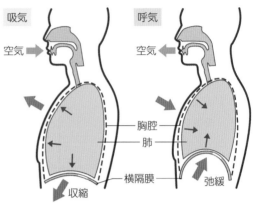

肺循環

- **肺循環**では，静脈血が右心室から肺動脈を通って肺に送られ，動脈血が肺静脈を通って左心房に返る.

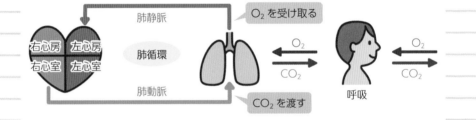

呼吸機能

- **肺気量分画**は全肺気量＝肺活量＋残気量で表わされる.
- 1秒率は努力性肺活量のうち1秒間に吐き出せる量の割合で，閉塞性換気障害で低下する.
- ％肺活量は実際の肺活量と予測肺活量との割合で，拘束性換気障害で低下する.

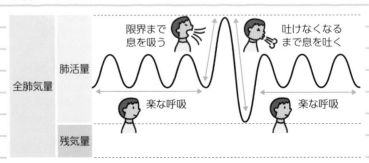

呼吸器系の構造と機能を系統的に学ぼう！

A 呼吸器

1. 呼吸とは

からだの細胞はその活動に絶えず酸素が必要で，また二酸化炭素を排出する．その
ために酸素を取り込み二酸化炭素を排出することを**呼吸**という．

2. 呼吸器とは

呼吸に関わる器官を**呼吸器**といい，上気道，下気道，呼吸部からなる（図 1）．上気
道は鼻腔，咽頭，喉頭からなる．下気道は気管，気管支，細気管支からなる．呼吸部
は呼吸細気管支と肺胞からなる．気管支より末梢になる臓器をまとめて肺と呼ぶ．

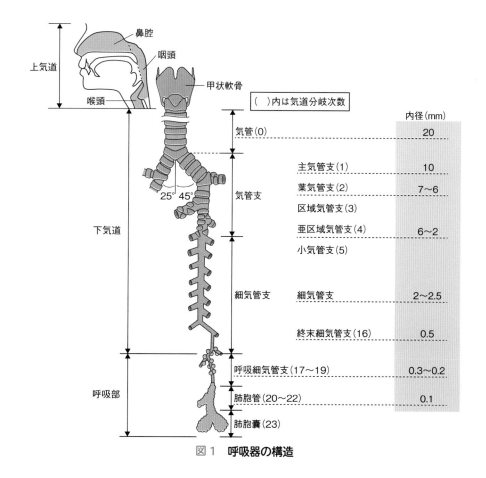

図 1 **呼吸器の構造**

B 肺

肺は胸腔の左右を満たす半円錐状の臓器である.

1. 構 造

肺の先端は肺尖といい鎖骨の2〜3cm上まで達する. 肺の底を肺底といい横隔膜上にある. 肺の内側には肺門があり, 気管支, 血管, リンパ管, 神経などが出入りする. 肺には裂と呼ばれる深くて大きな切れ込みがあり, 肺葉に分ける. 裂によって右肺は上葉・中葉・下葉の3葉に, 左肺は上葉・下葉の2葉に分かれる(図2).

2. 機 能

肺は呼吸・酸塩基平衡・免疫・代謝にはたらく. 肺の酸塩基平衡については6章で詳しく記す(p.118参照).

肺の免疫は, 線毛細胞・杯細胞・肺胞マクロファージが担当する. 粘膜上皮において, 線毛細胞は線毛で異物を外に排出し, 杯細胞は粘液を分泌して異物の侵入を防ぐ, また肺胞腔において肺胞マクロファージはほこりや細菌を貪食する.

アンギオテンシン変換酵素が, 肺の血管内皮細胞の細胞膜などに存在し, アンギオテンシンIをアンギオテンシンIIに変換させる. 肺神経内分泌細胞は, 肺上皮細胞の1%未満で, 酸素検知, 気管支と血管の平滑筋緊張, 免疫応答に関係すると考えられている.

C 上気道

上気道は鼻腔・咽頭・喉頭からなる. 咽頭については2章で詳述する(p.28参照).

1. 鼻 腔

鼻腔は鼻の奥の空洞で, 奥で咽頭につながる.

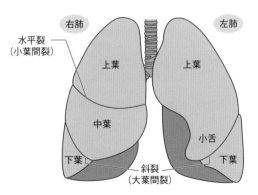

図2 肺葉と裂

ⓐ 構造

　鼻腔の入口は**外鼻孔**といい，出口は**後鼻孔**という．鼻腔を左右に隔てる壁を鼻中隔といい，粘膜で覆われ，深部の前方は軟骨，後方は骨で支えられる．鼻中隔から鼻腔に向かって翼状の突起があり，これを**鼻甲介**という．鼻甲介は上鼻甲介，中鼻甲介，下鼻甲介と3組ある（図3）．

　鼻腔の天井には嗅覚に関わる嗅上皮に覆われる部分があり，**嗅部**という．

　鼻腔の粘膜は線毛細胞と杯細胞を含む多列線毛上皮からなる．また**副鼻腔**は，鼻腔につながる空洞で頭蓋骨の中にあり，粘膜に覆われる（p.174，9章図2参照）．

ⓑ 機能

　鼻腔では吸気を加湿・加温し，異物を除く．加湿は粘液により，加温は粘膜の血管による．吸気の異物は，大きいものは鼻毛で，小さいものは鼻粘膜で除かれる．鼻腔では上記のように嗅覚を感じたり，免疫を担当する．免疫では粘液で異物を流したり，抗体を分泌したり，樹状細胞やマクロファージなどの免疫細胞が免疫応答する．

2. 喉　頭

　喉頭は咽頭と気管の間にある気道のことで，いわゆる喉仏の付近にある．

ⓐ 構造

　喉頭は約5cmの管状のかたちをしており，第4〜6頸椎の高さにあって，舌骨と喉頭軟骨が合わさって構成される．舌骨は舌の下で喉頭蓋軟骨の前にある顔面骨の1つだが，顔面から離れている．舌骨には，舌骨と頭蓋を結ぶ舌骨上筋群と，下の骨や軟骨を結ぶ舌骨下筋群があり，いずれの筋も嚥下や発声にはたらく．

　喉頭軟骨は9個の軟骨からなり，そのうち甲状軟骨は最も大きく，前述の喉仏を

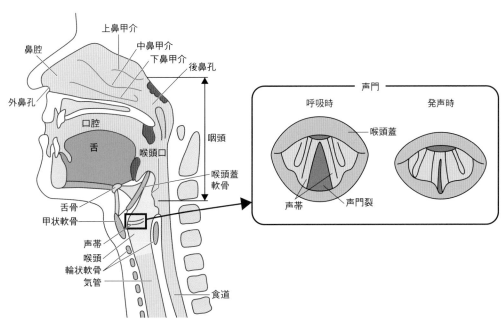

図3　鼻腔と喉頭と声門

作る．甲状軟骨は左右の板状の軟骨が，前方で喉頭隆起として前に突き出て合わさったかたちとなる（図1参照）．甲状軟骨の下には指輪のようなかたちの輪状軟骨がある．喉頭蓋軟骨は，舌骨と甲状軟骨の前面の裏側にある軟骨で，木の葉のかたちをし，**喉頭蓋**を作る．

喉頭の入口を喉頭口といい，前方には喉頭蓋がある．喉頭の内腔を喉頭腔といい，その中央には**声帯**というヒダ状の構造がある（図3）．声帯とその間の声門裂を**声門**という．

ⓑ 機能

喉頭は，気道保持，誤嚥防止，発声のはたらきをする．喉頭蓋は嚥下時に軌道を閉じる．声帯は発声に関わるほか，嚥下時に閉じて誤嚥を防止する．喉頭の軟骨は気道や声帯を保護する．

発声は，呼気が声門裂を通る際に，声帯を振動させることで行われる．声帯が閉じる程度で発声の調節がなされる．声帯の運動は迷走神経の分枝である反回神経が支配しており，この神経の片側麻痺で嗄声，両側麻痺で失声となる．

Ⓓ 下気道

1. 気管

気管は下気道のうち喉頭から気管分岐部までの部分である．

ⓐ 構造

気管は直径約2〜2.5 cm，長さ約10 cmで，気管壁は粘膜上皮，粘膜固有層，気管軟骨，外膜からなる（図4）．気管の粘膜上皮は線毛細胞と杯細胞を含む多列線毛上皮で，粘膜固有層には膠原線維と弾性線維，気管腺，血管，リンパ管がある．気管は16〜20個の気管軟骨が連なってできている．気管軟骨の後面は軟骨を欠いており，代わりに平滑筋が覆うため膜性部という．

ⓑ 機能

気管は気道の保持と免疫のはたらきをする．気管がつぶれないよう強さとしなやかさで気道を保持する．また気管は粘膜の線毛で異物を除き，杯細胞の分泌する粘液で粘膜を保護し免疫を担当する．

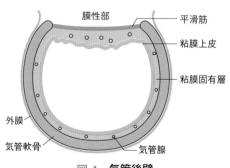

図4 **気管後壁**

2.　気管支・細気管支

　気管は左心房の後ろで第 4〜5 胸椎の高さにある気管分岐部で左右の<u>主気管支</u>に分かれる．気管が気管分岐部で左右の主気管支に分かれる分岐角度は，右が 25°，左が 45°と異なるため（図 1 参照），気管の異物は右気管支に迷入しやすい．

ⓐ 構造

　主気管支は右 3 本，左 2 本の<u>葉気管支</u>に分かれた後，2〜3 本ずつ枝分かれして次第に細くなる．壁には不規則な軟骨がある．末梢で軟骨を持たない細い気管支を<u>細気管支</u>といい，その内径は 2 mm 以下である．気管支・細気管支は壁に平滑筋を持つ．その後細気管支は，粘膜上皮に杯細胞を持たない<u>終末細気管支</u>に分かれる．さらに終末細気管支は，粘膜上皮に線毛を有さない<u>呼吸細気管支</u>に分かれる．

ⓑ 機能

　気管支と終末細気管支までの細気管支は導管部といい，酸素と二酸化炭素の交換を行わない．一方，呼吸細気管支は酸素と二酸化炭素の交換を行い呼吸部に含まれる．

Ⓔ　呼吸部

1.　構　造

　肺の呼吸部はブドウの房のようなかたちをしており，呼吸細気管支，肺胞管，肺胞嚢で構成される（図 5）．肺胞管は呼吸細気管支から数本に分かれた肺胞嚢までの間の管で，肺胞嚢は気道の終点で袋状の肺胞が数個ずつ集まった部分である．<u>肺胞</u>は気道の終点で袋状のかたちをした部分で，ガス交換を司る．肺胞嚢の中空は肺胞腔，壁は肺胞壁と呼ばれる．肺胞壁は肺胞上皮と間質からなり，肺胞上皮はガス交換を行う I 型肺胞上皮細胞と表面活性物質（肺サーファクタント）を出す II 型肺胞上皮細胞で構成される．間質には結合組織と毛細血管がある．

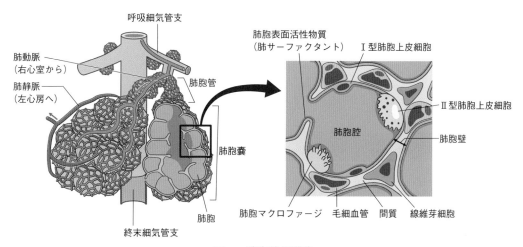

図 5　肺胞壁の構造

2. 機　能

　　肺胞の酸素は，Ⅰ型肺胞上皮細胞と毛細血管内皮細胞を通過して毛細血管内に拡散する．毛細血管内の二酸化炭素は，同じく細胞を通って肺胞に拡散する．二酸化炭素の拡散能は酸素の20倍ともいわれる．Ⅱ型肺胞上皮細胞が作る表面活性物質（肺サーファクタント）はリン脂質を主成分とし，表面張力によって肺胞がつぶれることを防ぐはたらきがある．超低出生体重児ではこのサーファクタントの産生が乏しいため，人工サーファクタントを気管内に投与する必要がある．

F　呼吸運動

1. 胸郭と胸腔

　　胸郭はかごのような胸の骨格と筋からなり，胸腔とは胸郭が囲む空間をいう．

ⓐ 構造

　　胸郭の骨は，前面正中の胸骨，12対の肋骨，12対の胸椎からなる．また胸郭の筋は，肋間筋と横隔膜から構成される．胸郭内には胸膜があり，肺を包む肺胸膜（臓側胸膜）と胸腔内面を覆う壁側胸膜からなる．また臓側・壁側胸膜間には狭いすき間があり，胸膜腔と呼ばれる（図6）．

ⓑ 機能

　　胸腔内は大気圧より低い陰圧で，胸郭が動くことで胸腔内圧が変化し呼吸することができる．

2. 呼吸筋

　　呼吸筋は呼吸を行う筋肉のことで，横紋筋である．吸気の呼吸筋は主に横隔膜で，ほかに外肋間筋，斜角筋，胸鎖乳突筋がたずさわる．呼気は，安静時は横隔膜の弛緩と肺の弾性で受動的に行われ，活動時には内肋間筋がはたらく（図7）．

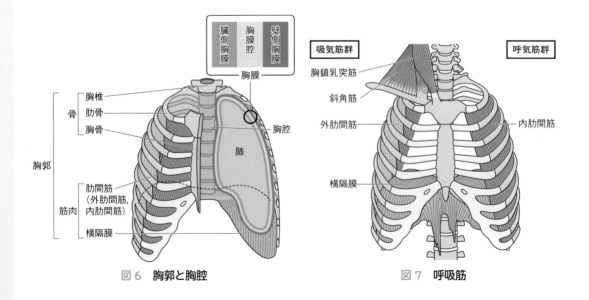

図6　胸郭と胸腔　　　　　　　　　　　　　　図7　呼吸筋

3. 呼吸運動

ⓐ 吸気

　吸気では横隔膜が収縮することで胸腔が広がり，胸腔内圧が下がると，受動的に肺がふくらみ外から肺に空気が入る（図8）．

ⓑ 呼気

　呼気では横隔膜が弛緩し胸腔が狭まると胸腔内圧が上がり，受動的に肺が縮まり空気が肺から外に押し出される（図8）．

ⓒ 腹式呼吸と胸式呼吸

　腹式呼吸は主に横隔膜の動きによる呼吸のことで男性に多くみられる．胸式呼吸とは主に肋間筋の動きによる呼吸のことで女性に多くみられる（図9）．胸腹式呼吸とは腹式呼吸と胸式呼吸が合わさった呼吸のことをいう．

Ⓖ 肺循環

　肺循環は，低酸素の静脈血を右心室から肺に送り，肺でガス交換をし，動脈血を左心房に返す経路である．つまり肺動脈は静脈血，肺静脈は動脈血を含む（図10）．肺

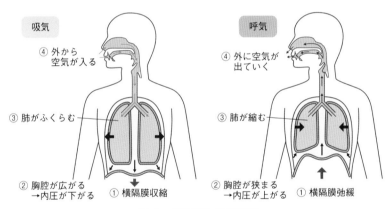

図8　**横隔膜と呼吸運動**

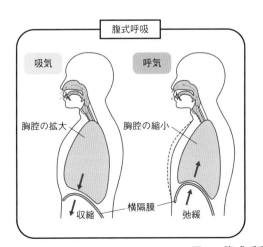
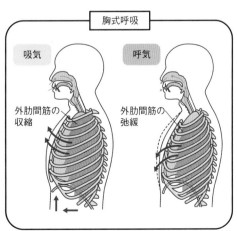

図9　**腹式呼吸と胸式呼吸**

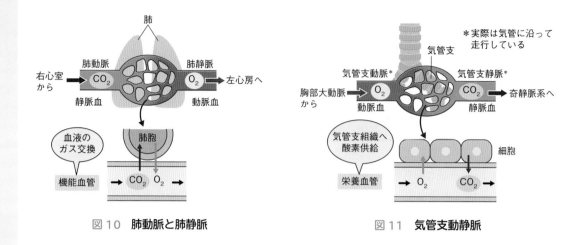

図10 肺動脈と肺静脈

図11 気管支動静脈

の毛細血管は面積が大きく血管抵抗が低いため，肺動脈圧も低い．肺動脈の壁の厚み
は大動脈の1/3である．一方，肺や気管支の栄養血管は気管支動静脈で，体循環に
属し，大動脈などから分かれ肺に栄養を送る（図11）．

H 外呼吸と内呼吸

肺胞でのガス交換を**外呼吸**，組織でのガス交換を**内呼吸**と呼ぶ．外呼吸では呼吸運
動で換気された肺胞の空気は，毛細血管の血液と拡散してガス交換される．内呼吸に
より細胞に届いた酸素は，ミトコンドリアでエネルギーのATPを作るために使われ，
二酸化炭素を排出する（図12）．

I ガス分圧

1. ガス分圧とは

ガス分圧とは，混ぜ合わさった気体のうち成分の1つが，同じ容積に同量入った
とされるときにかかる圧力で，気体や液体中のガスの量を示す指標である．分圧の単
位はmmHg（ミリメートル水銀）もしくはTorr（トル）を用い，1 mmHg = 1 Torr
である．大気圧は760 mmHgで，そのうち酸素分圧は158 mmHg，二酸化炭素分

---

column	**栄養血管と機能血管**

多くの臓器は，流入する血管に含まれる血液によって酸素を供給されている．し
かし，肝臓や肺などは例外的に，酸素を供給する血管と，臓器の機能に関わる血管
の2種類が流入する．この場合，前者を栄養血管，後者を機能血管と呼ぶ．肝臓の
場合は，肝動脈を栄養血管，門脈を機能血管という．また肺では，気管支動脈を栄
養血管，肺動脈を機能血管という．

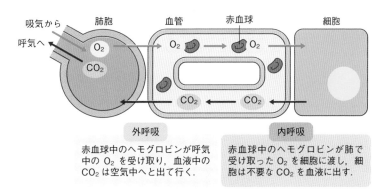

図12　外呼吸と内呼吸

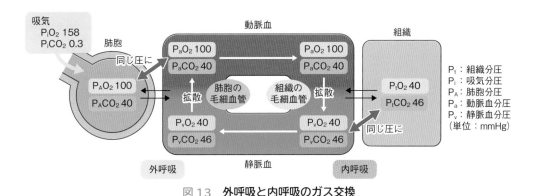

図13　外呼吸と内呼吸のガス交換

圧は 0.3 mmHg である．健常なヒトの一般的な肺胞での酸素分圧は 100 mmHg，二酸化炭素分圧は 40 mmHg である．動脈血の酸素分圧はほぼ肺胞と同じく 100 mmHg，二酸化炭素分圧は 40 mmHg である．静脈血の酸素分圧は 40 mmHg，二酸化炭素分圧は 46 mmHg である（図13）．

2．血中酸素

　血液中の酸素は，血漿に溶ける溶存酸素と赤血球のヘモグロビンに結合する酸素に分かれる．動脈血の酸素分圧が 100 mmHg のとき，ほとんどの酸素は赤血球と結合しその分圧は 99.7 mmHg である．一方，溶存酸素分圧はわずか 0.3 mmHg である．血液中の酸素分圧が高いほど，より多くのヘモグロビンが酸素と結合する．酸素分圧とヘモグロビン酸素飽和度をグラフにしたものを，ヘモグロビンの**酸素解離曲線**という（図14）．ヘモグロビン酸素解離曲線については 3 章で詳述する（p.59 参照）．

3．血中二酸化炭素

　血液中の二酸化炭素の大部分は赤血球内の炭酸脱水酵素のはたらきで重炭酸イオン（HCO_3^-）となって血中に溶解する．肺胞付近では重炭酸イオンは二酸化炭素となって呼気に排出される．また二酸化炭素は赤血球内でヘモグロビンと結合してカルバミ

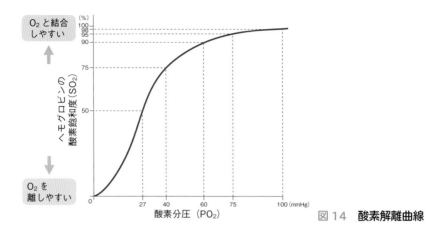

図14 酸素解離曲線

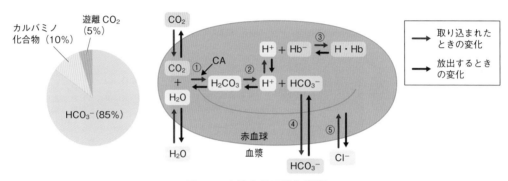

図15 血液中の二酸化炭素

① 赤血球内に入った CO_2 は炭酸脱水酵素（CA）のはたらきにより H_2CO_3 となる.
② H_2CO_3 はすぐに H^+ と HCO_3^- に解離する.
③ H^+ は Hb と結合する.
④ HCO_3^- の濃度が赤血球内＞血漿になると, 拡散により血漿へ移動する.
⑤ HCO_3^- が血漿中に移動すると, 電気的陰性を保つために Cl^- が赤血球内に移動する.

ノ化合物（Hb-NHCOO$^-$）となって輸送される（図15）. ただしヘモグロビンでは, 酸素は鉄と結合するが, 二酸化炭素は鉄と結合するわけではないため酸素と鉄を取り合わない.

Ｊ 呼吸機能検査

1. 肺気量分画

肺や気道の空気量は**肺気量分画**といういくつかの区分に分けられる（図16）.

ⓐ 1回換気量

1回換気量は, 1回の呼吸で呼吸器に出入りする空気量で, 安静時は約500 mL である.

ⓑ 死腔量

死腔量とは, 1回換気量のうち, ガス交換に関与しない空気の量のことである. 1回換気量のなかで肺胞や呼吸細気管支に入らない部分の体積を**解剖学的死腔**といい, 約150 mL である. 一方, 肺胞内でも血流が乏しいためにガス交換されない体積を

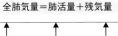

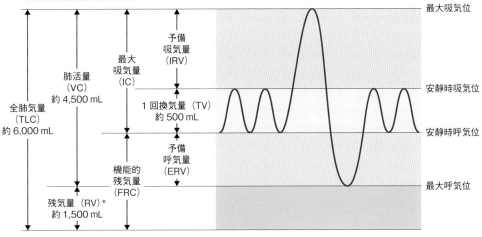

図16 **肺気量分画**

＊スパイロメーターでは計測できない.

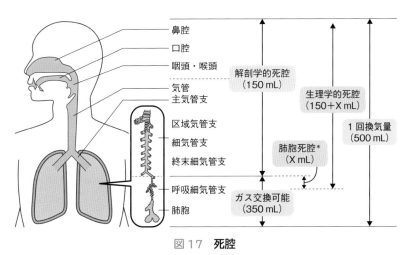

図17 **死腔**

＊正常では解剖学的死腔の20%以下

肺胞死腔といい, 正常では解剖学的死腔の20%以下となる. 解剖学的死腔と肺胞死腔はあわせて生理学的死腔と呼ばれる（図17）.

ⓒ **肺活量**

肺活量は最大限息を吸ったあとに最大限吐き出せる空気量で, 約4,500 mLである.

ⓓ **残気量**

肺気量分画のうち, 吐き出し切った最大呼気位に肺や気道に残る空気を残気量といい, スパイロメーターで測ることはできないが約1,500 mLである.

ⓔ **全肺気量**

肺気量分画のうち, 肺や気道に含むことのできる最大量を全肺気量といい, 肺活量と残気量の和で表わされる.

2. 呼吸機能指標

呼吸機能検査（スパイロメトリー）では，1回換気量，肺活量，1秒率，％肺活量などを計測することができる（図18）.

ⓐ 1秒率

1秒率は一気に吐き出せる空気量（努力性肺活量）のうち1秒間に吐き出せる量（1秒量）の割合で，正常で70％以上である（図19）.

ⓑ ％肺活量

％肺活量は実際の肺活量と年齢や体格から予測される肺活量との割合で，正常で80％以上である.

ⓒ 換気障害

肺で行う換気が障害されることを換気障害といい，閉塞性，拘束性，混合性の3つに分類される.

閉塞性換気障害は1秒率が70％未満の状態で，代表的な原因に喘息や慢性閉塞性肺疾患（COPD）がある.

拘束性換気障害は，％肺活量が80％未満の状態で，代表的な原因に間質性肺炎や肺線維症がある.

3. 呼吸商

呼吸商とは，体内で消費される酸素量に対する，体内で生じた二酸化炭素量の比であり，呼吸代謝モニター検査で測定できる．呼吸商は消費される栄養素が反映され

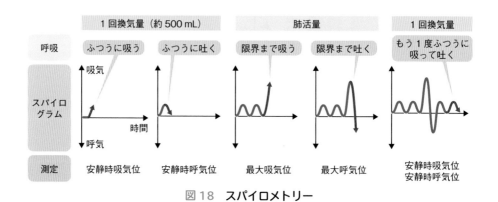

図18　スパイロメトリー

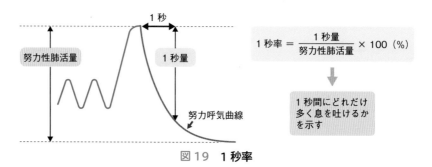

$$1秒率 = \frac{1秒量}{努力性肺活量} \times 100 \, (\%)$$

1秒間にどれだけ多く息を吐けるかを示す

図19　1秒率

る．糖質が消費されるとグルコースを 1 モル燃焼するために消費される酸素量が6 モルであるのに対し，生じる二酸化炭素も 6 モルであるため，呼吸商は 1 である．また脂肪の呼吸商はおよそ 0.7 である．実際に測定される呼吸商はこの間となることが多い．

4.　呼吸調節

　　呼吸は延髄の呼吸中枢によって調節されている．横隔膜を支配する横隔神経は頸髄から，肋間筋を支配する肋間神経は胸髄から生じ，これらの神経も呼吸中枢によって調節されている（図 20）．

　　呼吸調節のために，身体には血液の酸素や二酸化炭素の分圧を感知して呼吸中枢に伝えるしくみがある．延髄には中枢性化学受容野が存在し，二酸化炭素分圧を感知する．大動脈弓や頸動脈分岐部には末梢性化学受容体（大動脈小体，頸動脈小体）が存在し，酸素分圧を感知する（図 21）．

　　また，身体には肺の膨張を感知するしくみがある．吸気時に肺が膨張すると，気管支平滑筋の伸展受容器や外肋間筋の筋紡錘が中枢神経に信号を送り，呼気に切り替える．

　　さらに，運動時や発熱時の呼吸は，間脳や小脳など，延髄以外の中枢神経からの影響も受ける．また，随意的にも大脳の指令で呼吸運動を起こすことができる．

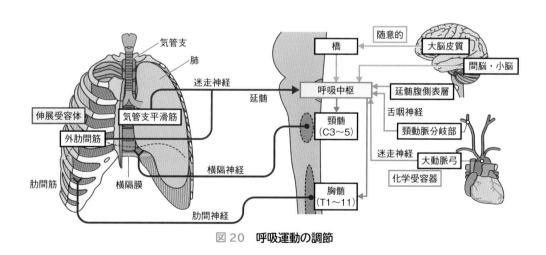

図 20　**呼吸運動の調節**

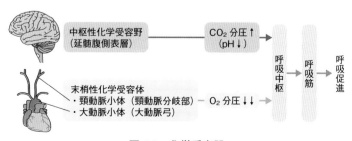

図 21　**化学受容器**

練習問題で腕試し！

正しい文章には○，誤った文章には×をつけよう．

Q1 気管支動脈は体循環に属する．(看護 2014 年追午前 29 改)

Q2 左主気管支の分岐角度は右に比べて小さく誤嚥しやすい．(看護 2014 年追午前 28 改)

Q3 呼吸中枢は視床下部にある．(看護 2014 年午前 26 改)

Q4 内肋間筋は吸気時にはたらく．(看護 2015 年午前 84 改)

Q5 気管背面には気管軟骨がある．(看護 2014 年追午前 29 改)

Q6 肺活量は全肺気量に残気量を加えたものである．(管栄 2017 年 36 改)

Q7 横隔膜は呼気時に収縮する．(管栄 2018 年 38 改)

Q8 肺胞膜を介してのガス拡散能は，二酸化炭素より酸素が高い．(管栄 2020 年 34 改)

Q9 二酸化炭素は血液中で重炭酸イオンになる．(管栄 2020 年 34 改)

Q10 横隔膜による呼吸運動は迷走神経によって支配されている．(管栄 2003 年 84 改)

泌尿器系

　からだを維持するためには，体内の不要になった老廃物を外に出す必要があります．これを排泄といいます．泌尿器系では，血液中の老廃物を尿中に排泄します．また，血中pH，電解質，血圧，体液，ホルモンバランスといったものを調節するなど，さまざまなはたらきがあります．

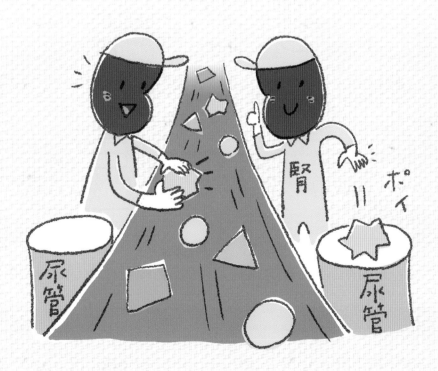

泌尿器系の あらましと基礎用語をおさえよう！

● 泌尿器系

尿を出すための器官系のことで，腎臓，尿管，膀胱，尿道がある．

● 腎臓
（かはいぶ）

下背部の左右にある尿を作る臓器である．

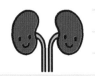

腎臓は腰より少し上の背中側にあるよ

● 腎皮質

腎臓の断面のうち表層の部分で，原尿を作る糸球体がある．

皮質
髄質
腎杯

腎盂

● 腎髄質

腎臓の断面のうち深層の部分で，糸球体から出た尿細管や集合管が集まる．

● 腎杯
（じんぱい）

腎臓の内部にあって腎髄質から尿を受ける部分である．

● 腎盂
（じんう）

腎臓の内部にあって腎杯から尿を受ける空洞で，尿管につながる．

● 糸球体

腎皮質の細動脈の途中が毛細血管になっており血液を濾過（ろか）して原尿を作る部分である．

● ボウマン嚢

糸球体を包む袋状の部分で，糸球体で濾過された原尿を受ける．

● 尿細管

ボウマン嚢から始まり集合管に至る部分で近位尿細管，ヘンレループ，遠位尿細管からなり，原尿が通り水分や物質を再吸収したり，からだに不要な物質を分泌したりする作用がある．

● 集合管

遠位尿細管が集まって腎杯に至るまでの尿が通る部分で，水分を再吸収する作用を持つ．

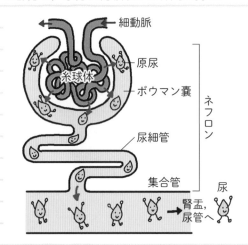

細動脈
原尿
ボウマン嚢
糸球体
ネフロン
尿細管
集合管
尿
腎盂，尿管へ

● 腎小体

1組の糸球体とボウマン嚢を合わせた部分をいう．

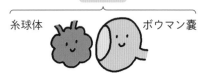

腎小体
糸球体　　　ボウマン嚢

● ネフロン

1組の腎小体と尿細管を合わせた部分で，腎臓の機能的な単位である．

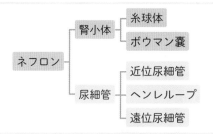

ネフロン ─┬─ 腎小体 ─┬─ 糸球体
　　　　　│　　　　　└─ ボウマン嚢
　　　　　└─ 尿細管 ─┬─ 近位尿細管
　　　　　　　　　　　├─ ヘンレループ
　　　　　　　　　　　└─ 遠位尿細管

● 尿管

腎臓から膀胱に至る左右1対ある管で，尿を運ぶ．

● 膀胱

下腹部中央にある尿をためる袋状の臓器で，尿管から尿を受けて尿道に送る．

● 尿道

膀胱から出て外尿道口まで至る，尿を通す管である．

● 尿素窒素とクレアチニン

尿素窒素はアミノ酸の代謝物である尿素由来の窒素，クレアチニンは筋肉中の物質の代謝物である．どちらも腎機能が低下すると血液中で増加する．

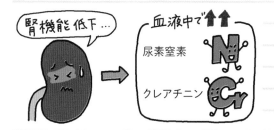

● 原尿

腎臓の糸球体で血液が濾過されたばかりの液体を原尿という．尿細管や集合管で再吸収や分泌を経て尿となる．

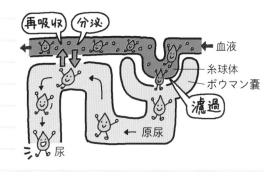

● 多尿・乏尿・無尿

成人の尿量は正常で1日800〜1,500 mLとされ，2,500 mL以上で多尿，400 mL以下で乏尿，100 mL以下で無尿とされる．

● 推算糸球体濾過量

腎臓が老廃物を尿へ排泄する能力の指標で，血清クレアチニン値・年齢・性別から算出する．

● レニン

肝臓で作られるたんぱく質分解酵素で，肝臓由来の血中アンギオテンシノーゲンをアンギオテンシンⅠに変換する．血圧を上昇させるレニン・アンギオテンシン・アルドステロン系の最初の物質である．

● エリスロポエチン

赤血球産生を促す造血因子で，血液中の酸素分圧が減ると腎臓から分泌される．

● 重炭酸緩衝系

血中の酸塩基平衡を保つための緩衝系で，弱酸である炭酸の作用で酸塩基の変化がpHの変化に反映されにくくする．

泌尿器系のエッセンス！

泌尿器系の全体像をつかもう！

泌尿器系と腎臓

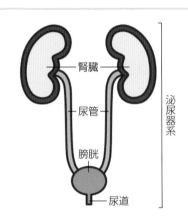

- 泌尿器系は尿を生成して排出する器官系で，**腎臓，尿管，膀胱，尿道**がある．
- 腎臓のはたらきには，①水・電解質調節，②pH調節，③老廃物の排泄，④ホルモン産生・調節がある．
- 腎臓は第1腰椎あたりの高さで椎体の左右にあるソラマメ形の後腹膜臓器である．
- 腎臓は腎動脈から血流を受け，血液を濾過して老廃物を含んだ原尿を作り，原尿から必要な水分，栄養素，ミネラルなどを再吸収して血液に戻し，残った尿を尿管に排出する．

腎臓の微小構造

- 1つの腎臓には，尿を産生する構成単位である**ネフロン**が約100万個ある．
- ネフロンには糸球体，ボウマン嚢，尿細管が含まれる．
- **糸球体**は輸入細動脈と輸出細動脈の間にある糸玉状の毛細血管である．
- **ボウマン嚢**は糸球体を包み，尿細管に続いて原尿を送る．
- **尿細管**は近位尿細管，ヘンレループ，遠位尿細管の3つの部分に分けられる．
- 集合管は多数の遠位尿細管が注ぐ管で，原尿が集められる．
- 尿細管や集合管では，濾過された原尿から水分，栄養素，ミネラルなどが再吸収される．

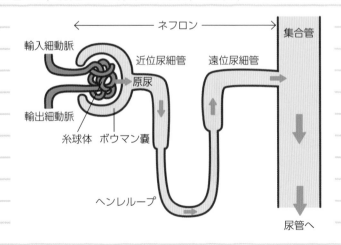

血液指標

- 尿素とクレアチニンはともに腎臓から尿に排出される物質であり，腎機能が低下すると血液中の濃度が上がるため，血清クレアチニンおよび血清尿素窒素は腎機能判定の指標に用いられる．
- アミノ酸のアミノ基はアンモニアを経て尿素となり排泄される．尿素窒素とはこの尿素由来の窒素を示す．
- クレアチニンは筋肉中の物質であるクレアチンの代謝物である．

 ## 腎関連ホルモン

- 腎血流が低下すると腎臓から血液にレニンが分泌される．レニンは肝臓で作られたアンギオテンシノーゲンをアンギオテンシンⅠに変換し，アンギオテンシンⅠは肺などでアンギオテンシンⅡに変換され，アンギオテンシンⅡは副腎からアルドステロンを分泌させる．
- アンギオテンシンⅡとアルドステロンは血圧を上昇させるはたらきがある．
- バソプレシンは下垂体後葉ホルモンで，腎臓の集合管で水の再吸収を促す．
- 心房性ナトリウム利尿ペプチドは心房から分泌され，集合管で水と Na^+ の再吸収を抑えて尿排出を増やす．
- 副甲状腺ホルモンは腎臓での Ca^{2+} 再吸収やビタミン D_3 活性化を促す．

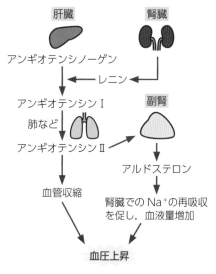

 ## 尿管・膀胱・尿道

- 尿管は腎臓の腎盂から膀胱につづく，尿を送る管で，平滑筋の蠕動運動で尿を運ぶ．
- 膀胱は尿管を通って送られた尿を一時的に蓄える袋状の臓器で，厚い筋層を持つ．
- 尿道は膀胱から外尿道口まで至る尿を排出する管で，尿道の長さは男性が 15〜20 cm で女性は 3〜4 cm である．

 ## 体液の pH 調節

- 血液の pH は正常は 7.35〜7.45 であり，代謝で生じた酸性の物質の緩衝と排泄で，pH が維持される．

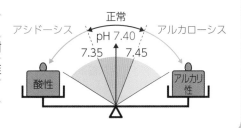

6

泌尿器系

国試合格に向けて！

泌尿器系の構造と機能を系統的に学ぼう！

A 泌尿器系

1. 泌尿器系とは

泌尿器系は尿を生成して排出する器官系で，腎臓，尿管，膀胱，尿道からなる．腎臓と尿管は左右1対，膀胱と尿道は1つずつである（図1）．

2. 尿

尿は，血液を腎臓で濾過して体外に排出される老廃物を含んだ液体で，尿量は（健康）成人で800～1,500 mL/日である．2,500 mL/日以上を多尿，400 mL/日以下を乏尿，100 mL/日以下を無尿という．原尿とは腎臓で濾過されてすぐの液体で，150 L/日産生される．その後，尿細管や集合管で99%の水分が再吸収されて尿となる．

B 腎臓の構造

ⓐ 位置

腎臓は第1腰椎あたりで椎体の左右に位置する後腹膜臓器*で，右の腎臓が左よりやや低い．腎臓の上部に接して副腎が左右1対付着している（図2）．

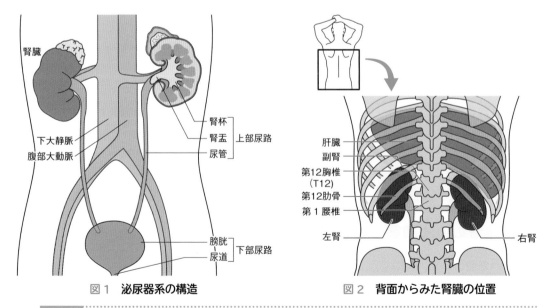

図1 泌尿器系の構造

図2 背面からみた腎臓の位置

用語解説 **後腹膜臓器**
後腹壁の壁側腹膜より後方に位置する臓器．

ⓑ 形状

　　腎臓のかたちはソラマメ形で前内側の凹みに動静脈や尿管が出入りする**腎門**がある（図3）．腎臓の重さは1つ当たり約100gである．

ⓒ 内部構造（図3）

　　腎臓表面には線維被膜がある．腎臓の断面では表層に**腎皮質**，深層に**腎髄質**がある．腎髄質は内側に凸となる腎錐体が10数個あり，腎錐体の先端を腎乳頭という．腎乳頭から 杯 のような**腎杯**に尿を排出する．腎臓の内側には，腎杯から排出された尿を受ける**腎盂**という空洞があり，腎盂から尿管がつながる．

ⓓ 微小構造

　　ネフロンとは尿を産生するための小さな構成単位で，**腎小体**と**尿細管**からなる（図4）．ネフロンは1つの腎臓に100万個存在する．

　　腎小体は**糸球体**と**ボウマン嚢**からなる（図5）．糸球体は腎皮質に存在する糸玉状の毛細血管で，糸球体に入る血管は**輸入細動脈**，糸球体から出る血管は**輸出細動脈**といい，流出血管が細動脈である点で通常の毛細血管とは異なる．この糸球体の毛細血管で血液が濾過される．糸球体の壁は血管内皮細胞，基底膜，糸球体上皮細胞の足突

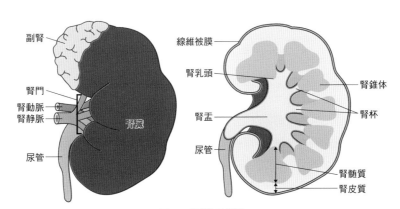

図3　**腎臓の構造**

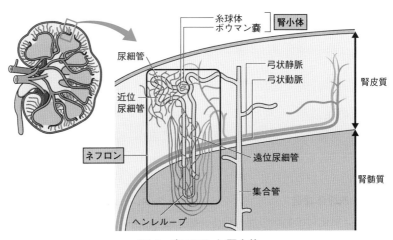

図4　**ネフロンと腎小体**

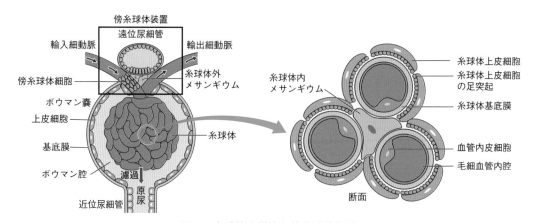

図5　糸球体の構造と傍糸球体装置

起の3層構造で作られる．糸球体の内外で，毛細血管をつなぎ止める部分をメサン
ギウムという（図5）．ボウマン嚢は糸球体を包んで尿細管につづき，原尿がボウマン
嚢から尿細管に移行する．

　尿細管は腎皮質や腎髄質にある細い管で，近位尿細管，ヘンレループ，遠位尿細管
の3つの部分からなる（図4）．

　近位尿細管は尿細管のうち糸球体から深部に遠ざかる部分である．

　ヘンレループは近位尿細管からつづいて腎髄質でUターンして腎皮質に向かう部
分をいう．

　遠位尿細管はヘンレループにつづいて腎髄質や腎皮質を上行し集合管に至る部分で
ある．遠位尿細管は上行した後に糸球体のそばを通る．輸入細動脈，輸出細動脈，遠
位尿細管，糸球体外メサンギウムからなる部分を**傍糸球体装置**といい，糸球体の濾
過量を調節したり，レニン分泌（後述）を行う（図5）．

　集合管は遠位尿細管から注ぐ管で，多くの遠位尿細管が集合管に合流し，腎皮質や
腎髄質を下行し腎乳頭に向かいながら，原尿の水の20%近くが再吸収される．

Ⓒ 腎臓の機能

　腎臓には①水・電解質調節，②pH調節，③老廃物の排泄，④ホルモン産生・調節
など，主に4つのはたらきがある．

1. 尿の生成

　腎臓では，まず腎血流を糸球体で濾過して原尿が作られる．原尿は尿細管や集合管
を通過するあいだにからだに必要な成分が再吸収され，不要な成分が分泌されて，尿
となり排泄される（図6）．

ⓐ 糸球体濾過

　腎皮質の動脈血が糸球体の輸入細動脈に入り，糸球体の壁にある血管内皮細胞，糸
球体基底膜，糸球体上皮細胞の足突起の3層構造を濾過して通過した液体が原尿と

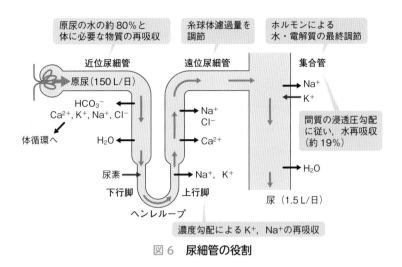

図6　尿細管の役割

してボウマン嚢につづく近位尿細管に流れる．糸球体で濾過されなかった血流は輸出細動脈に流れて糸球体の外に出る（図5）．

　糸球体では，赤血球やグロブリンといった大きな物質や，アルブミンのようなマイナス荷電している物質は濾過されない．一方，水，電解質，グルコース，アミノ酸，尿素，クレアチニン，β_2-ミクログロブリンのような小さな物質は糸球体で濾過される．糸球体は再生しないため年齢とともに減少する．

ⓑ 再吸収と分泌

　近位尿細管において，原尿中の水の多くや，グルコース，アミノ酸，ビタミン，β_2-ミクログロブリンといった，からだに必要な物質が再吸収される．

　水は，原尿150 L/日のうち近位尿細管で約80％，集合管で約19％が再吸収され，尿は1.5 L/日が排泄される．集合管での水の再吸収は抗利尿ホルモンであるバソプレシンによって促される．

　多くの電解質が尿細管で再吸収される一方，一部の電解質は尿細管で分泌される．

　HCO_3^-（重炭酸イオン）は近位尿細管で再吸収される．その際，分泌されたH^+と結合したHCO_3^-がCO_2に変化して再吸収される．

　Na^+（ナトリウムイオン）は原尿から尿細管で再吸収されると同時に，グルコースや無機リンが再吸収されたり，H^+が排出されたりする．無機リンの再吸収はパラソルモン（PTH）によって抑制される．またANPによって集合管でのNa^+の再吸収が抑制される．

　K^+（カリウムイオン）は近位尿細管やヘンレループ上行脚で再吸収されるが，集合管ではNa^+/K^+-ATPaseによる能動輸送で，尿中に排出される．アルドステロンによってこの反応でのNa^+の再吸収とK^+の排出が促される．

　Ca^{2+}（カルシウムイオン）は近位尿細管や遠位尿細管で，受動輸送や拡散によって再吸収される．さらにPTHによってCa^{2+}の再吸収が促される．

　尿素は腎髄質間質からの拡散によってヘンレループの下行脚で尿中に分泌される．

2. 腎機能の血液指標

ⓐ 血清クレアチニン値

　　クレアチニンは筋肉中のエネルギー貯蔵物質であるクレアチンリン酸の前駆体であるクレアチンの代謝物で，老廃物として腎臓から尿中に排出される．血清クレアチニン値は腎機能が低下すると上昇するため，腎機能の指標となる．

ⓑ 血清尿素窒素

　　尿素窒素は尿素由来の窒素で，尿素はアミノ酸のアミノ基由来のアンモニアから肝臓で作られ，尿中に排出される．血清尿素窒素値が高いほど腎機能が低下していると判断する．ただし脱水の場合も上昇することがある．

ⓒ 推算糸球体濾過量（eGFR）

　　糸球体濾過量は，腎臓の糸球体が濾過する血漿量であり，臨床では推算糸球体濾過量を計算して腎機能の指標とする．推算式では，血清クレアチニン値と年齢から以下の式で計算する．この値が低いと腎機能が低下していると判断される．

男性：eGFR（mL/分/1.73 m^2）= 1.94 × Cr$^{-1.094}$ ×年齢(歳)$^{-0.287}$

女性：eGFR（mL/分/1.73 m^2）= 1.94 × Cr$^{-1.094}$ ×年齢(歳)$^{-0.287}$ × 0.739

Ⓓ 腎関連ホルモン

1. バソプレシン

　　バソプレシンは下垂体後葉から分泌されるホルモンで，集合管での水の再吸収を促し，血漿浸透圧を低下させる．バソプレシン分泌が低下すると多尿で尿崩症（にょうほうしょう）となることがある．

2. レニン・アンギオテンシン・アルドステロン系

　　腎動脈の狭窄や循環血液量の減少で腎血流が減少すると，傍糸球体細胞が感知してレニンが輸入細動脈に分泌される．レニンは肝臓で産生されて血液中にあるアンギオテンシノーゲンをレニンのたんぱく質分解作用によってアンギオテンシン I に変える．アンギオテンシン I は肺の血管内皮細胞などにあるアンギオテンシン変換酵素（ACE）によってアンギオテンシン II に変換する．アンギオテンシン II は血管を収縮させて血管抵抗を増やし，近位尿細管で Na$^+$の再吸収を促して血液量を増やすことで血圧を上げ，また副腎からアルドステロンを分泌させる．アルドステロンは副腎皮質から分泌されるホルモンで，遠位尿細管と集合管での Na$^+$再吸収を促し，血圧を上げる．こうしたレニンから始まってアンギオテンシン・アルドステロンによって血圧が調節される系をレニン・アンギオテンシン・アルドステロン系という．

　　腎前性急性腎不全では，腎臓の手前の腎動脈が急に血流不全となり，腎臓のはたらきが悪くなり尿が減る．このときレニンが分泌され，アンギオテンシン II，アルドステロンがはたらき，腎血管性の高血圧が生じる．

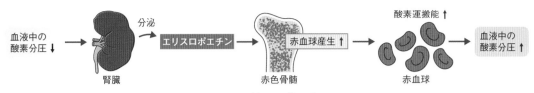

図7　エリスロポエチン

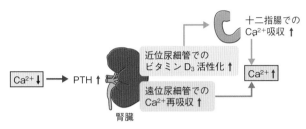

図8　パラソルモン（PTH）によるカルシウムの調節

3. 心房性ナトリウム利尿ペプチド

　　心臓から分泌されるナトリウム利尿ペプチドには，心房性ナトリウム利尿ペプチド（ANP）と脳性ナトリウム利尿ペプチド（BNP）がある．

　　ANPは心房の心筋細胞で作られるペプチドホルモンで，循環血液量が増えて心房の壁が伸展すると分泌され，血管平滑筋を弛緩させ，集合管でのNa^+再吸収を抑えて水とNa^+の排泄を増やすことで血圧を下げる．一方，BNPは脳から発見されたが主に心室の心筋細胞で作られ，血管を拡張させて腎臓でのNa^+の排泄を促す．

4. エリスロポエチン

　　血液中の酸素分圧が減ると腎臓の間質にある線維芽細胞からエリスロポエチンが分泌され，骨髄で赤芽球系の細胞を増やして赤血球を増やす（図7）．腎不全ではエリスロポエチンの産生が低下するために貧血となる．これを腎性貧血という．

Ｅ　腎臓のカルシウム調節

　　血中のCa^{2+}濃度が低下すると，副甲状腺ホルモン（パラソルモン，PTH）が分泌される．副甲状腺ホルモンは腎臓において遠位尿細管でのCa^{2+}の再吸収や近位尿細管でのビタミンD_3の活性化を促す．活性型ビタミンD_3は十二指腸でのCa^{2+}吸収を促す（図8）．これにより血中のCa^{2+}濃度が上昇する．

Ｆ　尿管・膀胱・尿道

1. 尿　管

　　尿管は腎臓から膀胱に至る尿を送る管であり，長さは25〜27cmである．尿管の生理的狭窄部は①腎盂から尿管へ移行する部分，②腹部から骨盤内に移行し総腸骨動静脈と交叉する部分，③膀胱壁を貫く部分の3ヵ所である．尿管壁は，粘膜，筋層，

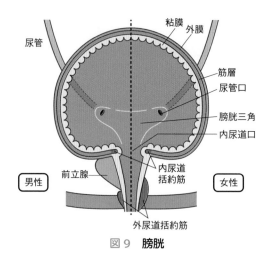

図 9　**膀胱**

外膜の 3 層構造で，粘膜は移行上皮からなる．尿管の筋層は上 2/3 は 2 層，下 1/3 は 3 層の平滑筋からなり，蠕動運動で尿を送る．

2．膀　胱

　膀胱は尿を蓄える袋状の臓器で，骨盤腔の最前方で恥骨の後方に位置する．左右の尿管が膀胱にそれぞれ入る場所を尿管口といい，尿管は膀胱壁を斜めに 2 cm 貫く移行部を経て尿管口に至る．この移行部は尿が貯留すると膀胱から押されて尿管がふさがることで尿管への尿の逆流を防ぐ．尿道に通じる尿の出口を内尿道口という．膀胱が空だと収縮して膀胱の粘膜にはヒダがみられるようになり，尿が貯留すると粘膜表面は平滑になる．左右の尿管口と内尿道口を頂点とする三角形を膀胱三角といい，常に表面は平滑である（図 9）．膀胱は粘膜，筋層，外膜の 3 層構造で，筋層は厚く 3 層からなる．膀胱粘膜は移行上皮で構成される．

3．尿　道

　尿道は膀胱から外尿道口に至る尿を送る管で，男性は長さが 15〜20 cm で，女性は長さが 3〜4 cm である．男性の尿道は，内尿道口から前立腺を通って尿生殖隔膜※を貫通し，陰茎を経て亀頭の先端で外尿道口に出る．女性の尿道は内尿道口から膣の前壁に沿って降りて，恥骨結合の後方にあって左右小陰唇間で膣口の前方に位置する外尿道口に出る．

Ｇ　排尿のしくみ

　尿が膀胱にたまると，膀胱壁から信号が骨盤内臓神経を介して仙髄の排尿中枢に送られる．すると反射的に，下腹神経を介して膀胱排尿筋を収縮させつつ，内・外尿道

用語解説　**尿生殖隔膜**
骨盤の出口の骨盤下口を閉ざす筋板の骨盤隔膜のうち，前方にある線維性の膜のことである．

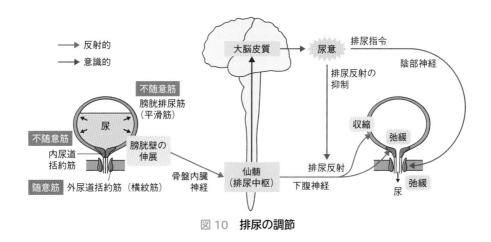

図10 **排尿の調節**

括約筋を弛緩させて，排尿を引き起こす(排尿反射)．内尿道括約筋は内尿道口周囲にある平滑筋で，自律神経支配である．また，外尿道括約筋は尿道周囲にある横紋筋で陰部神経という体性神経支配である（図10）．ただし，尿が膀胱にたまったという情報は，仙髄から大脳に送られて尿意を感じるとともに，排尿反射を抑制する．排尿しようとすると，排尿反射の抑制が外れるとともに，尿道周囲の外尿道括約筋が弛緩して排尿に至る．

H 体 液

　ヒトの体内に含まれる液体成分を総称して体液といい，成人では体重の60%を占める．新生児では80%であるが，加齢につれて減少し，高齢者ではさらに低下する．成人の体液のうち細胞内液は40%で，細胞外液は残りの20%となる．細胞外液のうち，血漿は5%で，間質液は15%である．

　ヒトが水分を保つために，①丈夫な皮膚で水分の蒸発を防ぐ，②肺を体内に納めて，水分の蒸発を防ぐ，③水を飲むことで水分を補う，④原尿を腎臓の尿細管などで水分を再吸収する，という4つのしくみがある．

1. イオン組成

　体液のイオン組成は細胞内外で異なる．これは細胞膜の性質が半透膜であることによる．

　細胞内液では陽イオンはカリウムイオン（K^+），陰イオンはリン酸水素イオン（HPO_4^{2-}）やタンパク質が多い．

　血漿などの細胞外液では陽イオンはナトリウムイオン（Na^+），陰イオンは塩化物イオン（Cl^-）や重炭酸イオン（HCO_3^-）が多い．

2. 半透膜

　生体には，細胞膜など**半透膜**の性質を持つ構造が多い．半透膜とは，ある物質のみ

通す膜をいう．例えば，ナメクジに塩をかけると縮むのはナメクジの皮が水分だけを通す半透膜であるためである．

3．拡散と浸透

　生体膜を物質が受動的に通過する様式が拡散か浸透かは，その膜の性質による．すべてを通す全透膜に隔てられているなら，物質は拡散する．膜が半透膜なら，浸透する．例えば，膜が塩水のうち水だけを通す半透膜なら，薄い塩水から濃い塩水に水の移動が起こる．そして左右の水圧が等しくなる．この水の移動を浸透という（図11）．

　半透膜で隔てられた2つの液体のうち，浸透により液面が上昇した濃い塩水側から，薄い塩水側に液面が同じ高さになるように押し返すのに必要な圧力を浸透圧という（図11）．濃い液体ほど浸透圧は高くなる．生体膜は半透膜であり，血液や尿の浸透圧は体内で調節される．

4．血漿浸透圧

　血漿の90%は水分で，10%は血漿たんぱく質，脂質，グルコース，尿素，酵素，ホルモンなどの固形成分である．この固形成分による血漿の浸透圧を，血漿浸透圧という．ヒトの血漿浸透圧は，正常で280〜290 mOsm/L（ミリオスモル・パー・リットル）と狭い範囲に調節されている．血漿浸透圧は主にナトリウム，グルコース，尿素の濃度が影響する．

　血漿たんぱく質による血漿浸透圧を膠質浸透圧といい，正常の膠質浸透圧は20〜30 mmHgで，約1.1〜1.8 mOsm/Lであるため，血漿浸透圧としては小さい．しかし膠質浸透圧は末梢で毛細血管の血液を保つはたらきをしているため重要であり，アルブミンが低下すると膠質浸透圧が下がって浮腫をきたす．

5．尿浸透圧

　尿浸透圧の基準値は50〜1,200 mOsm/Lと，血漿浸透圧に比べて幅がある．これは，血漿浸透圧を狭い範囲で調節するために尿を希釈したり濃縮したりして調節しているためである．

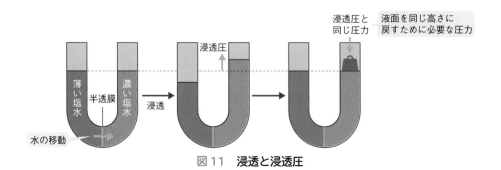

図11　**浸透と浸透圧**

6. 尿比重

　　尿比重は水の重さを 1 とした尿の重さで，基準値は 1.003〜1.030 であり，1 より小さくなることはない．尿比重計では尿の屈折率から調べる．

Ⅰ　水分出納

　　からだに入る水分と出る水分の量のバランスを水分出納（すいとう）といい，出る水分量は体内で調節される．

ⓐ 摂取量

　　1 日に摂取する水分量はおよそ 2,500 mL で，飲水量 1,200 mL，固形食中に 1,000 mL，代謝で発生する代謝水 300 mL である（表 1）．

ⓑ 排泄量

　　1 日に排泄される水分量は 2,500 mL で，尿量 1,400 mL，不感蒸泄（ふかんじょうせつ）1,000 mL，便中に 100 mL である．不感蒸泄は体表から蒸発する水分である（表 1）．

ⓒ 脱水症

　　脱水症とは，体内の水分が不足した状態をいい，血液が濃縮して血液の粘稠度（ねんちゅうど）が上昇する．血液検査では，Ht（ヘマトクリット），血清尿素窒素，血漿たんぱく質の増加がみられる．脱水には水を失うことが主である水欠乏型脱水と，塩分をともに失ってしまうナトリウム欠乏型脱水がある．

Ｊ　pH 調節

1. pH とは

　　pH（ピーエイチ）は酸性やアルカリ性の強さを表す数値で，水は中性で pH は 7 を示し，酸性は 7 より小さく，アルカリ性は 7 より大きい．酸性では水素イオン（H^+）が多く存在し，電離した H^+ が多いほど pH は低い．アルカリ性では水酸化物イオン（OH^-）が多く存在し，電離した OH^- が多いほど pH は高い．

　　ヒトの血液には多くの種類の電解質やイオンが存在し，血液の pH は正常では 7.35〜7.45 と狭い範囲の弱アルカリ性に維持される．

表 1　1 日の水分出納

摂取量		排泄量	
飲水	1,200 mL	尿	1,400 mL
食事	1,000 mL	不感蒸泄	1,000 mL
代謝水	300 mL	便	100 mL
合計	2,500 mL	合計	2,500 mL

6

泌尿器系

2. 酸の排泄

　　ヒトが代謝により生命を維持する際に生じる酸を排泄することで，pH を狭い範囲に維持する．代謝で生じる酸には揮発性酸と不揮発性酸に分類できる．

　　揮発性酸には重炭酸イオン（HCO_3^-）がある．HCO_3^- は，解糖系，TCA 回路，β 酸化などで生じた二酸化炭素（CO_2）が水と反応して生じ，肺で二酸化炭素となって排出される（図 13 参照）．

　　不揮発性酸には，リン酸，乳酸，硫酸，ケトン体などがある．脂質，糖，アミノ酸が分解して生じ，腎臓で糸球体に濾過されたり，H^+ が尿細管で分泌されて尿中に排泄される．

3. 体液の pH 調節

　　血液の平衡状態が正常より酸性に傾くような病態を<u>アシドーシス</u>，アルカリ性に傾くような病態を<u>アルカローシス</u>という．一方，単に血液の pH が正常未満なら<u>アシデミア</u>，正常以上だと<u>アルカレミア</u>という．ヒトの体液の pH を調節するために<u>化学反応での緩衝</u>と，<u>体外への酸の排泄</u>を行っている（表 2）．

ⓐ 緩衝作用

　　H^+ や OH^- が体内で増えても，血液など体内では弱酸による緩衝作用によって pH への影響を和らげている．体内では弱酸は電離の程度が小さく，以下の式の平衡状態をとる．

　　弱酸 HA　⇔　H^+ ＋ 共役塩基 A^-

　　そのため，弱酸，H^+，共役塩基が混合して存在しており，右項で H^+ が増えるとその一部は共役塩基 A^- と結合して，左項の弱酸 HA が増えるため，H^+ の増加量ほどには pH の変化は少ない．同様に OH^- が増えてもその一部は H^+ と結合して水 H_2O になるため，やはり pH の変化は少ない．これを弱酸による**緩衝作用**という（図 12）．

ⓑ 重炭酸緩衝系

　　血液中の緩衝系には，重炭酸緩衝系，血漿たんぱく質緩衝系，リン酸緩衝系，ヘモグロビン緩衝系などがある．重炭酸緩衝系は中でも大きな割合を占める．

　　重炭酸イオン（HCO_3^-）は弱酸として塩基を緩衝する．HCO_3^- は血液中で以下の式

表 2　体液 pH の調節

pH 調節機構		はたらき	pH 調節のスピード
緩衝系		• 化学的な緩衝作用により酸を放出・吸収 • 重炭酸緩衝系，非重炭酸緩衝系（リン酸緩衝系，ヘモグロビン緩衝系）などがある	ミリ秒
体外への 酸排泄	肺	換気により揮発性酸（CO_2[*1]）を肺から排出	秒～分
	腎臓	HCO_3^- の再吸収と不揮発性酸（H^+[*2]）の排泄	時間～日

[*1] CO_2 は水に溶解して H_2CO_3 となるため，酸として扱われる．
[*2] 実際は NH_4^+，リン酸として排泄される．

の平衡状態を保つ.

$$CO_2 + H_2O \Leftrightarrow H_2CO_3 \Leftrightarrow H^+ + HCO_3^-$$

CO_2 が呼吸で排泄されると，血液中で左項の CO_2 が減るため右から左に反応が進み，右項の H^+ が減少する．また，HCO_3^- が腎臓から排泄され血液中で右項の HCO_3^- が減少すると，反応が左から右に進む．HCO_3^- が血液中で不足した場合は腎臓で再吸収される（図13）.

ⓒ アシドーシスとアルカローシス

アシドーシスとアルカローシスはそれぞれ，呼吸が要因となって生じる呼吸性と，呼吸以外の要因による代謝性に分類される.

呼吸性アシドーシスは，呼吸不全によって換気が障害され，CO_2 の排泄が滞るため，血液の pH が酸性に傾く状態をいう．その要因として，延髄の呼吸中枢の障害によるものや，呼吸器疾患によるものがある．また，代謝性アルカローシスを代償する代償性もある.

呼吸性アルカローシスは，主に過換気によって換気が過剰に行われ，CO_2 の排泄が過剰となり，血液の pH がアルカリ性に傾く状態をいう．過換気は多くは心因性な

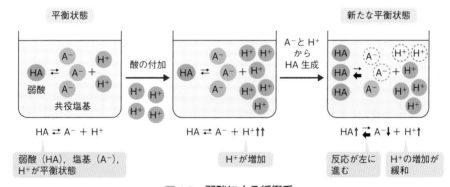

図12　**弱酸による緩衝系**

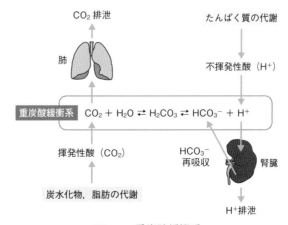

図13　**重炭酸緩衝系**

どの非器質的な要因であるが，まれに器質的な要因で生じるものもある．また，代謝性アシドーシスを代償する代償性もある．

　代謝性アシドーシスは，酸の排泄が障害されたり，重炭酸塩などのアルカリ性物質が過剰に排泄されたり，酸の産生が亢進するなどで，血液の pH が酸性に傾く状態をいう．その要因として，ショックや低酸素状態で嫌気性解糖が亢進し乳酸が増える乳酸アシドーシス，糖尿病で血糖の代わりに脂肪を分解してケトン体が増える糖尿病性ケトアシドーシス，腎不全や副腎不全での酸排泄障害，下痢による重炭酸塩の喪失，などがある．また，呼吸性アルカローシスを代償する代償性もある．

　代謝性アルカローシスは，酸の排泄が亢進したり，重炭酸塩などのアルカリ性物質が過剰に産生されたり，酸の産生が障害されるなどで，血液の pH がアルカリ性に傾く状態をいう．その要因として，嘔吐による胃酸喪失，副腎機能亢進による腎臓での酸排泄亢進，などがある．また，呼吸性アシドーシスを代償する代償性もある．

---

column　腎不全

　腎不全が進行すると体内の老廃物が排泄できず蓄積し，生命の危険が生じる．利尿薬などの薬物療法が有効でない場合は，体内の老廃物を機械的に取り出す透析療法が行われる．透析療法には，血液を体外に送り出して濾過する血液透析や，透析液をいったん腹腔にいれて析出する老廃物とともに透析液を排出する腹膜透析がある．また，腎移植が行われることもある．

練習問題で腕試し！

正しい文章には○，誤った文章には×をつけよう．

Q1 腎臓は腹腔内に存在する．（看護 2016 年午後 29 改）

Q2 膀胱の筋層は 2 層構造である．（看護 2015 年午後 28 改）

Q3 成人で 1 日尿量が 100 mL 以下である状態を少尿という．（看護 2019 年午後 23 改）

Q4 血清クレアチニン値は腎機能を示す．（看護 2018 年午後 25 改）

Q5 膀胱の粘膜は重層扁平上皮である．（看護 2015 年午後 28 改）

Q6 原尿は，尿細管で生成される．（管栄 2019 年 33 改）

Q7 集合管は，ネフロンに含まれる．（管栄 2020 年 30 改）

Q8 レニンの分泌は，循環血液量が減少すると亢進する．（管栄 2018 年 30 改）

Q9 バソプレシンは，水の再吸収を促進する．（管栄 2019 年 33 改）

Q10 推算糸球体濾過量（eGFR）の計算に体重を用いる．（管栄 2013 年 39 改）

6

泌尿器系

内分泌系

からだのはたらきを調節してバランスをとるしくみには，自律神経系で各臓器に指令を送るしくみに加え，内分泌系でホルモンを介して各臓器に指令を送るしくみがあります．ホルモンを分泌する腺を内分泌腺，分泌する臓器を内分泌器といいます．ホルモンのはたらきには，成長や代謝を調節したり，体調を維持したり，周囲に適応したり，本能的な行動を促したり，などがあります．さまざまな臓器がホルモンを分泌したり受け取ったりして，からだのバランスをコントロールしています．

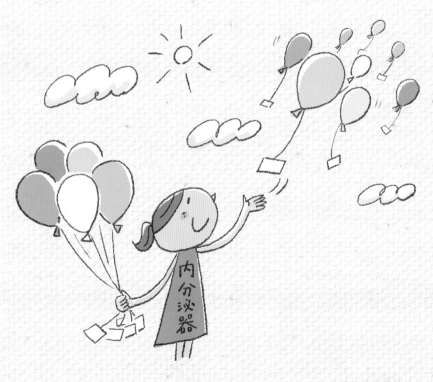

内分泌系の あらましと基礎用語をおさえよう！

● 内分泌

ホルモンを産生・分泌することである.

● 外分泌

皮膚や消化管など体外に物質を分泌することである.

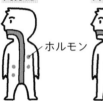

内分泌　　　　外分泌

ホルモン

汗
消化管
消化液

消化管腔は外界とみなされる！

● ホルモン

細胞で作られごく微量でからだのはたらきを調節する物質である. 構造ではペプチド, アミン型, ステロイドに, 溶解性では水溶性, 脂溶性に, 分類される.

ペプチドホルモン　　アミン型ホルモン

ステロイドホルモン

● ホルモン受容体

細胞がホルモンを受け取る構造で, その部位によって細胞膜・細胞質・核内に分類される.

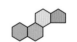

ホルモン

ホルモン受容体

細胞

● セカンドメッセンジャー

ホルモンの情報を仲介する物質で, 水溶性ホルモンでみられることがある.

セカンドメッセンジャー

OK

● 膵臓のホルモン

膵島（ランゲルハンス島）から分泌され, インスリン, グルカゴン, ソマトスタチンなどがある.

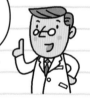

血糖値はインスリンやグルカゴンによって調節されているよ！
（p.131 参照）

● 脂肪細胞の生理活性物質

アディポサイトカインとも呼ばれ, アディポネクチン, レプチン, TNF-α などがある.

● 下垂体前葉ホルモン

ペプチドホルモンで, 成長ホルモン（GH）, プロラクチン, 甲状腺刺激ホルモン（TSH）, 性腺刺激ホルモン（LH, FSH）, 副腎皮質刺激ホルモン（ACTH）などがある.

● 下垂体後葉ホルモン

ペプチドホルモンで, バソプレシン, オキシトシンなどがある.

● 視床下部ホルモン

下垂体前葉ホルモンを調節するペプチドホルモンで，GH 放出ホルモン（GHRH），TSH 放出ホルモン（TRH），ACTH 放出ホルモン（CRH）などがある．

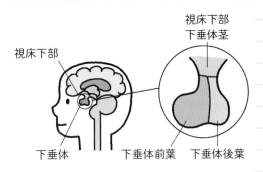

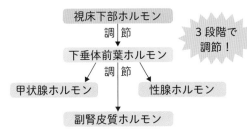

● 甲状腺ホルモン

甲状腺の濾胞上皮細胞で作られる脂溶性のアミン型ホルモンで，ヨウ素を含む．

● カルシトニン

甲状腺の傍濾胞細胞で作られるペプチドホルモンで，骨形成を促す．

● 副甲状腺ホルモン

副甲状腺から分泌されるペプチドホルモンで，骨と腎臓にはたらき血中カルシウム濃度を上昇させる．

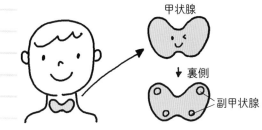

● 副腎

左右の腎臓の上方に付着する内分泌腺で，副腎皮質ではステロイドホルモン，副腎髄質ではカテコラミンが作られる．

● 副腎皮質ホルモン

ステロイドホルモンで，鉱質コルチコイド，糖質コルチコイド，アンドロゲンがある．

● 副腎髄質ホルモン

カテコラミンというアミン型ホルモンであり，アドレナリン，ノルアドレナリン，ドパミンがある．

● 性腺

精巣と卵巣は，精子や卵子といった生殖細胞を作る生殖巣であるが，それに加えて男性ホルモンや女性ホルモンを産生するはたらきもある．内分泌器としての生殖巣を性腺と呼ぶ．

● 男性ホルモン

アンドロゲンとも呼ばれるステロイドホルモンで，精巣や副腎皮質から分泌され男性の第二次性徴を発現させる．

● 女性ホルモン

卵巣から分泌されるステロイドホルモンで，エストロゲン，プロゲステロンがある．

7

内分泌系

内分泌系のエッセンス！

内分泌系の全体像をつかもう！

内分泌

- **内分泌**とは，ホルモンを産生・分泌することである.
- **内分泌腺**はホルモンを分泌する腺で，内分泌腺を持つ臓器（内分泌器）には，膵臓，脂肪組織，副腎，下垂体，視床下部，甲状腺，副甲状腺，生殖器（性腺），消化管などがある.

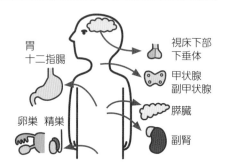

ホルモン

- **ホルモン**とは，細胞で作られごく微量でからだのはたらきを調節する物質である.
- ホルモンの作用には，①成長・代謝，②適応・恒常性，③本能（生得的行動），④ホルモンバランスの4つがある.
- ホルモンの化学構造には，**ペプチドホルモン**，**ステロイドホルモン**，**アミン型ホルモン**の3種類がある.
- **水溶性ホルモン**はペプチドホルモンやアミン型ホルモンで，標的細胞の細胞膜受容体に結合する.
- **脂溶性ホルモン**はステロイドホルモンや甲状腺ホルモンで，標的細胞の核内や細胞質の受容体に結合する.
- **セカンドメッセンジャー**は，細胞膜受容体にホルモンが結合したことを感知して細胞内で情報を伝える物質である.

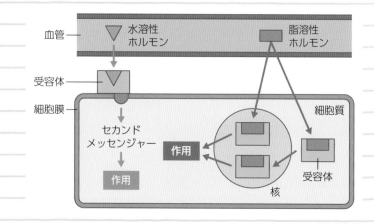

膵臓のホルモン

- 膵臓はグルカゴン，インスリン，ソマトスタチン，グレリンといったホルモンを分泌する．
- インスリンは筋細胞や脂肪細胞にブドウ糖（グルコース）を取り込ませたり，筋細胞や肝細胞でグリコーゲン合成を促したり，脂肪細胞で脂肪合成を促すなど，エネルギー貯蔵にはたらき，血糖値（血中グルコース）を低下させる．
- グルカゴンは肝細胞でグリコーゲン分解や糖新生を促したり，脂肪細胞で脂肪分解を促すなど，エネルギー消費にはたらき，血糖値（血中グルコース）を上昇させる．

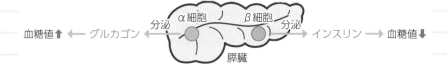

 ## 脂肪細胞の生理活性物質

- 脂肪細胞はアディポサイトカインと呼ばれる生理活性物質を分泌し，そのうちアディポネクチンやレプチンは善玉アディポサイトカインに分類される．

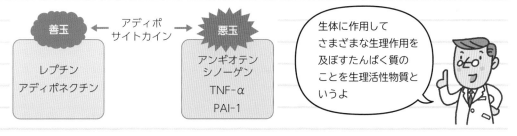

 ## 副腎のホルモン

- 副腎皮質ホルモンはステロイドホルモンで，アルドステロンなどの鉱質コルチコイド（ミネラルコルチコイド），コルチゾールなどの糖質コルチコイド（グルココルチコイド），アンドロゲンなどがある．
- 副腎髄質ホルモンはアミン型ホルモンで，ドパミン，ノルアドレナリン，アドレナリンといったカテコラミンがある．
- カテコラミンはチロシンから合成され，交感神経に共通した全身への作用がある．

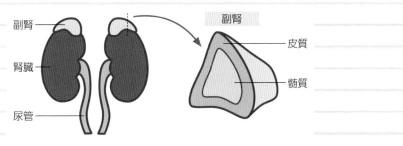

下垂体のホルモン

- **下垂体前葉ホルモン**はペプチドホルモンで，成長ホルモン（GH），プロラクチン，甲状腺刺激ホルモン（TSH），副腎皮質刺激ホルモン（ACTH），卵胞刺激ホルモン（FSH），黄体形成ホルモン（LH）がある．
- **下垂体後葉ホルモン**はペプチドホルモンで，バソプレシン，オキシトシンがある．
- 下垂体前葉ホルモンは下垂体前葉で産生・分泌され，視床下部ホルモンにより制御される．下垂体後葉ホルモンは視床下部で産生され，下垂体後葉から分泌される．

下垂体前葉で
産生・分泌
視床下部
ホルモン
により制御

下垂体前葉ホルモン
・成長ホルモン
・プロラクチン
・甲状腺刺激ホルモン
・副腎皮質刺激ホルモン
・卵胞刺激ホルモン
・黄体形成ホルモン

視床下部

前葉　後葉

下垂体

下垂体後葉ホルモン
・バソプレシン
・オキシトシン

視床下部で産生，
下垂体後葉から分泌

甲状腺・副甲状腺のホルモン

- **甲状腺ホルモン**は甲状腺濾胞細胞で作られる脂溶性のアミン型ホルモンで，ヨウ素を含む．
- **カルシトニン**は甲状腺傍濾胞細胞で作られるペプチドホルモンで，骨と腎臓にはたらいて血中 Ca^{2+} 濃度を低下させる．
- **副甲状腺ホルモン**はペプチドホルモンで，骨と腎臓にはたらいて血中 Ca^{2+} 濃度を上昇させる．パラソルモン（PTH）とも呼ばれる．

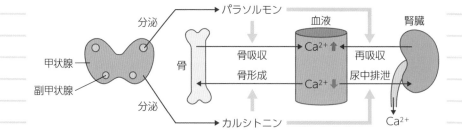

性腺ホルモン

- **性腺ホルモン**は生殖巣（性腺）や副腎から分泌されるステロイドホルモンで，男性ホルモンと女性ホルモンに分けられる．
- **男性ホルモン**はアンドロゲンとも呼ばれ，精巣および副腎皮質網状帯から分泌される．
- **女性ホルモン**にはエストロゲンとプロゲステロンがあり，卵巣から分泌される．

内分泌系の構造と機能を系統的に学ぼう！

A 内分泌

1. 内分泌とは

　内分泌はホルモンを産生・分泌することである．ホルモンとは細胞で作られ微量でからだのはたらきを調節する物質であり，主に血液により目標臓器に運ばれ作用する（狭義の内分泌：図1）．ホルモンの作用には，①成長・代謝，②適応・恒常性，③本能（生得的行動），④ホルモン産生・分泌調節の4つがある．ホルモン分泌を行う腺を内分泌腺という．一方，外分泌は汗や粘液など体外に物質を分泌することをいう．消化管内への消化液の分泌も消化管は外界とつながっている点で外分泌である．

2. ホルモン

ⓐ 作用機序

　ホルモンを受け取って作用する細胞を標的細胞といい，ホルモンの産生・作用の機序には狭義の内分泌のほかに次の種類がある（図1）．

　① 神経内分泌：神経細胞がホルモンを産生・分泌する．
　② 傍分泌（パラクリン）：ホルモン分泌細胞のすぐそばで細胞がホルモンを受容する．
　③ 自己分泌（オートクリン）：ホルモン分泌した細胞自身が，ホルモンを受容する．
　④ 細胞内分泌（イントラクリン）：ホルモン産生細胞の細胞内で作用する．

ⓑ ホルモンの化学構造

　ホルモンの化学構造には，ペプチド，ステロイド，アミン型の3種類がある．

1）ペプチドホルモン

　ペプチドホルモンはアミノ酸がつながるペプチド構造をとり，水溶性で細胞膜受容体に結合する．

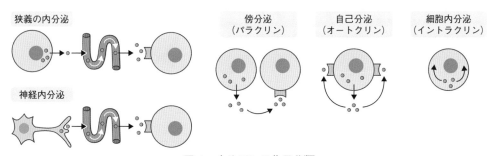

図1　ホルモンの作用分類

7
内分泌系

2）ステロイドホルモン

　ステロイドホルモンはステロイド核を持ち，脂溶性で細胞膜を通過し細胞質や核内の受容体と結合する．

3）アミン型ホルモン

　アミン型ホルモンはアミノ基（$-NH_2$）を側鎖に持ち，多くは水溶性で細胞膜受容体と結合する．アミン型ホルモンにはカテコラミンや甲状腺ホルモンがある．カテコラミンは2価フェノールであるカテコール核を持つ3種類の生体アミン（アドレナリン，ノルアドレナリン，ドパミン）をまとめた呼び方で，水溶性である．甲状腺ホルモンはアミン型ホルモンでは例外的に脂溶性で，細胞膜を通過して核内受容体と結合して遺伝子発現を調節する．

ⓒ ホルモンの作用機序

　ホルモンの作用発現のしくみは受容体の場所で大きく分けられる．水溶性ホルモンは細胞膜の受容体に，脂溶性ホルモンは細胞内の受容体に結合する．

1）水溶性ホルモン

　ペプチドホルモンやカテコラミンは水溶性ホルモンで，標的細胞の細胞膜受容体に結合する．細胞内ではセカンドメッセンジャーと呼ばれる別の分子が情報を仲介して伝える（図2）．作用の発現にかかる時間は数秒から数分と短い．

2）脂溶性ホルモン

　ステロイドホルモンや甲状腺ホルモンは脂溶性ホルモンで，細胞膜を通過して核や細胞質の受容体に結合し，遺伝子DNAに作用してmRNAへの転写などを調節する（図3）．脂溶性ホルモンは作用の発現にかかる時間が数日と長い．

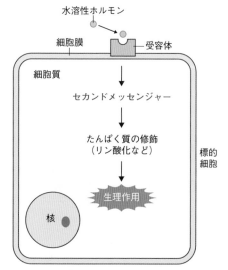

図2　水溶性ホルモンの作用機序

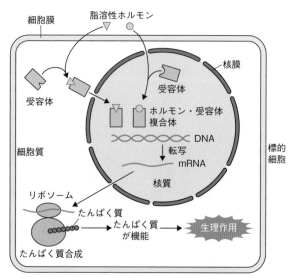

図3　脂溶性ホルモンの作用機序

Ⓑ 内分泌腺

　　ホルモンを出す内分泌腺には膵臓，脂肪組織，副腎，下垂体，視床下部，甲状腺，副甲状腺，生殖巣（性腺），消化管などがある．消化管ホルモンについては2章で詳述する（p.41 参照）．

Ⓒ 膵臓のホルモン

1．膵臓のホルモンの種類

　　膵臓は外分泌と内分泌の両者のはたらきを持つ．外分泌では消化酵素などを分泌する（p.49 参照）．

　　膵臓の内分泌では，膵臓内にある膵島（ランゲルハンス島）の内分泌細胞が分泌する．膵島は多数を占める外分泌部の中で島状に点在する内分泌部であり膵尾部に多い（図4）．膵島の内分泌細胞はグルカゴンは α 細胞，インスリンは β 細胞，ソマトスタチンは δ 細胞，グレリンは ε 細胞など，分泌する細胞によって分類される．グレリンについては2章で詳述する（p.43 参照）．

2．インスリン

ⓐ 構造

　　インスリンは膵島β細胞から分泌される二重鎖のペプチドホルモンで，A鎖は21個，B鎖は30個のアミノ酸からなり，両者がSS結合（ジスルフィド結合）による架橋でつながる．インスリンの合成では，まず1本のプロインスリンが合成され，その後両端のペプチド鎖が架橋結合して中央のC-ペプチドが分離して作られる（図5）．このC-ペプチドは血中や尿中の濃度を検査することができ，インスリン分泌能の評価に役立つ．

　　インスリン受容体は細胞膜にある1回膜貫通型膜たんぱく質で，チロシンキナーゼ型受容体である．

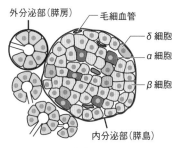

図4　膵臓の内分泌部

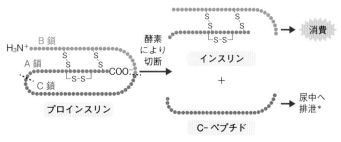

図5　インスリンの構造
＊C-ペプチドはインスリンと同じ分子数産生され，血中で消費されずに安定して尿中に排泄されるため，インスリン分泌能の指標となる．

7

内分泌系

ⓑ **機能**

インスリンはエネルギー貯蔵ホルモンの役割を持つ．まず膵島のβ細胞は血中グルコース（血糖）を細胞内に取り込み，その際グルコース輸送体2（GLUT2）が作用する．血中グルコース値の上昇をβ細胞が感知するとインスリンを血中に分泌する．そのインスリンは，筋細胞や脂肪細胞で血中グルコースを細胞内に取り込むことを促し，その際グルコース輸送体4（GLUT4）が作用する．またインスリンは筋細胞や肝細胞でグリコーゲンの合成を促したり，脂肪細胞にグルコースを取り込ませて脂肪の合成を促す．

グルコース輸送体（GLUT）は，細胞膜でグルコースを細胞内に取り込む12回膜貫通型膜たんぱく質で，多くの種類がある．インスリンがインスリン受容体に結合すると，受容体内のチロシンキナーゼが受容体たんぱく質のチロシン残基をリン酸化し，細胞内で一連の反応が起こる．

3. **グルカゴン**

ⓐ **構造**

グルカゴンは膵島のα細胞から分泌されるアミノ酸29個のペプチドである．

ⓑ **機能**

グルカゴンはエネルギー消費ホルモンとしてはたらく．血中グルコース値が低下すると膵島のα細胞からグルカゴンが分泌され，血中グルコース値が上昇すると分泌が抑えられる．

肝臓では，グルカゴンはグリコーゲンをグルコースに分解させるほか，脂肪やアミノ酸から糖新生でグルコースの産生を促すことで血中グルコース値を上げる．脂肪では，グルカゴンは脂肪の分解を促して遊離脂肪酸の放出を高める．

グルカゴン受容体はGたんぱく質結合受容体である．グルカゴンがグルカゴン受容体に結びつくと，Gたんぱく質（グアニンヌクレオチド結合タンパク質）に結合しているGDPをGTPに変えて活性化し，活性化Gたんぱく質はアデニル酸シクラーゼという酵素を活性化させ，細胞質のATPをcAMPに変換する．このcAMPは細胞質内でセカンドメッセンジャーとしてはたらき，さまざまな反応を経て，グリコーゲンが合成される．Gたんぱく質結合受容体は7回膜貫通型膜たんぱく質である．

4. **ソマトスタチン**

ⓐ **構造**

ソマトスタチンはペプチドホルモンで14個のアミノ酸からなり，膵島のδ細胞から分泌される．

ⓑ **機能**

ソマトスタチンの作用はグルカゴンとインスリン分泌をいずれも抑えることで，ソマトスタチンは，ほかに消化管や視床下部からも分泌される．ソマトスタチン受容体は，グルカゴンと同様Gたんぱく質結合受容体である．

Ⓓ 脂肪細胞の生理活性物質

1. 脂肪細胞とは

　　脂肪細胞は脂肪を蓄える細胞で，細胞質にトリグリセリドやコレステロールをためておく脂肪滴という細胞小器官を持つ．脂肪細胞はインスリンなどの刺激により分裂し，集団となって脂肪組織となることが多く，脂肪組織は皮下脂肪や内臓脂肪としてエネルギーを蓄える．

　　また脂肪細胞は内分泌機能を持ち生理活性物質を分泌する．生理活性物質はサイトカインとも呼ばれ，細胞から分泌されてほかの細胞に生理作用を及ぼすたんぱく質であってホルモンと似ているが，特定の臓器から分泌されるわけではない点で異なる．

　　脂肪細胞が分泌するサイトカインをアディポサイトカインといい，体内に有用な作用を示すものを善玉，悪影響を与えるものを悪玉のアディポサイトカインという．

2. アディポネクチン

　　アディポネクチンは善玉アディポサイトカインとされ，細胞のインスリン感受性を高め，動脈硬化を抑える．

3. レプチン

　　レプチンは善玉アディポサイトカインとされ，血中グルコースや血中インスリンが増加すると脂肪細胞から分泌され，血液脳関門を通過し視床下部にはたらいて食欲を抑えたり，エネルギー消費を促したりする（図6）．

4. TNF-α

　　TNF-α（腫瘍壊死因子，tumor necrosis factor α）はGLUT4の発現を抑えることで，細胞でインスリンがはたらきにくくする．つまりインスリン抵抗性を誘発する．

Ⓔ 副腎のホルモン

1. 副腎とは

　　副腎とは左右の腎臓の上に付着する臓器である．

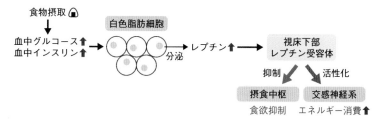

図6　レプチンの作用

ⓐ 構造

副腎は 5〜7 g の三角錐のような臓器で，結合組織の被膜に覆われる．また副腎の断面は皮質と髄質に分かれる．副腎皮質は表面から球状帯，束状帯，網状帯の 3 層に分類される（図 7）．

ⓑ 機能

副腎では皮質からはステロイドホルモンが，髄質からはアミン型ホルモンのカテコラミンが分泌される．

2. 鉱質コルチコイド

副腎皮質球状帯からは**鉱質コルチコイド**（電解質コルチコイド，ミネラルコルチコイド）が分泌され，代表的なものにアルドステロンがある．アルドステロンはアンギオテンシン II によって分泌が促される．アルドステロンは腎臓の集合管に作用し，原尿で Na^+ を再吸収し，K^+ と H^+ を尿に排泄する．アルドステロンが過剰に分泌されると H^+ が過剰に排泄され，代謝性アルカローシスとなる．

3. 糖質コルチコイド

副腎皮質束状帯からは**糖質コルチコイド**（グルココルチコイド）が分泌される．代表的なものにコルチゾールがある．コルチゾールには糖新生や血中グルコース値上昇作用があり，また抗炎症作用を活かして薬剤としても用いられる．

コルチゾールの分泌は，視床下部や下垂体の調節を受ける．まず視床下部の CRH（副腎皮質刺激ホルモン放出ホルモン）は下垂体前葉ホルモンで ACTH（副腎皮質刺激ホルモン）の分泌を促す．次に ACTH はコルチゾールの分泌を促す．コルチゾールが十分量となると，下垂体前葉や視床下部にはたらいて CRH や ACTH の分泌を減らす（図 8）．こうして物質を調節する系統で下流の産物が上流の作用に抑制をかけるはた

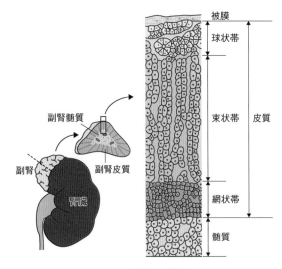

図 7　**副腎の構造**

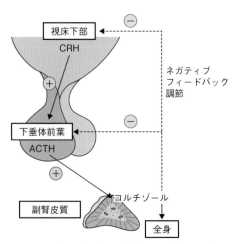

図 8　**コルチゾールのネガティブフィードバック機構**

らきを**ネガティブフィードバック**という．ACTH は血中グルコース値低下（低血糖）によって分泌が刺激され，コルチゾール分泌による血中グルコース値上昇を促す．ACTH の分泌障害では低血糖が認められる．

4．アンドロゲン

副腎皮質網状帯は男性ホルモンである**アンドロゲン**を分泌し，代表的なものに DHEA（デヒドロエピアンドロステロン）がある．先天的に DHEA の分泌が過剰になると男性で性早熟，女性で外性器の男性化が生じることがある．これを副腎性器症候群という．

5．カテコラミン

副腎髄質から分泌される**カテコラミン**であるドパミン，ノルアドレナリン，アドレナリンはアミノ酸のチロシンから合成される（図9）．カテコラミンには交感神経に共通した全身への作用があり，心拍数増加，血圧上昇，発汗，血中グルコース値上昇，消化管運動抑制，脂肪分解亢進などがある（p.165，8章表1参照）．また交感神経の刺激，飢餓，激しい運動は，さらなるカテコラミンの分泌を増加させる．ただしドパミンはアルドステロン分泌を抑制する．

F 下垂体・視床下部のホルモン

1．下垂体・視床下部とは

下垂体は間脳の一部で，脳底部にあって頭蓋骨のトルコ鞍という小さいくぼみに入っている．下垂体の上方には視床下部がある（図10）．

ⓐ 構造

下垂体は 0.7〜1 cm の楕円球形で重さは 0.5〜0.7 g であり，視床下部とつながる細い部分を下垂体柄（下垂体茎）または漏斗と呼ぶ．下垂体は前葉，中葉（中間部），後葉に分けられるが中葉は退化傾向にある．下垂体柄は下垂体門脈や視床下部から後葉に伸びる軸索を含む．

前葉と中葉にはホルモンを産生・分泌する腺細胞があり，後葉には視床下部の神経

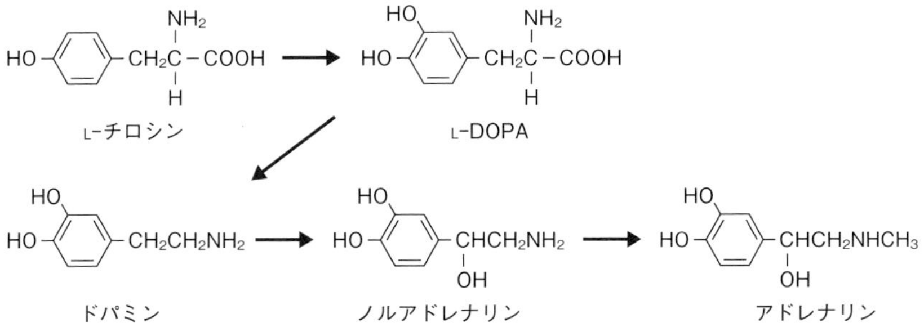

図9　**カテコラミンの合成**

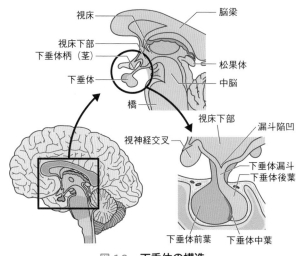

図 10　下垂体の構造

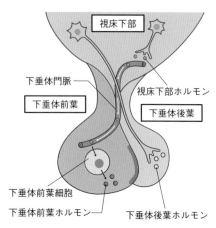

図 11　下垂体のホルモン産生・分泌

細胞からのびる軸索や神経終末がある．こうした特徴から，前葉・中葉を腺性下垂体，後葉を神経性下垂体とも呼ぶ．

ⓑ 機能

　視床下部は下垂体後葉ホルモンを産生し，下垂体後葉からの分泌を神経信号により制御する．下垂体は前葉・中葉ではホルモンを産生・分泌し，後葉では視床下部で産生されたホルモンを分泌する（図 11）．

2. 下垂体前葉ホルモン

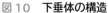　下垂体前葉ホルモンには以下のペプチドホルモンがある．

ⓐ 成長ホルモン

　成長ホルモン（GH）は骨や筋など全身の成長を促し，脂肪を分解するなど代謝を調節する．GH の過剰症には成長期での巨人症，成人での末端肥大症，高血糖がある．一方，欠乏症では低身長症となる．

ⓑ プロラクチン

　プロラクチン（PRL）は乳腺発育，妊娠中の性腺抑制による無排卵無月経作用，授乳期の乳汁産生を促す（図 12）．

ⓒ 甲状腺刺激ホルモン

　甲状腺刺激ホルモン（TSH）は，甲状腺ホルモンの産生・分泌を促す．

ⓓ 副腎皮質刺激ホルモン

　副腎皮質刺激ホルモン（ACTH）は前駆体である POMC（プロオピオメラノコルチン）が切断されてでき，副腎皮質ホルモンの産生・分泌を促す．

ⓔ 卵胞刺激ホルモンと黄体形成ホルモン

　卵胞刺激ホルモン（FSH）と黄体形成ホルモン（LH）は性腺である卵巣や精巣に作用するので性腺刺激ホルモン（ゴナドトロピン）という．性腺ホルモンで後述する．

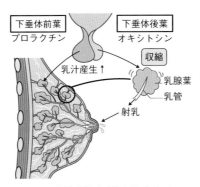

図12　乳汁分泌に関するホルモン

3. 下垂体後葉ホルモン

下垂体後葉ホルモンには以下のペプチドホルモンがある．

ⓐ バソプレシン

バソプレシンは腎臓の集合管に作用して水の再吸収を促し血漿浸透圧を下げるホルモンで，尿量を減らすため抗利尿ホルモン（ADH）とも呼ばれる．バソプレシンの欠乏で尿崩症が生じ多尿となる．尿崩症では血中ナトリウム濃度が上昇することがある．またバソプレシンの過剰な分泌により，Na^+の尿中排泄が増えて低ナトリウム血症が生じる．これを SIADH（ADH 不適合分泌症候群）という．

ⓑ オキシトシン

オキシトシン（OT）は乳腺平滑筋に作用して乳汁放出（射乳）を起こす（図12）．また子宮平滑筋に作用して子宮収縮させ分娩を早めるため，陣痛促進剤としても用いられる．

4. 下垂体中葉ホルモン

下垂体中葉ホルモンには以下のペプチドホルモンがある．

ⓐ メラニン細胞刺激ホルモン

メラニン細胞刺激ホルモン（MSH）は ACTH と同様に POMC が切断されてでき，ACTH との共通構造を持つ．皮膚のメラニン細胞でメラニン合成を促すためメラノトロピンとも呼ばれる．

ⓑ β-エンドルフィン

POMC が切断されてできるホルモンで，鎮痛・鎮痙作用がある．

5. 視床下部ホルモン

視床下部ホルモンはペプチドホルモンで，下垂体前葉ホルモンの調節を行う．視床下部のホルモンには，以下がある．

① GHRH（GH 放出ホルモン）：GH の分泌を促す．
② TRH（TSH 放出ホルモン）：TSH の分泌を促す．
③ CRH（ACTH 放出ホルモン）：ACTH の分泌を促す．

④ GnRH〔性腺刺激ホルモン（ゴナドトロピン）放出ホルモン〕：LH・FSH の分泌を促す.

⑤ SST（ソマトスタチン）：GH・TSH の分泌を抑制する.

G 甲状腺のホルモン

1. 甲状腺とは

甲状腺は前頸部下方にある内分泌腺で，蝶が気管の前で羽を広げたかたちをしている（図 13）．甲状腺ホルモンやカルシトニンを分泌する.

ⓐ 構造

甲状腺は中央が上下に細く，左右が大きい H 字型で，左葉・右葉・中央の 峡部 からなり長さ 3〜5 cm，重さ約 16〜20 g である．内部は大小多数の濾胞からなり，単層立方上皮もしくは単層扁平上皮の濾胞上皮細胞と基底板で作られ，内部にコロイドを含む．濾胞上皮細胞の外側には傍濾胞細胞があり，コロイドには糖たんぱく質のチログロブリン（サイログロブリン）が含まれる.

2. 甲状腺のホルモン

ⓐ 甲状腺ホルモン

甲状腺ホルモンはアミン型ホルモンであるが脂溶性で，核内受容体と結合する.

まず視床下部ホルモンの TRH が下垂体前葉からの TSH 分泌を促す．次いで TSH は甲状腺ホルモンの産生・分泌を促す．濾胞上皮細胞は血中からヨウ素を取り込み濾胞に放出する．そして濾胞内では甲状腺濾胞細胞で作られるたんぱく質のチログロブリン上でチロシン残基にヨウ素が結びつく．濾胞上皮細胞はヨウ素がついたチログロブリンを取り込み，トリヨードチロニン（T$_3$），チロキシン（T$_4$）といった甲状腺ホルモンを産生・分泌する．トリヨードチロニンは作用が強くヨウ素を 3 つ含み，チロキシンは 4 つ含む．チロキシンは末梢でヨウ素が 1 つはずれてトリヨードチロニンに変わる.

甲状腺ホルモンの作用には代謝亢進，血中グルコース値上昇，心拍数増加，血中コ

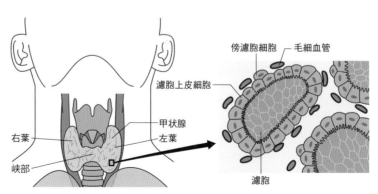

図 13　甲状腺の構造

レステロールや中性脂肪（トリグリセリド）の低下，などがある．ヨウ素が欠乏すると甲状腺機能低下症となる．甲状腺ホルモンは，下垂体前葉や視床下部で TRH や TSH の分泌を抑えるネガティブフィードバックを行う．

ⓑ カルシトニン

カルシトニンは甲状腺の傍濾胞細胞から分泌されるペプチドホルモンで，血中 Ca^{2+} 濃度増加で分泌が促される．カルシトニンは Ca^{2+} とリンを骨に沈着させ骨形成を促したり，腎臓での Ca^{2+} の排泄を促したりして，血中 Ca^{2+} 濃度を低下させる．またカルシトニンは薬剤として骨粗鬆症の治療に使われる．

Ⓗ 副甲状腺のホルモン

1. 副甲状腺とは

副甲状腺は甲状腺の左右両葉後縁に密接する内分泌腺で上皮小体とも呼ばれ，副甲状腺ホルモンを分泌する．

ⓐ 構造

副甲状腺は直径 3〜6 mm と米粒大で，一般的には上下 2 対で計 4 個ある．

2. 副甲状腺ホルモン

副甲状腺ホルモン（PTH）はパラソルモンとも呼ばれ，血中 Ca^{2+} 濃度が低下すると分泌され，骨と腎臓にはたらいて血中 Ca^{2+} 濃度を上昇させる．

ⓐ 骨での作用

副甲状腺ホルモンは骨から Ca^{2+} とリンを遊離させ，骨吸収を促す．

ⓑ 腎臓での作用

腎臓の遠位尿細管で Ca^{2+} の再吸収を促し，近位尿細管でリンの再吸収を抑えてリン排泄を促す．また副甲状腺ホルモンは腎臓でビタミン D_3 を活性化し，腸管での Ca^{2+} とリンの吸収を促す．

Ⓘ 性腺ホルモン

1. 性腺とは

生殖器はホルモンを分泌するため，生殖器を性腺とも呼ぶ．性腺は男性では精巣，女性では卵巣である．そして性腺から出るホルモンを性腺ホルモンという．性腺ホルモンはステロイドホルモンである．

2. 男性ホルモン

男性ホルモンはアンドロゲンとも呼ばれ，精巣および副腎皮質網状帯から分泌される．精巣由来のアンドロゲンの代表はテストステロンで，精巣間質のライディッヒ細胞から分泌され，その分泌は LH によって促される．テストステロンは男性の第二次性徴を促す．

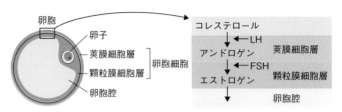

図14　卵胞ホルモンの生成

　副腎由来のアンドロゲンである DHEA やアンドロステンジオンは，女性や精巣を持たない男性からも分泌されるが，その量は精巣の 20 分の 1 ほどで，男性の第二次性徴を起こすには乏しい．DHEA の先天性過剰では副腎性器症候群によって外生殖器の男性化がみられる．

3. 女性ホルモン

　女性ホルモンは卵巣から分泌されるホルモンで，**エストロゲン**と**プロゲステロン**がある．性周期については 13 章で詳述する（p.246 参照）．

ⓐ エストロゲン

　エストロゲンは卵巣内の卵胞で作られるため，卵胞ホルモンともいう．卵胞は卵細胞（卵子）を卵胞細胞が包む．卵胞細胞には外側の 莢膜細胞層と内側の顆粒膜細胞層がある．エストロゲンの生成には，この 2 層がその役割を果たす．まず LH の刺激により，莢膜細胞層でコレステロールがアンドロゲンに変わる．次いで FSH の刺激により，顆粒膜細胞でこのアンドロゲンがエストロゲンに変わる（図14）．エストロゲンは子宮内膜の増殖・肥厚や，卵胞自身の発育を促す．こうして 2 つの細胞層に，それぞれ異なるゴナドトロピンがはたらくことを，two cell, two gonadotropin theory という．

ⓑ プロゲステロン

　プロゲステロンは卵巣内の黄体で作られるため黄体ホルモンともいう．卵胞では排卵後に卵胞細胞が肥大して黄体細胞となり，黄体細胞の集まりを黄体という．黄体は，2 週間で白体となるまで，エストロゲンに加えてプロゲステロンを分泌する．

　黄体ホルモンは子宮内膜の血管を発達させ，子宮内膜からグリコーゲンを含んだ分泌液を分泌させる．

練習問題で腕試し！

正しい文章には〇，誤った文章には×をつけよう．

Q1 バソプレシンは利尿を促進する．（看護 2015 年午前 27 改）

Q2 カルシトニンは膵臓から分泌されるホルモンである．（看護 2016 年午前 29 改）

Q3 甲状腺ホルモンは標的細胞の細胞膜に受容体がある．（看護 2018 年午後 27 改）

Q4 副腎皮質刺激ホルモン（ACTH）は低血糖によって分泌が刺激される．（看護 2006 年午後 8 改）

Q5 甲状腺刺激ホルモンの受容体は標的細胞の細胞膜に存在する．（看護 2018 年午後 27 改）

Q6 インスリン受容体は，細胞膜を 7 回貫通する構造を持つ．（管栄 2015 年 28 改）

Q7 グレリンは，脂肪細胞から分泌される．（管栄 2020 年 26 改）

Q8 グルカゴンは，グリコーゲン分解を抑制する．（管栄 2020 年 26 改）

Q9 副腎皮質刺激ホルモン（ACTH）は，カテコラミン分泌を促進する．（管栄 2010 年 42 回）

Q10 セカンドメッセンジャーは，細胞間の情報伝達にはたらく．（管栄 2019 年 24 改）

7

内分泌系

神経系

　神経系は，まわりの情報を取り込んで伝え，判断し，からだに指令を出す，という一連のはたらきを担います．例えば，おいしそうなケーキが目の前にある場合，神経系はにおいや見た目の情報を集めて脳に伝え，唾液を出す指令を出しつつ，手を伸ばしてフォークで食べて，噛んで，味わって，飲み込むといった一連の動作や判断がスムースに行われるようにはたらきます．脳での判断は，自覚して行う場合と，無意識に行う場合があります．こうしたわけで，神経系は生きていく上で欠かせない器官系といえます．

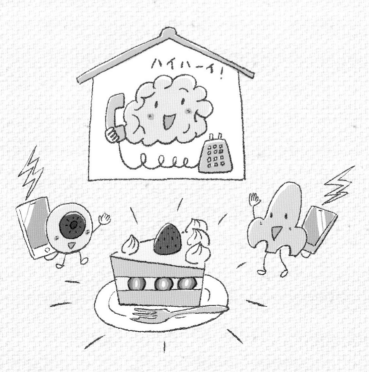

神経系の あらましと基礎用語をおさえよう！

● 神経組織

神経細胞と神経膠細胞からなる，情報の発信・伝達・受容・処理を行う組織である．

● 神経細胞

ニューロンとも呼ばれ，細胞体，軸索，樹状突起からなる．

```
　　　　　　　軸索
　　　　　　　　　　　──軸索末端
　──細胞体
──樹状突起
```

● 軸索

神経細胞に1本だけある長い突起で，細胞体の興奮を次の細胞に伝える．

● 樹状突起

神経細胞に複数ある突起で，ほかの細胞から情報を受け取る．

● 神経膠細胞

神経細胞を支持したり，神経細胞の栄養・代謝に関係する細胞をいう．

● 血液脳関門

血液と脳の物質交換を制限する機構をいい，血管内皮細胞と星状膠細胞からなる．

● 神経細胞の興奮・伝導・伝達

神経細胞は情報発信のため，膜電位の分極状態を脱分極させる興奮を行う．その興奮は軸索を伝導し，軸索末端で次の細胞に興奮を伝達する．

● 静止膜電位

興奮していない静止状態での細胞内の電位で，およそ−70 mV である．

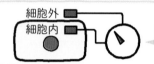

細胞外
細胞内

細胞内は細胞外より電位が低い！

● 活動電位

神経細胞の興奮時に膜電位が脱分極して一過性に変化することである．

● 神経伝達物質

興奮が軸索末端に伝わった際に軸索末端から放出される物質で，隣り合う細胞の受容体に受け取られて興奮が伝達する．

● 中枢神経

頭蓋内や脊柱管内に神経が集まり，からだをコントロールする中心となる部分で，脳と脊髄がある．

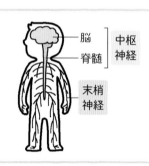

```
　　　　脳　┐中枢
　　　脊髄　┘神経
　　　　　末梢
　　　　　神経
```

● 末梢神経

中枢神経とからだの各部を連絡する神経で，脳神経と脊髄神経がある．

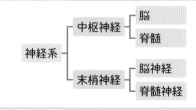

```
　　　　　　　　　　　　　　┌脳
　　　　　　　　中枢神経　┤
　　　　　　　　　　　　　　└脊髄
神経系　┤
　　　　　　　　　　　　　　┌脳神経
　　　　　　　　末梢神経　┤
　　　　　　　　　　　　　　└脊髄神経
```

● 脳

頭蓋内にある中枢神経で，大脳，間脳，小脳，脳幹からなる．

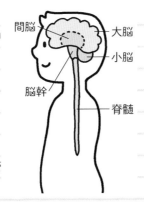

● 脊髄

延髄の下方から第1腰椎まである脊柱管内の中枢神経である．

● 脳神経

脳を出入りする末梢神経で左右12対あり，生命活動に重要な役割を果たす．

● 脊髄神経

脊髄を出入りする末梢神経で，31対ある．

● 体性神経

末梢神経のうち，中枢神経からの指令を末梢の骨格筋に伝える体性運動神経と末梢の感覚情報を中枢神経に伝える体性感覚神経がある．

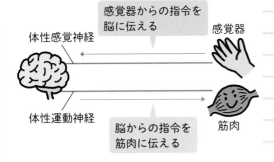

● 内臓神経

末梢神経のうち，平滑筋・腺・心筋に分布する神経で，中枢からの指令を脳に伝える内臓運動神経と，内臓の感覚を中枢に伝える内臓感覚神経がある．

● 特殊感覚神経

特殊感覚器で受け取った特殊感覚を伝える末梢神経で，脳神経である．

● 有髄神経（線維）

神経線維のうち髄鞘のあるものをいう．跳躍伝導により伝導が速い．

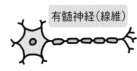

● 無髄神経（線維）

神経線維のうち髄鞘のないものをいう．伝導は遅い．

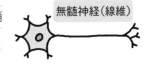

● 錐体路

大脳から脊髄に運動の指令が直接伝えられる経路である．

● 錐体外路

運動を調節するたくさんの脳内の神経回路のなかで錐体路以外の経路の総称である．

● 自律神経

内臓・血管・腺を無意識のうちに調節する神経である．

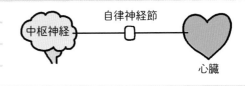

● 交感神経

からだの活動を促す自律神経である．

● 副交感神経

からだの休息を促す自律神経である．

交感神経
・活動しているとき
・緊張しているとき
・ストレスがあるとき

副交感神経
・休息しているとき
・寝ているとき
・リラックスしているとき

8

神経系

神経系のエッセンス！
神経系の全体像をつかもう！

神経組織

- 神経組織は神経細胞と，神経細胞を支持する神経膠細胞からなる．
- 神経細胞はニューロンともいい，情報の伝達・処理を行う．
- 神経細胞は1本の軸索と多数の樹状突起が神経細胞体から出る．
- 軸索は細胞体の興奮を次の細胞に伝える．樹状突起はほかの細胞から興奮を受け取る．
- 中枢神経の神経膠細胞には星状膠細胞，稀突起膠細胞，小膠細胞などがある．
- 血液脳関門は血液と脳の物質交換を制限する機構で，血管内皮細胞と星状膠細胞などが関わる．

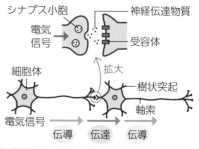

神経細胞の興奮・伝導・伝達

- 神経細胞の興奮とは，神経細胞が情報発信のために細胞膜の電位を一過性に変化させることをいう．
- 興奮の伝導とは，興奮が軸索を通り，伝わっていくことをいう．
- 興奮の伝達とは，軸索の末端に伝導された興奮が次の細胞に伝えられることをいう．
- 神経細胞の安静時の細胞内電位を，静止膜電位といい，およそ−70 mVである．
- 脱分極とは，マイナスである静止膜電位がプラス方向に変化して分極していない状態となることである．脱分極して変化する電位を活動電位という．
- 分極とは細胞膜の内外で電位がプラスとマイナスに分かれることである．
- 神経伝達物質は軸索末端に活動電位が伝わると隣接する細胞とのすき間に放出される物質で，アセチルコリン，カテコラミン，グルタミン酸，GABA，神経ペプチドなどがある．

中枢神経

- 中枢神経は脳と脊髄からなる．
- 脳は大脳，間脳，小脳，脳幹からなる．
- 大脳は大脳皮質（灰白質），大脳髄質（白質），大脳基底核などからなる．
- 大脳皮質は前頭葉，側頭葉，頭頂葉，後頭葉などからなる．
- 間脳は視床，視床下部などからなる．
- 脳幹は中脳，橋，延髄からなる．
- 脊髄は延髄下方から第1腰椎まであり，脊柱管に囲まれる．
- 脳や脊髄は髄膜に囲まれ，髄膜は硬膜，くも膜，軟膜からなる．

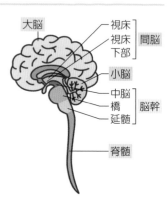

末梢神経

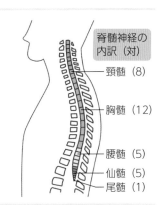

- 末梢神経には脳神経と脊髄神経があり，機能的には体性神経，内臓神経，特殊感覚神経に分類される．
- 脳神経は脳を出入りする神経で，左右12対ある．
- 脊髄神経は脊髄を出入りする神経で，左右31対ある．
- 体性神経には，体性運動神経と体性感覚神経がある．
- 内臓神経には，内臓運動神経と内臓感覚神経がある．
- 特殊感覚神経は特殊感覚器で受け取った特殊感覚を伝える脳神経である．
- 有髄神経（線維）とは，髄鞘のある神経線維をいい，伝導速度は跳躍伝導によって速い．
- 無髄神経（線維）とは，髄鞘のない神経線維をいい，有髄神経よりも伝導速度は遅い．

神経回路

- 運動の伝達経路には，錐体路と錐体外路がある．
- 錐体路とは，大脳から脊髄に運動指令が直接伝えられる経路である．
- 錐体外路とは，運動調節の神経回路のうち錐体路以外の経路の総称である．
- 体性感覚とは，皮膚・筋・腱などが受け取る感覚の総称である．
- 特殊感覚とは，鼻・目・耳・舌などの特殊感覚器によって感じた嗅覚・視覚・聴覚・平衡覚・味覚などの感覚であり，脳神経が伝達する．

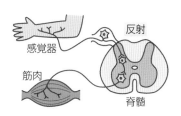

- 内臓感覚とは，空腹，満腹，のどの渇き，吐き気，尿意，便意，内臓の痛みなど内臓が感じる感覚である．
- 反射とは，反射弓を通って，刺激に対して，意思と無関係に一定の反応が起こる現象である．

 ## 自律神経

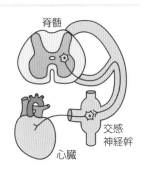

- 自律神経は内臓・血管・腺を無意識のうちに調節する神経で，交感神経と副交感神経がある．
- 自律神経のはたらきの特徴に，二重支配，拮抗支配，持続支配の3つがある．
- 交感神経は戦うときや逃げるときなどの興奮や運動を促す．
- 副交感神経はからだを休ませるようにはたらく．
- 自律神経は脳や脊髄から神経節でシナプスを経由して目的の器官に分布する．

国試合格に向けて!

神経系の構造と機能を系統的に学ぼう!

A 神経

1. 神経とは

神経とは江戸時代に日本で造られた言葉で，もともとは末梢神経を表した．現代では中枢神経，末梢神経，精神などさまざまな意味で用いられる．

2. 神経組織

神経組織は神経細胞の興奮を起こしたり，伝えたり，まとめたりする組織であり，神経細胞と支持細胞からなる（図1）．支持細胞は神経膠細胞と呼ばれる．

ⓐ 神経細胞

神経細胞は情報の発信・伝達・処理を行う細胞でニューロンともいい，特徴的な構造として細胞体，軸索，樹状突起を持つ．

1）神経細胞体

細胞体は核がある大きな部分で，細胞体には細胞小器官を持つ．

2）軸索

軸索は神経細胞にある1本の長い突起で，興奮を次の細胞に伝えるもので，神経線維ともいい，長さは数 μm から1mに及ぶものまでさまざまである．

3）樹状突起

樹状突起は神経体から外に多数伸びる短い突起で，ほかの細胞から興奮を受け取る．

ⓑ 神経膠細胞

神経膠細胞は神経細胞を支持し栄養・代謝に関わる細胞である．中枢神経の支持細胞のみを表す場合もあるが，ここでは末梢神経の支持細胞も神経膠細胞と呼ぶ．

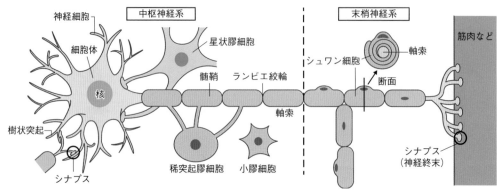

図1　神経細胞と支持細胞

1）中枢神経の神経膠細胞

中枢神経の神経膠細胞には<u>星状膠細胞</u>，<u>稀突起膠細胞</u>，<u>小膠細胞</u>などがある．星状膠細胞は神経細胞に栄養素を運び，また血液脳関門を担う．稀突起膠細胞は神経細胞の軸索を髄鞘で保護する．小膠細胞は免疫を担う．

2）血液脳関門

血液と脳の物質交換を制限する機構を<u>血液脳関門</u>といい，すき間が小さい血管内皮細胞のまわりを星状膠細胞の突起や血管周囲細胞が覆ってできる（図2）．血液脳関門では物質によって通りやすさが異なる．水，CO_2，O_2 は自由に通過する．グルコースは GLUT1 を介して徐々に通過する．アルコールや麻酔薬など脂溶性物質は通りやすい．Na^+，K^+，Cl^- などの電解質は通過しにくく，ほかの組織より 3〜30 倍の時間がかかる．たんぱく質や親水性有機分子はほとんど通過しない．カテコラミンは通過しないが，前駆物質である L-DOPA はアミノ酸輸送体によって取り込まれる．

3）末梢の神経膠細胞

末梢の神経膠細胞には，<u>シュワン細胞と衛星細胞</u>がある．シュワン細胞はミエリンを合成して末梢神経の髄鞘を作る．衛星細胞は神経節の神経細胞を囲み，神経細胞の支持・栄養・代謝に関わる．

3. 神経細胞の興奮・伝導・伝達

神経細胞は情報発信のために，細胞膜電位を一過性に変化させる．このことを神経細胞の「<u>興奮</u>」という．興奮が軸索を通ることを興奮の「<u>伝導</u>」という．軸索末端に伝導された興奮が次の細胞に伝わることを興奮の「<u>伝達</u>」という．

ⓐ 興奮

1）静止膜電位

細胞内は外に比べて，静止状態では電位が低い．神経細胞の安静時の細胞内電位を<u>静止膜電位</u>といい，約 −70 mV である．静止膜電位がマイナスであるのは，K^+ の一部が細胞外に漏れるためである（図3）．細胞内外で電位に差ができることを，<u>分極</u>（ぶんきょく）という．

2）活動電位

神経細胞が興奮して分極状態が崩れることを，<u>脱分極</u>という．脱分極ではマイナス

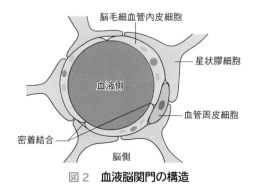

図2 血液脳関門の構造

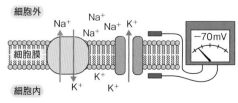

図3 静止膜電位の原理

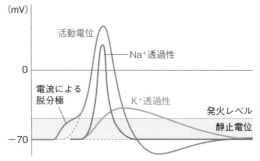

図 4　活動電位発生時の Na⁺ および K⁺ 透過性の変化

である静止膜電位がプラス方向に変化する．脱分極が起こるには神経細胞から興奮を受け取るなど何らかの刺激がきっかけになる．その刺激によってプラスへの電位の変化が一定以上起きると，電位依存性 Na⁺ チャネルが細胞膜に開き，Na⁺ が細胞内に流入する．すると細胞内の陽イオンが増えて分極が小さくなり，細胞内電位が一過性にプラスになる．脱分極して変化する電位を**活動電位**という（図 4）．その後，Na⁺ チャネルがふさがり再び分極（再分極）する．分極状態がよりマイナス方向に進むことを，**過分極**という．

ⓐ 伝導

　脱分極で生じた活動電位が軸索を伝わり，軸索末端に届くことを興奮の伝導という．活動電位が起こるとプラスとマイナスが逆転するので，膜の隣りとの間に電流が流れ，つぎつぎと活動電位が伝導されることになる（図 5）．こうした活動電位の伝導には，不減衰，両側性，絶縁という 3 原則がある．不減衰とは 1 度発生した活動電位は途中でなくならないことを，両側性とは活動電位が軸索の両方向に伝わることを，絶縁とは活動電位が別の神経線維に移らないことをいう．

ⓑ 伝達

　軸索末端に伝わった興奮が別の細胞に伝えられることを興奮の伝達という．興奮の伝達が行われる部分を**シナプス**という（図 6）．軸索末端には髄鞘はなく，**神経終末**と呼ばれる．すき間（シナプス間隙）を介して情報を伝えるために，軸索末端から神経伝達物質を送って情報を伝達する．興奮を伝達する神経終末側の細胞をシナプス前細胞，伝達される側の細胞をシナプス後細胞と呼ぶ．

　軸索末端に興奮が伝導すると電位依存性 Ca²⁺ チャネルが開き，Ca²⁺ がシナプス前細胞内に流入する．この流入をきっかけに，神経終末内にはシナプス小胞に入った神経伝達物質が放出される．

1）神経伝達物質

　神経伝達物質の種類は多数あり，小分子と神経ペプチドに分けられる．小分子伝達物質にはアセチルコリン，カテコラミン（ノルアドレナリン，アドレナリン，ドパミン），アミノ酸〔グルタミン酸，GABA（γ-アミノ酪酸）〕などがある．神経伝達物質はシナプス後細胞の細胞膜受容体に結合する．

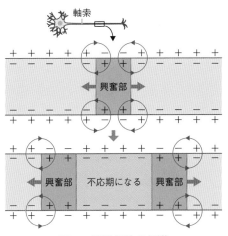

図5　活動電位の伝導

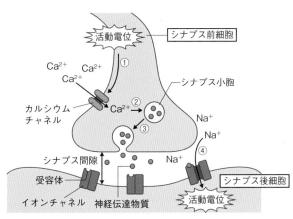

図6　シナプス

2）シナプス後電位

シナプス後細胞の受容体に神経伝達物質が結びつくと，イオンチャネルが開く．その種類によってシナプス後細胞の電位が脱分極もしくは過分極を起こす．シナプス後細胞に生じる脱分極を**興奮性シナプス後電位**（EPSP）といい，その代表的な神経伝達物質はグルタミン酸である．シナプス後細胞に生じる過分極を**抑制性シナプス後電位**（IPSP）といい，その代表的な神経伝達物質は GABA である．

B 中枢神経

中枢神経はからだを中央でコントロールする神経細胞の集合体で，頭蓋内には脳があり，脊柱管内には脊髄がある．中枢神経の内部は，神経細胞体が集まった灰白質（かいはくしつ）と神経線維が集まった白質（はくしつ）からなる．

1. 脳
ⓐ 脳とは

脳は頭蓋内にある中枢神経で，重さは約 1,300 g で身体全体の約 2％の重量であるが，エネルギー消費や酸素消費は身体全体の約 20％に及ぶ．脳は大脳，間脳，小脳，脳幹からなる（図7）．

ⓑ 大脳

大脳は脳の大部分を占め，間脳や中脳を覆い，左右の大脳半球からなる．ヒトの大脳はきわめて発達し，運動・知覚・記憶・思考に関わる．左右の大脳半球は脳梁（のうりょう）や前交連（ぜんこうれん）など交連線維でつながる．

大脳の表面には灰白質からなる大脳皮質があり，深部には白質からなる大脳髄質がある．さらに深部には灰白質からなる大脳基底核がある（図8）．

1）大脳皮質

大脳皮質は表面にある神経細胞体の集まり（灰白質）であり，脳溝（のうこう）と呼ばれる多数

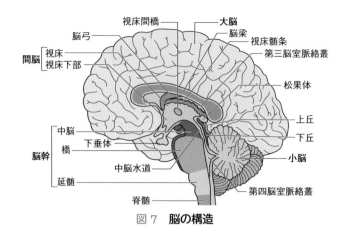

図7 脳の構造

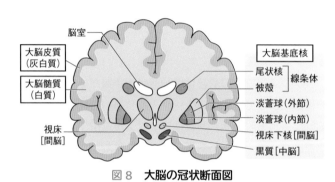

図8 大脳の冠状断面図

の溝や，脳溝間の脳回（のうかい）と呼ばれる高まりがみられる．大脳皮質は部位によって前頭葉，頭頂葉，側頭葉，後頭葉などに分けられる（図9）．

前頭葉は前方部で知的活動や運動機能を担当する．頭頂葉は頭頂部で感覚の統合を担当する．側頭葉は側頭部で言語理解や聴覚を担当する．後頭葉は後頭部で視覚を担当する．

大脳皮質が脳卒中，脳腫瘍，形成異常などで障害されると，脳機能が失われて失語，麻痺，高次脳機能障害などを呈したり，てんかん発作が生じたりする．

2）大脳髄質

大脳髄質は大脳の神経線維の集まり（白質）で，交連線維，連合線維，投射線維がある．交連線維は，左右の大脳半球を連絡する．連合線維は，大脳皮質の中で異なる部位を連絡する．投射線維は，大脳皮質と大脳以外の部位（大脳基底核，間脳，小脳，脳幹，脊髄など）とを連絡する．

3）大脳基底核

大脳基底核は大脳・間脳・中脳の深部にある神経細胞体の集まり（灰白質）で，大脳皮質・視床・大脳基底核同士などと連絡し，運動の調節などを行う．大脳基底核には大脳の被殻（ひかく），淡蒼球（たんそうきゅう），尾状核（びじょうかく），扁桃体（へんとうたい）のほか，間脳の視床下核，中脳の黒質（こくしつ）などがある．尾状核と被殻を合わせて線条体（せんじょうたい）といい，大脳皮質，視床（ししょう），黒質などから神経線維を受け，淡蒼球に線維を送る．淡蒼球は線条体から神経線維を受け，視床に神

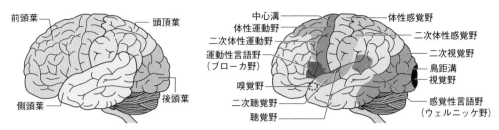

図 9　大脳の脳葉と機能

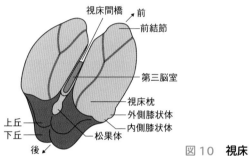

図 10　視床

8

神経系

経線維を送る．被殻と淡蒼球を合わせてそのかたちからレンズ核という．

　大脳基底核が障害されると運動異常症が生じることがあり，また脳機能を改善する機能的定位脳神経外科手術の標的となる．

ⓒ 間脳

　間脳は脳幹と大脳との間に位置し，視床，視床下部，視床下核，松果体がある（図 7，図 8）．

1）視床

　視床は，間脳にある卵形の左右 1 対ある灰白質で，大脳の内側に位置する（図 10）．視床は嗅覚を除くすべての感覚情報を受ける中継核で，感覚情報は大脳皮質の感覚野に投射する．視床は大脳や脳幹，基底核などとも連絡し，運動，意識，情動，精神活動にも関与する．

2）視床下部

　視床下部は視床の下方に左右 1 対ある灰白質である．視床下部は自律神経の中枢があり，体温調節中枢，摂食中枢，飲水中枢などがある．また視床下部は下垂体前葉ホルモンを調節する視床下部ホルモンや，下垂体後葉ホルモンを産生する．

3）視床下核

　視床下核は視床と中脳の間にある大脳基底核である．視床下核は運動を制御し，パーキンソン病に対する機能的脳神経外科手術の標的ともなる．

4）松果体

　松果体は間脳後上部の視床上部にある松かさ葉の形状をした 3 × 7 mm ほどの内分泌器で，概日リズムを調節するアミン型ホルモンのメラトニンを分泌する．

ⓓ 小脳

　小脳は大脳の後下方で脳幹の後方にある脳で（図 7 参照），左右の小脳半球，中央

の小脳虫部，小脳片葉などに分かれて，大脳と同様に表層には灰白質からなる小脳皮質，深部には白質からなる小脳髄質があり，白質内には小脳核という灰白質がある．小脳は運動の協調・平衡感覚・姿勢の調節を行う．

ⓔ 脳幹

脳幹は間脳と脊髄の間にある脳であり，中脳，橋，延髄からなる（図 7 参照）．

1）中脳

中脳は脳幹の最上部で橋と間脳の間にあり，中脳蓋，中脳被蓋，大脳脚からなる．

中脳蓋は中脳の最後方で，視覚を中継する上丘と聴覚を中継する下丘という隆起が左右 1 対ずつある．

中脳被蓋は中脳蓋と大脳脚の間で網様体という神経細胞が散在する．中脳はほかに黒質や赤核といった大脳基底核や脳神経核を持つ．黒質にはドパミンを神経伝達物質とする細胞があり，この細胞が変性するパーキンソン病では振戦，無動，固縮など運動異常症が生じる．

大脳脚は中脳の前方で大脳皮質から脊髄への投射線維からなる隆起で，中央は主に錐体路といわれ，前頭葉の一次運動野から始まり対側の脊髄前角ニューロンに終わる．

2）橋

橋は脳幹のうち延髄と中脳の間で前方にふくらみを持つ部分で，複数の脳神経核がある．

3）延髄

延髄は脳幹の最下方にあって脊髄と連続する部分で，いくつかの脳神経核がある．延髄には呼吸中枢，心臓血管中枢，嚥下中枢，嘔吐中枢など重要な中枢を含む．

2．脊　髄

脊髄は中枢神経のうち脊柱管内にある細長い部分である．脊柱管とは脊椎の椎孔が上下に連なる管である．

ⓐ 構造

脊髄は脳と同様に硬膜・くも膜・軟膜に包まれ，長さが約 40 cm で延髄下端から第 1 腰椎に至る．脊髄の前部と後部で正中に溝があり，それぞれ前正中裂・後正中溝という（図 11）．

脊髄からは 31 対の脊髄神経が出る．1 対の脊髄神経に対応する脊髄の範囲を分節もしくは髄節といい，その数は頸髄 8，胸髄 12，腰髄 5，仙髄 5，尾髄 1 である．

脊髄の下方は第 1 腰椎あたりで先細りの円錐状に終わり，脊髄円錐という．脊髄軟膜は脊髄の下端で糸状に下に伸び，終糸という．

脊髄は表層が白質，深部が灰白質となっている点で，脳と異なる．脊髄の中心には細い中心管があり，脳脊髄液が通る．灰白質は中心管を囲んで H 字形をなし，前方部を前角，後方部を後角という．前角には運動ニューロンの細胞体がある．後角には感覚ニューロンの軸索末端や上行する感覚ニューロンなどがある．介在ニューロンは灰白質にあり，感覚ニューロンと運動ニューロンの間を介在して調節を行う．

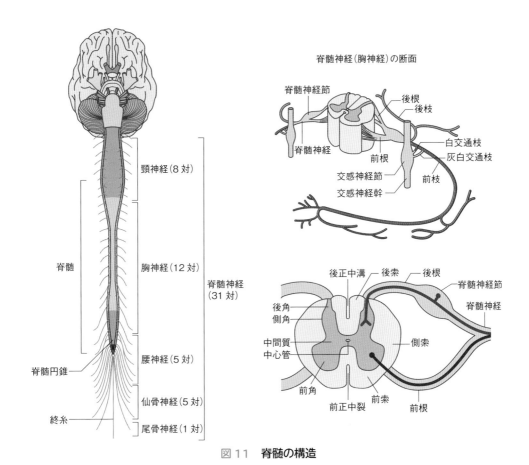

図 11　**脊髄の構造**

ⓒ 脳室と脳脊髄液

1. 脳室 (図 12)

　脳室は脳脊髄液で満たされる内腔で，側脳室，第三脳室，第四脳室がある．

　側脳室は両側大脳半球内に左右 1 対あり，毛細血管からなる脈絡叢で脳脊髄液が産生される．

　第三脳室は大脳半球間で左右の視床下部の間の腔で，側脳室や第四脳室と連絡する．

　第四脳室は橋と小脳の間にあるテント状の腔で，第三脳室との間には中脳を通る細い中脳水道がある．また第四脳室の下方は脊髄の中心管につづく．

2. 脳脊髄液

　脳脊髄液は脳を保護し，1 日約 140 mL 産生・吸収される．脳脊髄液は無色透明で，糖質やたんぱく質を含み，白血球がわずかに認められる．**腰椎穿刺**にて検査できる．

8

神経系

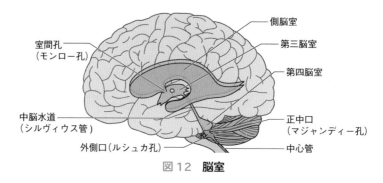

図12 脳室

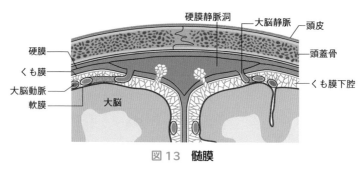

図13 髄膜

D 髄膜

髄膜は脳と脊髄を包む被膜で，外側から硬膜，くも膜，軟膜からなる（図13）．

ⓐ 硬膜

硬膜は髄膜の最外層で膠原線維を含む強い結合組織で，中には硬膜静脈洞があり，脳の静脈を集める．脳腫瘍で最多の髄膜腫は硬膜から発生する．

ⓑ くも膜

くも膜は硬膜の下で脳を包む半透明の膜である．くも膜と軟膜の間にはクモの巣状に細い突起が多数みられる．くも膜下腔があって脳脊髄液，血管，神経が存在する．くも膜下出血は脳動脈瘤の破裂などが原因でくも膜下腔に突然出血を来たす疾患で，死亡率が高い．

ⓒ 軟膜

軟膜は脳の表面に密着する薄い膜で，脳溝に入り込む．

E 末梢神経

末梢神経は中枢神経とからだを連絡する神経で，脳神経と脊髄神経に分けられる．末梢神経は機能によって体性神経，内臓神経，特殊感覚神経に分けられる．さらに線維の種類によって有髄神経と無髄神経に分類される．

1. 脳神経と脊髄神経

ⓐ 脳神経

　脳神経は脳を出入りする末梢神経で左右 12 対あり，Ⅰ～Ⅻのローマ数字が割り振られている．出入りする部分と脳神経との対応は以下の通りである（図 14）．

　大脳：嗅神経（第Ⅰ脳神経）
　視床：視神経（第Ⅱ脳神経）
　中脳：動眼神経（第Ⅲ脳神経），滑車神経（第Ⅳ脳神経）
　橋　：三叉神経（第Ⅴ脳神経），外転神経（第Ⅵ脳神経），顔面神経（第Ⅶ脳神経），
　　　　内耳（聴）神経（第Ⅷ脳神経）
　延髄：舌咽神経（第Ⅸ脳神経），迷走神経（第Ⅹ脳神経），副神経（第Ⅺ脳神経），
　　　　舌下神経（第Ⅻ脳神経）

　嗅神経は前頭蓋窩に位置し，鼻腔の最上部で嗅上皮が受け取った嗅覚を前頭葉や側頭葉の嗅覚野に伝える．視神経は眼球の網膜で受けた視覚を視床の外側膝状体や中脳の上丘に伝える．動眼神経，滑車神経，外転神経は，中脳から出て眼球運動に関わる外眼筋を支配し，眼球を動かす．三叉神経は中脳から出て頭部の大部分や咀嚼筋に分布し，顔や舌の前方 2/3 の体性感覚を伝えたり，咀嚼筋を動かす．顔面神経は

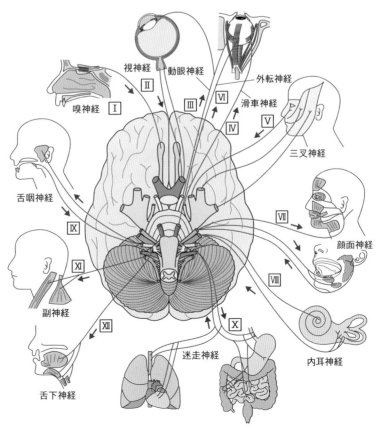

図 14 　**脳神経**

8

神経系

中脳から出て顔面に分布し，表情筋を動かしたり，舌の前方 2/3 の味覚を伝えたり，涙腺，鼻腺，顎下腺，舌下腺を支配して涙液，鼻粘液，唾液の分泌を行う．**内耳（聴）神経**は中脳から出て内耳に至り，聴覚や平衡感覚を伝える．**舌咽神経**は延髄から出て舌，耳下腺，咽頭に分布し，舌の後方 1/3 の味覚や知覚を伝えたり，耳下腺で唾液を分泌させたり，咽頭の筋の一部を動かしたりする．**迷走神経**は延髄から出て，内臓や口蓋，咽頭，喉頭に分布し，内臓運動や内臓感覚，口蓋・咽頭・喉頭の運動を担う．**副神経**は延髄から出て，胸鎖乳突筋や僧帽筋の運動を支配する．**舌下神経**は舌に分布し，舌の運動を担う．

ⓑ 脊髄神経

　脊髄神経は脊髄に出入りする末梢神経である．前角細胞から髄節の前方に，運動ニューロンや自律神経節前線維の軸索からなる**前根**が出る．髄節の後方からは，感覚ニューロンの軸索からなる**後根**が入り，その細胞体は後根内の脊髄神経節にある．前根と後根は合流して脊髄神経を作ったあと，**前枝**と**後枝**に分かれる（図 11 参照）．

　脊髄神経は脊椎の椎間孔ごとに 1 対ずつ出る．脊髄神経の名称は脊椎の場所で分けられ，頸椎から 8 対の頸神経，胸椎から 12 対の胸神経，腰椎から 5 対の腰神経，仙椎から 5 対の仙骨神経，尾椎から 1 対の尾骨神経が出る．脊髄神経は合計 31 対である．第 1 腰椎にある脊髄円錐より下方の椎間孔から出る脊髄神経は束になり，馬尾という．

2. 体性神経・内臓神経・特殊感覚神経

ⓐ 体性神経

　体性神経には，中枢神経からの指令を末梢の骨格筋に伝える**体性運動神経**と，末梢神経が感じ取った刺激の情報を中枢神経に伝える**体性感覚神経**がある．

ⓑ 内臓神経

　内臓神経には，平滑筋，腺，心筋に分布する神経である**内臓運動神経**と，内臓の感覚を中枢に伝える神経である**内臓感覚神経**がある．内臓運動神経は自律神経である．

ⓒ 特殊感覚神経

　特殊感覚神経は，特殊感覚器で受け取った特殊感覚を伝える脳神経である．特殊感覚については 9 章で詳述する（p.173 参照）．

3. 有髄神経と無髄神経

　神経線維は髄鞘の有無で，**有髄線維**と**無髄線維**の 2 種類に分けられる（図 15）．

ⓐ 有髄神経

　有髄神経は髄鞘のある神経線維からなる神経をいう．髄鞘は軸索の被膜で，リポたんぱく質であるミエリンが主成分で，いずれも神経膠細胞（中枢神経では稀突起膠細胞，末梢神経ではシュワン細胞）から作られる．髄鞘は絶縁体であるが髄鞘間には**ランビエ絞輪**と呼ばれる短いすき間があり，髄鞘をとばしてランビエ絞輪のところでのみ脱分極が起こるため，活動電位が速く伝わる．こうした伝導様式を**跳躍伝導**という（図 15）．

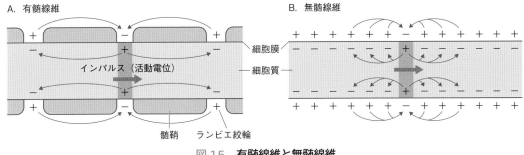

A. 有髄線維　　　　　　　　　　　　　　　B. 無髄線維

インパルス（活動電位）

細胞膜
細胞質

髄鞘　　ランビエ絞輪

図 15　有髄線維と無髄線維

ⓑ 無髄神経

　無髄神経は髄鞘のない神経線維からなる神経をいい，跳躍伝導を行わないため伝達速度は有髄神経より遅い（図 15）.

Ｆ　情報が伝導する経路

　大脳を上位として，大脳に向かって情報が伝導していく感覚系回路を**上行性伝導路**（上行路），大脳から離れて情報が伝導していく運動系回路を**下行性伝導路**（下行路）という.

1.　運動系回路（下行性伝導路）

　運動の指令が脳から脊髄に伝えられる経路には錐体路（すいたいろ）と錐体外路（すいたいがいろ）がある.

ⓐ 錐体路

　錐体路は大脳の前頭葉から脊髄に運動指令が直接伝えられる経路で皮質脊髄路ともいわれる（図 16）. 大脳髄質では視床と尾状核やレンズ核との間にある内包（ないほう）を通る. 中脳では大脳脚の中央を通り，延髄では大部分は延髄前面の錐体を通ったあと，下方で左右の反対側に移る. この部分を錐体交叉（こうさ）という.

　脊髄白質では，錐体路は交叉した線維は横にある側索（そくさく）を通り，交叉しなかった線維は前にある前索（ぜんさく）を通る. 脊髄灰白質では，錐体路は各髄節の前角などに軸索末端をおき，脊髄運動ニューロンや介在ニューロンとシナプスを作る.

　錐体路が障害されると，動きが悪くなる麻痺（まひ）や筋肉が緊張しすぎる痙縮（けいしゅく）が起こる. また筋萎縮性側索硬化症では脊髄側索の運動ニューロンが変性し，運動が障害される.

ⓑ 錐体外路

　錐体外路は，運動を調節するたくさんの脳内の神経回路のなかで錐体路以外の経路の総称で，主に大脳皮質，大脳基底核，視床，小脳とこれらを連絡する神経線維からなる（図 17）. 錐体外路は運動を円滑にするはたらきがある. 錐体外路に異常が生じると，緊張異常によって手足や姿勢に異常が起こるジストニアやからだがふるえる振戦（しん）（せん）などの運動異常症や不随意運動症が起こる.

8

神経系

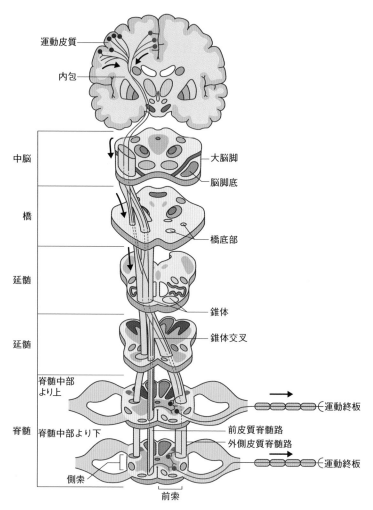

運動皮質

内包

中脳

橋

延髄

延髄

脊髄中部
より上

脊髄

脊髄中部より下

側索

前索

大脳脚

脳脚底

橋底部

錐体

錐体交叉

運動終板

前皮質脊髄路
外側皮質脊髄路

運動終板

図16　**錐体路**

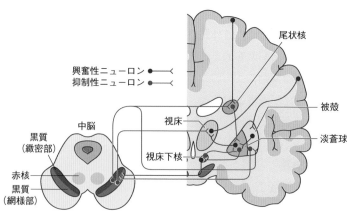

尾状核

興奮性ニューロン
抑制性ニューロン

中脳

黒質
（緻密部）

赤核
黒質
（網様部）

被殻

視床

淡蒼球

視床下核

図17　**錐体外路**

2. 感覚系回路（上行性伝導路）

　　感覚とは周囲や自分の情報を受け取り認識することで，受け取る情報には光・音波・圧力・傾き・加速度・化学物質などの物理的・化学的な情報がある．感覚は受け取る部位（受容器の場所）によって体性感覚・特殊感覚・内臓感覚に分けられる．

ⓐ 体性感覚

　　体性感覚は皮膚・筋・腱などが受け取る感覚の総称である．筋・腱は緊張の程度を伝え，有髄神経によって，脊髄や脳幹に伝えられる．皮膚の体性感覚は，12章（p.227 参照）で詳しく述べる．

1）感覚路

　　体性感覚は，脳に上行する経路を通り，この経路を**感覚路**という（図18）．

　　体幹や四肢の体性感覚は，脊髄神経の後根を通り，脊髄で2種類の経路に分かれて視床に至る．

　　1つ目は**後索路**もしくは**脊髄延髄路**といい，細かい触圧覚や深部感覚を，時間や空間の細かい識別性を保って速やかに伝える．一次ニューロンの細胞体は脊髄外の後根神経節にあり，神経線維は脊髄に入ると脊髄同側後索を上行する．延髄で二次ニューロンに連絡して対側に交叉して，視床まで上行する．

　　2つ目は**脊髄視床路**といい，後索路のような細かい識別性が不要であるが多彩である，温度覚や痛覚，大きな触覚が伝わる．一次ニューロンの細胞体は後索路と同じく後根神経節にあるが，脊髄後角で二次ニューロンに変わり，脊髄で交叉して対側に移り，温度覚・痛覚は外側脊髄視床路，大きな触覚は前脊髄視床路をそれぞれ上行し，

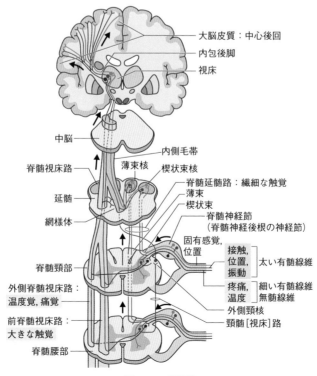

図18　**感覚路**

8

神経系

視床に至る.

　また顔面や頭部の体性感覚は,　一次ニューロンは三叉神経節 (半月神経節) にあり,　中枢側は脳幹で 2 つに分かれる.　細かい触圧覚や深部感覚は対側の脳幹を通って視床に向かう.　温痛覚や大きな触覚は,　同側の脳幹外側を下行して,　延髄や脊髄の三叉神経脊髄路核で二次ニューロンに変えて,　対側の脳幹を上行して視床に向かう.

　視床に伝わった感覚は,　さらに大脳皮質頭頂葉にある中心後回の一次感覚野などに伝わって感覚を認識する.

ⓑ 特殊感覚

　特殊感覚は鼻・眼・耳・舌などの特殊感覚器によって感じた嗅覚・視覚・聴覚・平衡覚・味覚等の感覚であり,　脳神経が伝達する.　特殊感覚器については,　9 章で詳しく述べる (p.173 参照).

ⓒ 内臓感覚

　内臓感覚は内臓痛覚や臓器感覚に分類される.　内臓痛覚では,　内臓のけいれんや炎症が自由神経終末を刺激して鈍い痛みを感じる.　臓器感覚は,　空腹・満腹,　のどの渇き,　吐き気,　尿意,　便意などで,　自由神経終末のほか,　化学受容器,　パチニ小体,　圧受容器などの受容器が受容する.

3.　反　射

　反射は,　意思と無関係に刺激に対して一定の反応が起こる現象である.　反射が起きるときに興奮が通る経路を反射弓といい,　受容器⇒感覚神経⇒反射中枢⇒運動神経⇒効果器からなる.　反射中枢が脊髄にある反射を脊髄反射といい,　脳幹にあるものを脳幹反射という.

ⓐ 膝蓋腱反射

　膝蓋腱反射は,　膝蓋腱をハンマーで叩かれるなどして筋肉が伸ばされると大腿四頭筋の中で筋紡錘が伸びを感じ,　脊髄感覚神経によって 1 つのシナプスを介して脊髄運動神経に伝えられ,　脊髄運動神経が興奮して,　大腿四頭筋が収縮することで膝が伸びて下腿がはねあがる反射である (図 19).　筋紡錘は骨格筋の中にある紡錘状の小さ

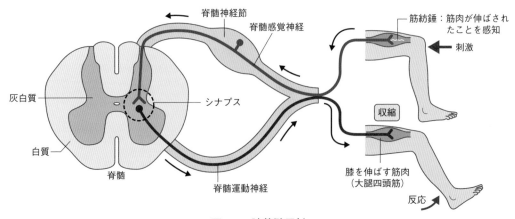

図 19　膝蓋腱反射

な横紋筋線維であり，伸び縮みを感じて感覚神経に伝えるはたらきがある．

ⓑ 姿勢反射

ある姿勢を保つために，反射的に筋が緊張する現象を**姿勢反射**という．姿勢反射には，立ち直り反射（視覚，平衡覚，位置覚に対応して直立姿勢を保つ），頸反射（頸部の位置覚に応じて四肢が反射的に伸展・屈曲する），緊張性迷路反射（頭部の傾きによる平衡覚に応じて頭部を垂直に保つ）などがある．また姿勢反射は反応する身体の部分の範囲に応じて，範囲の小さいものから順に局在性・体節性・汎在性平衡反応と分類される．姿勢反射は大脳皮質や中脳が発達する頃からみられ，獲得すると健常ならば消失しない．こうした姿勢反射は脳幹や脊髄に中枢がある．

背もたれを用いず背中を開放した坐位（背面開放坐位）は，中脳などの姿勢反射を刺激して姿勢保持能を衰えさせないために良いと考えられている．

Ⓖ 自律神経

1．自律神経とは

自律神経は，内臓・血管・腺を無意識に調節する神経である．自律神経には交感神経と副交感神経の 2 種類がある．

ⓐ 構造

自律神経は，脳や脊髄から目的の器官を直接支配せず，途中の神経節でシナプスを経由する（図 20）．

脳や脊髄から出る線維を**節前線維**といい，神経節から目的の器官に分布する線維を**節後線維**という．

ⓑ 特徴

自律神経のはたらきの特徴に，二重支配，拮抗支配，持続支配の 3 つがある．

二重支配とはほとんどの臓器が交感神経と副交感神経の両方に支配されていることをいう．例外として汗腺と血管は交感神経のみで調節され，心室は副交感神経の分布がほとんどない．**拮抗支配**とは交感神経と副交感神経が支配臓器に逆の効果を及ぼすことをいう．**持続支配**とは自律神経が常に臓器を刺激することをいう．

2．交感神経

交感神経は戦うときや逃げるときのような，興奮や運動に対応するようにからだを調節する．交感神経の節前線維は胸髄と上位腰髄から起こるが，脳からは分布しない．脊髄から出た交感神経は脊柱の左右に沿う交感神経幹に入り，神経節でニューロンを変えて目的の器官に分布する（図 21）．

3．副交感神経

副交感神経はからだを休ませるような，摂食・消化・休息・排泄などに対応するようにからだを調節する．副交感神経の節前線維は中脳や延髄といった脳幹と仙髄から起こる．副交感神経には交感神経幹のような合流線維はなく，目的の器官のすぐそば

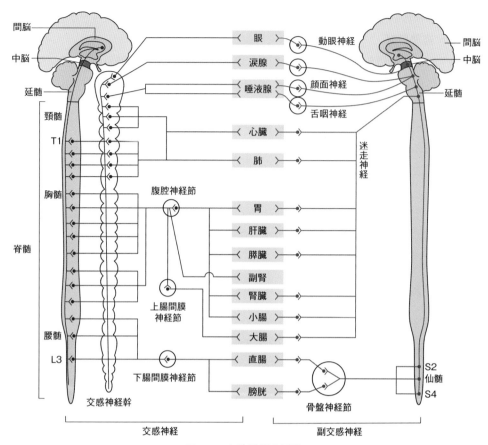

図20　**自律神経の構造**

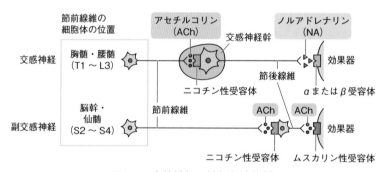

図21　**自律神経の神経伝達物質**

まで節前線維が届き，節後線維は短い（図21）．

　頸動脈洞を圧迫すると，圧受容体が圧上昇を感知して，舌咽神経を介して延髄に情報を伝え，心臓に分布する迷走神経の副交感神経線維を通して徐脈や血圧低下を引き起こす．これを頸動脈洞反射といい，副交感神経の機能を調べたり，頻脈発作の一時的な治療に用いられる．

表1 **自律神経の作用**

		交感神経	副交感神経
瞳孔		散大	縮小
涙腺		－	分泌促進
唾液腺		分泌促進，濃く粘る	分泌促進，薄いが大量
心臓	心拍数	増加	減少
	拍出量	増加	減少
血管		収縮	拡張
冠状動脈		拡張	収縮
気管支		弛緩	収縮
胃	運動	抑制	促進
	分泌	減少	増加
小腸・大腸		運動抑制	運動促進
膵臓		－	分泌増加
胆嚢		弛緩	収縮
副腎髄質		分泌促進	－
膀胱		排尿抑制	排尿促進
妊娠子宮		収縮	弛緩
汗腺		分泌促進	－
立毛筋		収縮	－

8

神経系

4．神経伝達物質

　　自律神経は，節前・節後線維間や節後線維・臓器間で，神経伝達物質を放出する（図21）．交感神経節前線維の神経伝達物質はアセチルコリンであり，交感神経節後線維ではノルアドレナリンである．ただし骨格筋の血管，立毛筋，汗腺における交感神経の節後線維は，神経伝達物質はアセチルコリンである．副交感神経は節前線維・節後線維とも神経伝達物質はアセチルコリンである．

5．自律神経症状

　　自律神経は全身の器官をコントロールしているため（図20，表1），障害されると，障害部位によって瞳孔異常，起立性低血圧，脈拍の異常，排尿排便障害，発汗障害，勃起障害などさまざまな不調が生じる．交感神経と副交感神経のバランスが崩れると，全身的症状として倦怠感や不眠，器官的症状として頭痛，動悸，息切れ，めまい，のぼせなど，精神的症状として情緒不安定など，さまざまな症状がでる．

6．ストレス応答

　　外部が変化してもからだの状態を一定に保とうとする恒常性を持っているが，強度のストレスが心身に加わると自律神経のバランスが乱れて恒常性が崩れることがあ

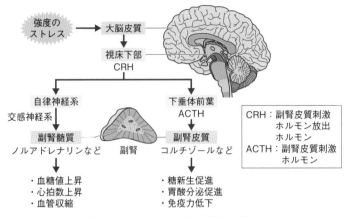

図 22　ストレスに対する生体反応

る．ストレスは大脳皮質で受容され，視床下部に伝わり，交感神経の作用が優位となり副腎髄質からカテコラミンが血中に分泌され，血糖値や心拍数が上昇し，血管は収縮するなどの反応が生じる（図 22）．

H　神経系の血管

脳を栄養する動脈を総じて脳動脈，脳から帰る血管を脳静脈という．

1.　脳動脈（p.78，4 章図 11 参照）

脳動脈は，前頸部を通る左右 1 対の総頸動脈と，頸椎を通る左右 1 対の椎骨動脈が分布する．総頸動脈は下顎付近，内頸動脈と外頸動脈に分かれる．内頸動脈は脳を栄養し，頭蓋内に入ると，脳の前方で正中側を栄養する前大脳動脈と，脳の外側面を栄養する中大脳動脈に分かれる．外頸動脈は硬膜や頭蓋外などを栄養する．椎骨動脈は頭蓋内で合流して脳底動脈となったあと，小脳や脳幹を栄養したのち先端で左右の後大脳動脈に分かれ，脳の後方を栄養する．前・中・後大脳動脈は，脳底部で前交通動脈と後交通動脈によって環状につながり大脳動脈輪（ウィリス動脈輪）を作って脳血管がつまって血流が途絶えることを防ぐ．

2.　脳静脈

脳静脈は血管壁が硬膜からなる硬膜静脈洞（図 13 参照）に流入し，内頸静脈（p.79，4 章図 13 参照）に移行する．脳静脈には，ほかの静脈にあるような逆流防止弁がない．

I　発　生

神経は，外胚葉から分化する．胎生 3 週で外胚葉に正中で前後方向に神経溝ができ，中央から内側につまみ入れられるように，神経管が閉鎖される（図 23）．閉じた

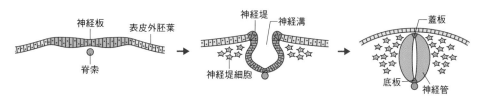

図 23　**神経管の閉鎖**

　神経管は表層から中胚葉の中に移動し埋没する．神経管の前方は脳，後方は脊髄に分化する．神経管が閉じる前の前側の孔を<u>前神経孔</u>，後側の孔を<u>後神経孔</u>という．

　胎生初期に神経管閉鎖不全が，前神経孔に起こると無脳症，後神経孔に起こると二分脊椎に至る．このリスクを下げるために，妊娠前から葉酸を十分摂取することが推奨されている．

Ⓙ 睡眠と覚醒

　<u>睡眠</u>は生理的に一定時間，意識の活動を停止する状態をいい，一般的にはヒトは毎夜 7～8 時間の睡眠をとる．この睡眠中は浅い睡眠と深い睡眠をおよそ 1 時間半の周期で 4～5 回繰り返す．各周期の最初には，<u>レム睡眠</u>と呼ばれる状態があり，急速な眼球運動を呈しており，覚醒時に似て脳が強く活動するため，夢をみることが多い．一方，レム睡眠以外の睡眠を<u>ノンレム睡眠</u>もしくは徐波睡眠と呼び，脳波によって睡眠深度をステージⅠ～Ⅳに分類する．このノンレム睡眠では脳の活動は低下している．

8

神経系

練習問題で腕試し！

正しい文章には○，誤った文章には×をつけよう．

Q1 小脳は姿勢の調節をする．（看護 2015 年午後 81 改）

Q2 活動電位は脱分極が閾値以上に達すると発生する．（看護 2014 年午後 28 改）

Q3 舌咽神経は舌の運動に関わる．（看護 2014 年午後 29 改）

Q4 滑車神経は顔面の表情筋を支配する．（看護 2015 年午前 78 改）

Q5 γ–アミノ酪酸（GABA）は中枢神経の興奮性神経伝達物質である．（看護 2018 年午後 70 改）

Q6 脳神経は 31 対である．（管栄 2015 年 42 改）

Q7 神経活動電位の伝導速度は，無髄線維が有髄線維より速い．（管栄 2015 年 42 改）

Q8 たんぱく質は血液脳関門を自由に通過できる．（管栄 2012 年 41 改）

Q9 神経管の閉鎖には，葉酸が必要である．（管栄 2018 年 34 改）

Q10 視床下部は間脳に含まれる．（管栄 2006 年 42 改）

感覚器系

からだの外の世界と自分との関係がどのような状態で，どのように変化していくかを知ることは，生きていく上でとても大切なことです．そのために，色や光の強さを眼で，音を耳で，においを鼻で，からだの揺れや動きを半規管で，食べ物の味を舌で，それぞれ感じています．ここでは，特殊感覚と呼ばれる感覚の種類や，その感覚を受け取る器官について学びます．

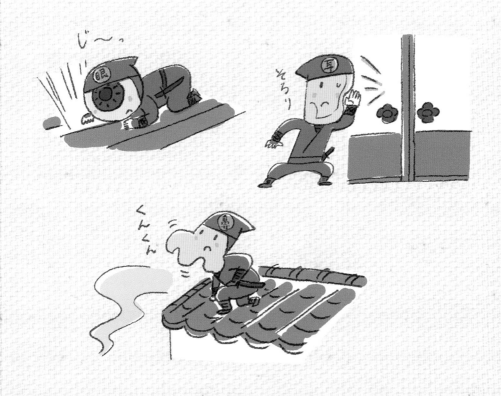

感覚器系の
あらましと基礎用語をおさえよう！

● 感覚
光や音などさまざまな種類の刺激を受けたときに経験する心や意識の変化をいう.

● 特殊感覚
嗅覚, 視覚, 聴覚, 平衡覚, 味覚の5つがある.

● 嗅覚器
ヒトの嗅覚器は, 鼻である.

● 視覚器
ヒトの視覚器は眼球である.

● 眼球壁
眼球壁は外膜, 中膜, 内膜からなる. 外膜は角膜と強膜, 中膜は脈絡膜・虹彩・毛様体, 内膜は網膜からなる.

● 角膜
外膜前方にあって前に凸の透明な膜である.

● 虹彩
中膜の前端で水晶体の外側を覆ういわゆる黒目の部分であり, 瞳孔を作る.

虹彩
瞳孔

● 網膜
光の受容器である無数の視細胞があって, 光の信号を受け取り視神経から脳に伝える.

● 聴覚器
ヒトの聴覚器は耳である.

● 外耳
耳介と外耳道からなり, 音を集める.

● 中耳
鼓膜, 鼓室, 耳管からなり音を内耳に伝える.

● 内耳
中耳の内側で側頭骨の中にある聴覚と平衡覚の受容器がある部分である.

● 平衡覚の受容器
平衡覚の受容器は, 前庭器官といい, 耳石器(卵形嚢と球形嚢)と半規管がある.

● 半規管
3つの直行する半円状の管がつながってできている.

● 味覚器
ヒトの味覚器は主に舌の表面にある味蕾である.

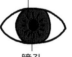

● 味蕾
舌乳頭にある縦長の細胞が集まったつぼみのようなかたちをした, 味覚の受容器である.

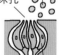
味物質
味孔
味細胞

感覚器系のエッセンス！

感覚器系の全体像をつかもう！

感 覚

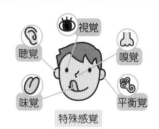

- 感覚とは，光や音などさまざまな種類の刺激を受けたときに経験する心や意識の変化をいう．
- 特殊感覚には，嗅覚，視覚，聴覚，平衡覚，味覚の5つがある．

嗅 覚

- 嗅覚とは，においを感じる感覚であり，嗅覚器は鼻である．
- 嗅覚は揮発した化学物質を，鼻腔の嗅上皮の鼻粘膜にある嗅細胞で感じる．

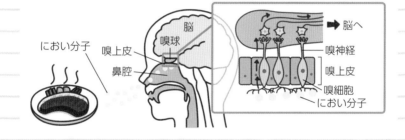

視 覚

- 視覚とは，眼を通して離れた物や空間のかたち，大きさ，色，動き，明るさなどを感じる感覚であり，ヒトの視覚器は眼球である．
- 眼球壁は外膜，中膜，内膜からなる．
- 眼球外膜は前方の角膜と，その他の強膜に分けられる．
- 眼球中膜は脈絡膜，毛様体，虹彩からなる．
- 虹彩は中膜の前端で水晶体の外側を覆ういわゆる黒目の部分であり，瞳孔を作る．
- 眼球内膜は網膜からなり，光の受容器である無数の視細胞がある．
- 眼球内容は水晶体，硝子体，眼房からなる．
- 水晶体は瞳孔の後ろにある凸レンズのような組織で，厚さを変えて遠近調節を行う．
- 視覚中枢は大脳の後頭葉にある．

9

感覚器系

👁 聴 覚

- 聴覚とは音波を感じる感覚であり，聴覚器は耳である.
- 外耳は耳介と外耳道からなる.
- 中耳は鼓膜，鼓室，耳管からなる.
- 内耳には聴覚と平衡覚の受容器があり，骨迷路と膜迷路からなる.
- 骨迷路は骨内の複雑な腔であり，前庭，骨半規管，蝸牛の3つからなる.
- 膜迷路は内リンパ液を含む腔であり，耳石器，半規管，蝸牛管の3つからなる.

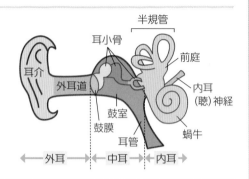

👁 平衡覚

- 平衡覚とは，重力に対する位置・回転・加速を感じる感覚であり，平衡覚の受容器は耳石器と半規管からなる前庭器官である.
- 耳石器は傾きや直線運動を感知し，半規管は回転運動を感知する.

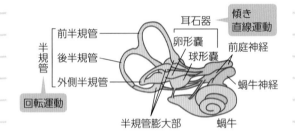

👁 味 覚

- 味覚とは，食物中の特定の化学物質を味として感じる感覚であり，味覚器は味蕾で，主に舌にある.
- 味蕾は舌では舌乳頭にあり，縦長の細胞が集まったつぼみのような形状をしている.
- 味覚を伝える脳神経は，舌の前方2/3は顔面神経（Ⅶ），後方1/3は舌咽神経（Ⅸ）である.

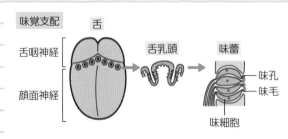

感覚器系の構造と機能を系統的に学ぼう！

A 感覚器

1. 感覚とは

感覚は光や音といったさまざまな種類の刺激を受けたときに経験する心や意識の変化をいう．感覚器とは刺激を受容し中枢神経に伝えるために発達した器官である．感覚は，特殊感覚，体性感覚，内臓感覚に大別されるが，この章では特殊感覚とその感覚器について述べる．体性感覚，内臓感覚については 8 章で詳述する（p.161 参照）．

2. 特殊感覚

特殊感覚には，嗅覚，視覚，聴覚，平衡覚，味覚の 5 つがある（五感）．嗅覚器・味覚器は化学物質を感じ，視覚・聴覚・平衡覚の受容器は物理的刺激を感じる．

B 嗅　覚

1. 嗅覚とは

嗅覚とはにおいの感覚で，空気に含まれる揮発した化学物質を感じることにより，身を守ったり食物や生物など大切なものを感じることにはたらく．嗅細胞の神経線維が集まって嗅神経（Ⅰ）となる．

嗅神経は頭蓋底を貫いて嗅球に集まり，嗅索を通って前頭葉内側の神経核や側頭葉内側の大脳皮質の嗅覚野に伝わる．

2. 嗅覚器

嗅覚器は鼻であり，外鼻孔から吸いこんだ空気が鼻腔最上部にある嗅上皮に至り空気中の化学物質を鼻粘膜の嗅細胞で受容することでにおいを感じる（図 1）．

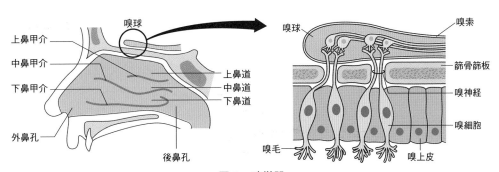

図 1　**嗅覚器**

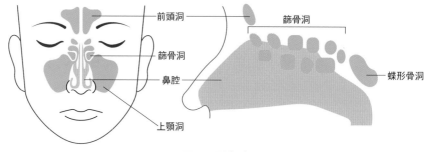

図2 副鼻腔

ⓐ 鼻腔

鼻腔は鼻内の空間で，前方の外鼻孔と後方の後鼻孔に出入り口があり，内側は鼻中隔で左右の鼻腔を隔てる．外側には上・中・下鼻甲介という3つの鼻甲介が内側に張り出し（図1），各鼻甲介の下にそれぞれ上・中・下鼻道を作る．

1）嗅部

鼻腔上部の嗅上皮に覆われた部分を嗅部という．上鼻甲介の内側の粘膜には嗅細胞という嗅覚細胞があり，嗅上皮を通る吸気は安静時では吸気の5%のみである．

2）呼吸部

嗅部以外の鼻腔の大部分を呼吸部といい吸気の浄化・加温・加湿にはたらく．

ⓑ 副鼻腔

副鼻腔は，鼻腔を囲む骨の中の空洞であって鼻腔につながり，頭蓋の重さを軽くする役割や，声の響きに関わる．副鼻腔には，左右に前頭洞，上顎洞，篩骨洞，蝶形骨洞がある（図2）．

ⓒ 視　覚

視覚とは離れた物体や空間のかたち，大きさ，色，動き，明るさなどを電磁波として感じる感覚である．視覚のうち光の強さを明暗で感じとるのを光覚（明暗覚）といい，光の波長を色で感じとるのを色覚という．

1．視覚器

ヒトの視覚器は眼球で，直径約25mmの球状で左右1対あり，眼窩*に納まっている（図3）．眼球は外膜・中膜・内膜からなる眼球壁と，水晶体・硝子体・眼房からなる眼球内容から構成される（図4）．

用語解説　眼窩
眼球の納まる頭蓋骨のくぼみのこと．

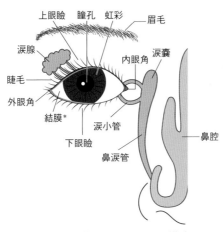

図3　**視覚器とその周辺の構造**

＊結膜は表面の透明な膜．その下の強膜が白い
　ため白くみえる．

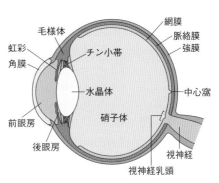

図4　**眼球の構造**

2. 外　膜

　外膜は丈夫な線維膜で，前方の**角膜**とその他の**強膜**に分けられる．角膜は，外膜の前方 1/6 を占める，前方に凸で透明な膜であり，血管がなく光が通りやすくなっており，また三叉神経による知覚支配がある．角膜をこよりなどで触れて刺激すると閉眼する反射を，角膜反射という．

3. 中　膜

　中膜はブドウ膜とも呼ばれ，脈絡膜（みゃくらくまく），毛様体（もうようたい），虹彩（こうさい）からなる．血管と色素細胞が豊富な血管膜からなる．

ⓐ 脈絡膜

　脈絡膜は内側の網膜を栄養したり，メラニン色素が豊富で光を吸収する．

ⓑ 毛様体

　毛様体は焦点を合わせるはたらきがあり，虹彩と脈絡膜の間に位置し，毛様体筋が収縮・弛緩するとチン小帯でつながった水晶体の厚みを変える．

ⓒ 虹彩

　虹彩はいわゆる黒目の部分である瞳孔（どうこう）を作る．虹彩は中膜の前端で水晶体の外側を覆い，瞳孔を囲む輪状の瞳孔括約筋（かつやく）と外側で放射状の瞳孔散大筋によって瞳孔の大きさを変えて光が眼球内に入る量を調節する．瞳孔が拡大するのを**散瞳**，縮小するのを**縮瞳**という（図5）．

1）対光反射

　対光反射（たいこう）とは眼に光が入ると縮瞳することをいう．その反射弓は視神経（Ⅱ）⇒ 中脳オリーブ核（視蓋前域（しがい））⇒ 中脳動眼神経核（副核：エディンガー・ウェストファール核）⇒ 動眼神経（Ⅲ）⇒ 毛様体神経節 ⇒ 毛様体神経からなる．視覚の伝導路と異なり，オリーブ核に行く視神経線維は外側膝状体を通らない．

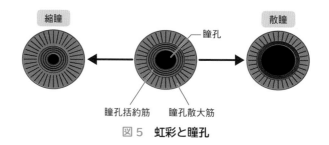

図5　**虹彩と瞳孔**

4. 内　膜

眼球の内膜は網膜からなる.

ⓐ 網膜

網膜には視覚の受容器が無数の視細胞によって構成される. 視覚は一次・二次・三次ニューロンを経て脳に伝わる. まず一次ニューロンである視細胞が興奮し, 次いで網膜内で二次ニューロンである双極細胞を経て, さらに三次ニューロンである神経節細胞に伝わり, その軸索が集まって視神経となって脳に向かう（図6）.

網膜から視神経に移行する部分は視細胞がないため視覚を持たない. この部を視神経乳頭もしくは視神経円板といい, 視野の中で点状に視覚が欠けるため, その欠けた視野を**盲点**とよぶ. 網膜の視細胞には2種類あり, 光覚を担当する円筒形の細胞を**桿体細胞**, 色覚を担当する円錐形の細胞を**錐体細胞**という. 光の刺激は電気信号に変換されるが, これは桿体細胞の視覚たんぱく質であるロドプシンが光によって分解されてビタミンA由来のレチナールとオプシンに分かれる際に電気が発生することによる（図7）. よってビタミンA不足ではロドプシンの減少のために光覚が衰える. これを**夜盲症**という.

5. 眼球内容

眼球内容は, 水晶体, 硝子体, 眼房からなる.

ⓐ 水晶体

水晶体は光の通路で瞳孔の後方にある凸レンズ状の透明の組織で, 水晶体細胞からなる. 水晶体の中央にある水晶体細胞は脱核して無核である. 水晶体は毛様体の作用で厚みを変えて遠近調節を行い, 近くを見るときは厚く, 遠くを見るときは薄くなる（図8）. 加齢とともに水晶体が硬くなり遠近調節が衰えることを**老視**（老眼）という.

ⓑ 硝子体

硝子体は水晶体の後ろにある透明なゲル状の組織で, 99%は水分である. 眼球の80%を占め, 眼球の内圧を保ってかたちを維持するはたらきがある.

ⓒ 眼房

眼房は角膜と水晶体や毛様体との間の腔で, 虹彩より前方を前眼房, 後方を後眼房といい, 瞳孔でつながる. 眼房には毛様体で作られる眼房水という透明の液体が満たされる. 眼房水は後眼房から瞳孔を通って前眼房に入り, 虹彩角膜角（隅角）の強膜静脈洞（シュレム管）で吸収される（図9）. 眼房水の吸収障害では眼圧が上がり視神経が障害され, 視野が狭くなったり視力が低下する. これを**緑内障**という.

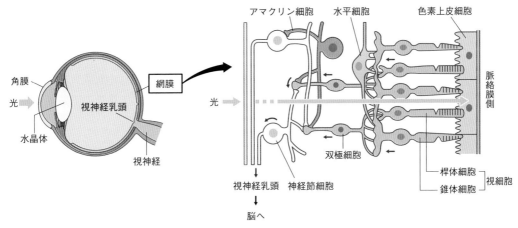

図6 **網膜と視細胞**

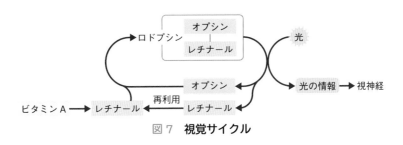

図7 **視覚サイクル**

9

感覚器系

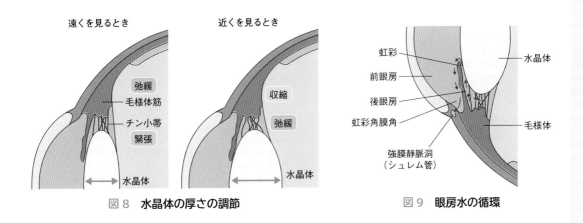

図8 **水晶体の厚さの調節**　　　図9 **眼房水の循環**

6. 眼球付属器

　眼球付属器は眼のはたらきを助ける器官で，眼瞼，涙器，結膜，外眼筋がある（図3 参照）.

ⓐ 眼瞼

　眼瞼とは眼窩の前を覆う皮膚のヒダで，いわゆるまぶたであり，上眼瞼と下眼瞼からなる（図3 参照）. 上眼瞼と下眼瞼の間を眼瞼裂といい，内側端を内眼角，外側端を外眼角という. 眼瞼の外側は皮膚で，内側は粘膜である結膜が覆い，この皮膚と粘膜の移行部である眼瞼縁から睫毛（いわゆるまつげ）が生える. 眼瞼の深部には，眼

瞼を開閉する筋肉がある．眼輪筋は顔面神経支配で収縮すると閉眼し，眼瞼挙筋は動眼神経支配で収縮すると開眼する（図10）．

ⓑ 涙器

涙器は涙腺と涙路からなる．涙腺は眼窩前方の上外側にあり，涙液を産生する．涙路は涙液の通路で，内眼角から涙小管，涙嚢，鼻涙管を通って鼻腔の下鼻道に流れる（図3参照）．

ⓒ 結膜

結膜は眼瞼の後面と眼球の強膜前面を覆う薄い粘膜である．結膜には眼瞼後面の眼瞼結膜と，強膜前面の眼瞼結膜がある（図3参照）．

ⓓ 外眼筋

眼筋には視覚に関わり眼球内にある**内眼筋**と，眼球の向きに関わる**外眼筋**がある．外眼筋は眼球を動かす横紋筋で，4つの直筋と2つの斜筋からなる（図11）．直筋は，内側直筋・外側直筋・上直筋・下直筋で，斜筋は上斜筋・下斜筋である．上斜筋は眼窩の上内側で軟骨の滑車を通る．外眼筋を支配する脳神経は3つあり，動眼神経（Ⅲ）は内側直筋・上直筋・下直筋・下斜筋を，滑車神経（Ⅳ）は上斜筋を，外転神経（Ⅵ）は外側直筋を支配する．

7. 視覚伝導

視覚伝導路では，視神経が視交叉と視索を経て視床外側膝状体でシナプスを作り，大脳白質の視放線を経て後頭葉の視覚中枢に到達する（図12）．

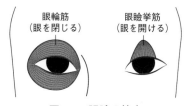

図10 **眼瞼の筋肉**

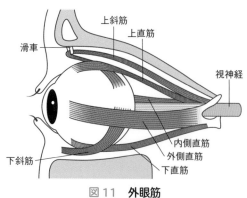

図11 **外眼筋**
左眼球を左側から見た図．

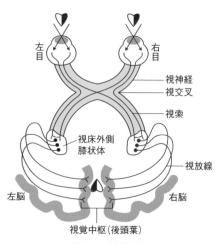

図12 **視覚伝導**

8. 視力と視野

視力は識別できる2点間の最小距離が小さいほど大きく示される．つまり視力検査の際，C字型のランドルト環で認識できる切れ目が短いほど視力が高いとされる．

視野は1点を見つめた状態で見えている範囲をいう．視覚路の障害によって特定のパターンで視野が狭窄するため，視野検査は障害部位の診断のために重要である．

D 聴　覚

聴覚とは音波を感じる感覚で，周波数は音の高低として，音圧は音の大きさとして感じる．

1. 聴覚器

聴覚器は耳であり，耳は外耳，中耳，内耳からなる（図13）．

外耳は耳介と外耳道からなり，外の音を集めて中耳に伝える．耳介はいわゆる耳たぶで，軟骨が支柱となる音波の集音器である．外耳道は耳介の外耳孔から鼓膜までの管状の部分をいう．

中耳は鼓膜，鼓室，耳管からなり，音を伝える．鼓膜は直径約1cm，厚さ約0.1mmの皮膚や粘膜からなる薄い膜で，音波で振動する．鼓室は鼓膜の奥にある小さい空間で，耳小骨のツチ骨，キヌタ骨，アブミ骨が鼓膜の振動を内耳に増幅して伝える（図14）．耳管は鼓室と鼻咽頭を結ぶ管で，鼓室の圧を調節する．

内耳とは側頭骨内にある聴覚と平衡覚の受容器がある部分で，中耳より内側にあり骨迷路と膜迷路からなる．骨迷路は骨内の複雑な腔であり，前庭，骨半規管，蝸牛の

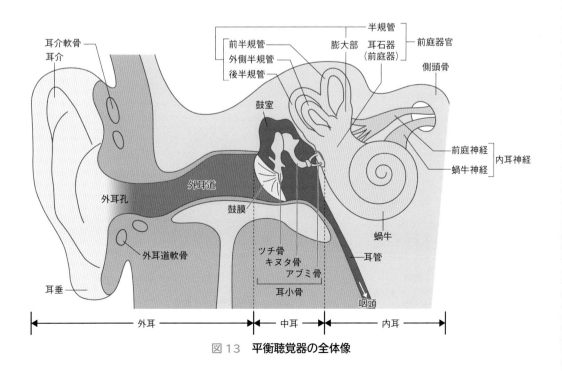

図13　平衡聴覚器の全体像

3つからなり，外リンパ液で満たされる．膜迷路は骨迷路に納まり膜で囲まれた内リンパ液を含む腔であり，耳石器，半規管，蝸牛管の3つからなる（図15）．

2. 音の受容器

蝸牛管はカタツムリの殻のような蝸牛にある渦巻き形の管で，音の受容器である．骨迷路の蝸牛が持つらせんは，外からららせん状に頂点に達すると向きを変えて外の出口に向かう，二重らせん構造である．骨迷路の二重らせんにはさまれて，膜迷路で内リンパ液を含んだ蝸牛管がある．耳小骨から蝸牛に伝わった音波が外リンパ液を振動させ，蝸牛管の有毛細胞を揺らす．揺れた有毛細胞はその感覚毛が蓋膜に当たって興奮し，蝸牛神経に興奮を伝える．

3. 聴覚伝導

聴覚伝導路では，蝸牛神経の興奮が対側の延髄や中脳の下丘でシナプスを作り，最終的に側頭葉の聴覚野に到達する．

4. 聴　力

聴力は，識別できる音の強さのことであり，音圧を表す単位として dB（デシベル）を用いる．識別できる音圧は音の周波数によって異なり，聴力検査（オージオメトリー）では低音域と高音域の両方で識別できる音の強さを調べる．

E 平衡覚

平衡覚とは重力に対する位置・回転・加速を感じることで，平衡覚の受容器は前庭器官である（図13）．前庭器官には耳石器と半規管がある．

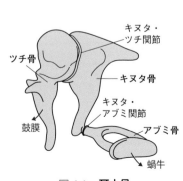

図14　耳小骨

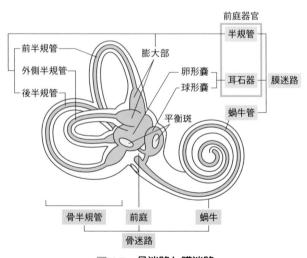

図15　骨迷路と膜迷路

1.　前庭器官

ⓐ 耳石器

　　耳石器には卵形嚢と球形嚢があり，ともに膜迷路の袋状の部分である（図15）.　卵形嚢は頭の傾きと水平方向の直線加速度を感じ，球形嚢は垂直方向と前後方向の直線加速度を感じる.　卵形嚢・球形嚢には耳石という炭酸カルシウムの結晶があり，からだが揺れると耳石が有毛細胞の感覚毛を動かして有毛細胞を興奮させる.

ⓑ 半規管

　　半規管は3つの直行する半円状の管（前半規管，外側半規管，後半規管）で構成される（図15）.　半規管は回転加速度を感じる.　頭部が回ると内リンパ液が揺れて有毛細胞の感覚毛を動かして有毛細胞を興奮させる.

2.　平衡覚伝導

　　平衡覚伝導路では，前庭器官における有毛細胞の興奮が前庭神経を伝導して前庭神経核を経由し脳幹や脊髄に到達する.

Ⓕ　味　覚

　　味覚とは舌などで味を感じることで，味覚器は味蕾（みらい）であり，主に舌にあるが軟口蓋，咽頭，喉頭などにもある.　舌については，2章に詳述する（p.26 参照）.

1.　味　蕾

　　味蕾とは味覚の受容器で，舌では舌乳頭にあって縦長の細胞が集まったつぼみのような形状をしている（図16）.　味蕾にある味細胞が化学物質を感じると興奮し，脳神経に興奮が伝わる.　味細胞の受容体には塩味，旨味，甘味，酸味，苦味の5つの基本味に対応するものがある.

2.　味覚伝導

　　味覚伝導路では，脳神経 ⇒ 延髄 ⇒ 視床 ⇒ 大脳一次味覚野（島・前頭弁蓋（べんがい））のように伝導する.　味覚を伝える脳神経は，舌の前方2/3では顔面神経（Ⅶ），後方1/3では舌咽神経（Ⅸ）である.

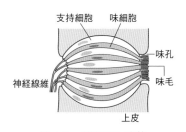

支持細胞　味細胞

味孔

味毛

神経線維

上皮

図16　**舌乳頭と味蕾**

9

感覚器系

練習問題で腕試し！

正しい文章には〇，誤った文章には×をつけよう．

Q1 眼球における強膜は，光を屈折する構造である． (看護 2014 年午前 28 改)

Q2 眼球強膜は光が通過する． (看護 2017 年午後 74 改)

Q3 ロドプシンは光の網膜照射によって分解される． (管栄 2010 年 46 改)

Q4 瞳孔は光が網膜に照射されることによって散大する． (管栄 2010 年 46 改)

Q5 網膜は光を屈折する． (看護 2014 年午前 28 改)

Q6 耳小骨は内耳に加速度を伝える． (看護 2017 年午前 27 改)

Q7 音は半規管によって電気信号に変換される． (管栄 2010 年 46 改)

Q8 蝸牛からの信号が顔面神経により伝えられる． (管栄 2010 年 46 改)

Q9 前庭器官の耳石器を構成する卵形嚢と球形嚢は頭部の加速度を感じる． (看護 2016 年午後 26 改)

Q10 味蕾は味覚の受容器である． (管栄 2019 年 39 改)

運動器（筋・骨格）系

　運動器系は，からだを直接動かすための器官系です．脳や脊髄といった中枢神経の指令にもとづいて，適切に骨格を動かします．骨格は骨や軟骨と靱帯からなります．そして骨格筋は骨格に付着して，運動神経から刺激を受けると収縮して，骨格を動かします．さまざまな骨格筋が同時にバランスを取りながら収縮したり弛緩したりして，からだ全体が協調しながら動くのです．また，筋や骨格のはたらきを学ぶためには，電解質やエネルギーの代謝も理解する必要があります．こうした事柄について，しっかり学んでいきましょう．

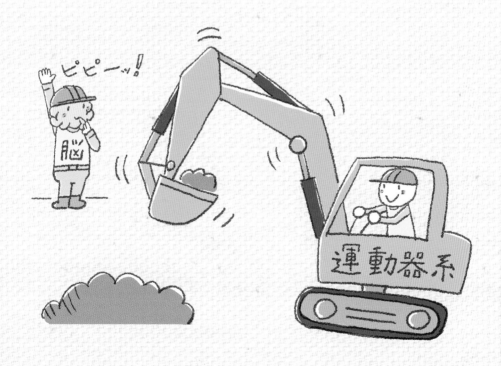

step 1 運動器（筋・骨格）系の あらましと基礎用語をおさえよう！

運動器
骨格筋と骨格と関節からなる器官である.

骨格筋
主に骨など骨格につく筋である.

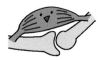

筋細胞
筋組織を作る筋線維のことである.

筋収縮
2種類の筋細糸（筋フィラメント）であるアクチンとミオシンが滑り込むことにより筋収縮が起こる.

アクチン
ミオシン 収縮

骨
骨格をかたち作る1つひとつの固い部分である.

緻密骨と海綿骨
緻密骨は骨の外側の硬い部分で, 皮質骨ともいう. 海綿骨は骨の内側のすき間の多い部分である.

骨膜
骨の表面にある結合組織である.

骨成分
骨基質と細胞成分がある.

骨形成
骨芽細胞が骨基質を産生し, 新しい骨を作ることである.

骨を作る！

骨吸収
破骨細胞が酸や酵素によって古い骨を壊すことである.

骨を壊す！

軟骨内骨化
骨化様式のうち, 軟骨組織が形成されてから骨組織に置き換わるもので, 管状骨によくみられる.

成長軟骨板

膜性骨化
骨化様式のうち, 骨芽細胞が複数の骨化中心から直接骨組織を作るもので, 扁平骨によくみられる.

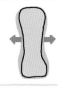

上肢帯と下肢帯
上肢帯は上肢の付け根で, 鎖骨と肩甲骨からなる. 下肢帯は下肢の付け根で, 寛骨からなる.

軟骨
弾力性があって骨とともにからだを支える組織である.

関節
骨の結合には不動性と可動性の結合があり, 可動性の結合を関節という.

靭帯と腱
骨と骨を結ぶ結合組織を靭帯, 筋と骨を結ぶ結合組織を腱という.

運動器（筋・骨格）系のエッセンス！

運動器（筋・骨格）系の全体像をつかもう！

骨格筋

- **運動器**は骨格筋と，骨格を構成する骨や軟骨と，関節を構成する腱や靭帯からなる．
- **骨格筋**は組織学的に横紋筋である．
- 筋組織を作る細胞は**筋細胞**といい，筋線維とも呼ばれる．
- 筋細胞の中には，縦方向に走るたくさんの**筋原線維**を持つ．
- 筋原線維は細い**アクチンたんぱく質**と太い**ミオシンたんぱく質**という筋細糸からなる．
- 骨格筋の収縮は，2種類の筋細糸であるアクチンとミオシンが滑り込むことによる．
- 筋収縮では，筋小胞体からカルシウムイオン（Ca^{2+}）が放出される．
- 骨格筋のエネルギー代謝にはクレアチンリン酸系，解糖系，有酸素運動系，の3つの系が存在する．

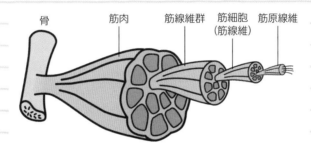

骨　　筋肉　　筋線維群　筋細胞　筋原線維
（筋線維）

骨の構造と機能

- ヒトのからだには206個の骨がある．
- 骨は外側の硬い**緻密骨**と，内側のすき間の多い**海綿骨**からなる．
- 緻密骨では血管や神経が通る**ハバース管**が縦に走る．
- 骨の表面は結合組織の層で覆われ，**骨膜**という．
- 骨の成分は，骨基質と骨の細胞成分からなる．
- **骨基質**は有機成分と無機成分からなる．
- 骨基質の有機成分を**類骨**といい，コラーゲンやグルコサミノグリカンなどからなる．
- 骨基質の無機成分として，**ハイドロキシアパタイト（水酸化リン酸カルシウム）**がある．
- 骨の機能には，支持・保護・電解質調節・造血の4つがある．

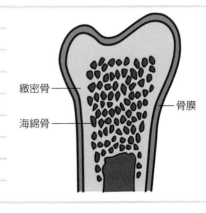

緻密骨
海綿骨
骨膜

骨の形成と吸収

- 骨の細胞成分には，骨芽細胞，破骨細胞，骨細胞の3種類がある．
- **骨芽細胞**は骨基質を産生し，骨組織を増やす．このことを**骨形成**という．
- **破骨細胞**は酸や酵素を分泌し，骨組織を減らす．このことを**骨吸収**という．
- 骨吸収と骨形成を繰り返し骨を維持することを**骨のリモデリング**という．
- 骨のリモデリングには支持性の維持と電解質調節の目的がある．
- 骨折の治癒過程は，仮骨形成の有無で**直接的骨癒合**と**間接的骨癒合**の2つに分類される．

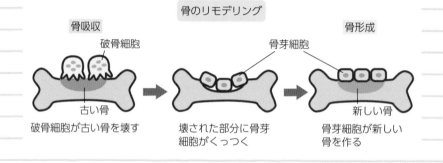

骨のリモデリング

骨吸収　　　　　　　　　　　　　　　　　骨形成
破骨細胞　　　　　　　　　　　骨芽細胞

古い骨　　　　　　　　　　　　　　　新しい骨
破骨細胞が古い骨を壊す　壊された部分に骨芽　骨芽細胞が新しい
　　　　　　　　　　　　細胞がくっつく　　　骨を作る

軟　骨

- **軟骨**は骨とともにからだを支える組織で，**軟骨細胞**と**軟骨基質**からなる．
- 軟骨には血管や神経はない．

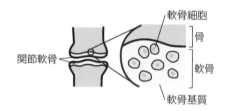

軟骨細胞
骨
関節軟骨
軟骨
軟骨基質

関　節

- 骨の可動性結合を**関節**といい，関節腔というすき間を関節包が囲んでいる．
- 関節包は滑膜と線維膜からなる．
- 骨や筋を結ぶものに，**靭帯**と**腱**がある．

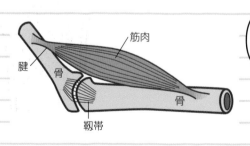

筋肉
腱
骨
骨
靭帯

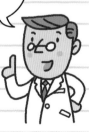

靭帯は骨と骨を，
腱は筋と骨を
結んでいるよ．

国試合格に向けて！

運動器(筋・骨格)系の構造と機能を系統的に学ぼう！

Ⓐ 運動器

運動器は骨格筋，骨格，関節からなる器官で，からだを支えたり動かしたりする．

Ⓑ 骨格筋

1. 骨格筋とは

筋は骨格筋，心筋，平滑筋に分類される（表1）．**骨格筋**は主に骨格に付着して骨格を動かす筋であり，意志で動かす随意筋である．骨格筋の収縮や弛緩は運動神経に支配される．**心筋**は心臓壁で心臓を動かす不随意筋であり，収縮は速く持続性がある．**平滑筋**は意志で動かせない不随意筋であり，ゆっくり収縮するが持続性がある．骨格筋と心筋は，組織学的には横紋がみられる**横紋筋**である．また骨格筋は形成過程で多くの筋芽細胞が融合してできるため多核であるが，心筋と平滑筋は単核である．筋力トレーニングでは骨格筋線維の数は増えないが，筋原線維は数が増え太くなる．骨格筋は体重の約40〜50％を占める．骨格筋は付着部で，骨格筋（狭義），皮筋，関節筋に分類される．

ⓐ 筋細胞

筋組織を構成する細胞を**筋細胞**といい，線維状であるので**筋線維**ともいう．筋細胞内には縦方向の**筋原線維**を持つ．筋原線維は細い**アクチンたんぱく質**（アクチンフィラメント）と太い**ミオシンたんぱく質**（ミオシンフィラメント）からなる**筋細糸**（筋フィラメント）で構成される（図1）．筋細胞の細胞質を筋形質といい，筋原線維，ミ

表1 筋細胞の種類

	骨格筋	心筋	平滑筋
体内の所在	骨に付着	心臓の壁	内臓（心臓以外）や血管の壁
筋線維	横紋筋	横紋筋	平滑筋
細胞の形態／核	細長く単一円柱状／多核	細長い細胞が枝分かれして，隣接する細胞と吻合／単核	紡錘形／単核
収縮の調節	随意	不随意 ペースメーカーあり	不随意
神経支配	運動神経	自律神経	自律神経

トコンドリア，グリコーゲン，ミオグロビンなどを含む．

2. 骨格筋の収縮

　　骨格筋は，交互に重なり合う 2 種類の筋細糸であるアクチンとミオシンが滑り込むことによって収縮する．

　　骨格筋の収縮は，以下のように起こる（図 2）．

① 運動神経の興奮が，神経伝達物質のアセチルコリンを介して筋線維に伝わる．

② 筋線維に伝わった興奮は，筋小胞体に伝えられる（図 3）．

③ 筋小胞体から Ca^{2+} が放出される．

④ Ca^{2+} によって，ミオシンの一部がアクチンに結びつく（図 2）．

⑤ ミオシンについている ATP のエネルギーで，アクチンを滑り込ませて引き寄せる．

　　こうしてアクチンがミオシンに滑り込んで筋が収縮するメカニズムを滑り込み説という．また，神経の興奮が筋を収縮させるメカニズムを興奮収縮連関という．神経の興奮が弱すぎると筋線維は全く収縮せず，神経の興奮が十分だと筋線維は最大に収縮する性質があり，これを全か無かの法則という．

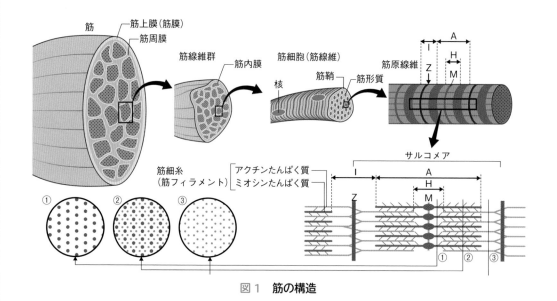

図 1　**筋の構造**

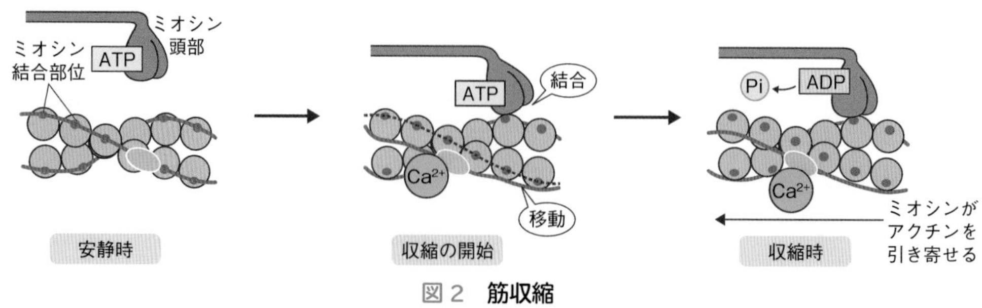

図 2　**筋収縮**

3. 骨格筋のエネルギー代謝

　　骨格筋は血糖のうち 80％以上を消費する．骨格筋のエネルギー代謝にはクレアチンリン酸系，解糖系，有酸素運動系の 3 つの系が存在する（図 4）．これら 3 つの系は収縮に必要な ATP を作り出すが，系によって ATP を合成する速さと持続性が異なる．筋線維が ATP を合成するためには酸素か無機リン酸が必要である．

ⓐ クレアチンリン酸系

　　クレアチンリン酸系は筋収縮の最も早い時期に ATP を作る．筋細胞内にはエネルギーを保存するクレアチンリン酸があり，この無機リン酸が ATP 合成に使われる．この系では酸素が不要であるので，素早い動きを可能とするが短時間しか持続しない．クレアチンはアミノ酸の一種で肝臓で作られ筋肉内に取り込まれる．クレアチンリン酸は保存がきかない ATP の代わりに無機リン酸を結合させた，保存のきく高エネルギー化合物である．エネルギーが必要なときにはクレアチンリン酸から ADP に無機リン酸を渡して ATP に変換し，この ATP が筋収縮に用いられる．なおクレアチニンはクレアチンリン酸の代謝物で，腎臓から尿中に排泄される．

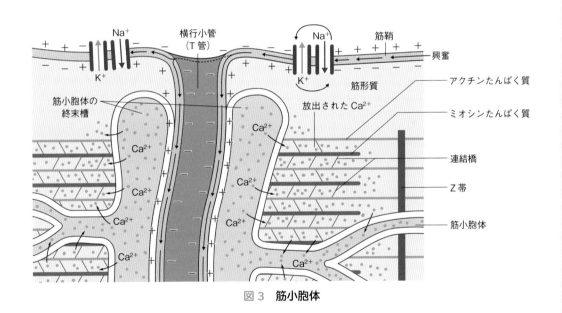

図 3　筋小胞体

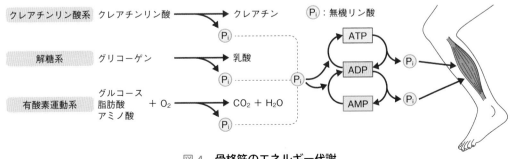

図 4　骨格筋のエネルギー代謝

ⓑ 解糖系

　解糖系はクレアチンリン酸系の次に早く ATP を作る．筋細胞内に保存しているグルコースを無酸素で（嫌気的に）ピルビン酸に解糖してできる ATP を用いる．この系も無酸素で行われるが，作られるエネルギーは多くなく，エネルギー産生は長く持続しない．解糖系で生じたピルビン酸は，有酸素ではミトコンドリアで好気的に代謝されるが，無酸素では嫌気的に分解され乳酸となる．筋細胞の乳酸が肝臓でグルコースに再合成されて血中に放出される回路を，コリ回路という（図 5）．

　血中のグルコース（血糖）は血中インスリンの作用によって，GLUT4 を介して筋細胞に取り込まれる．筋細胞のグルコースからはグリコーゲンが合成され，貯蔵される．筋細胞には，解糖で生じたグルコース-6-リン酸をグルコースに変換する酵素（グルコース-6-ホスファターゼ）が含まれておらず，筋肉のグリコーゲンが血糖維持に用いられることはない．

ⓒ 有酸素運動系

　有酸素運動系は解糖系の次にはたらく系で，ATP をゆっくりと持続的に合成する．筋細胞内でピルビン酸や脂肪酸の分解産物を，ミトコンドリア内で TCA 回路や電子伝達系によって酸素を使って ATP を合成する（p.8 参照）．有酸素運動系は ATP を合成するまで時間がかかるので素早い運動には適さないが，長時間でたくさんのエネルギーを作ることができるので，長距離走などで用いられる．

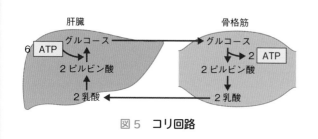

図 5　コリ回路

表 2　骨格筋の線維分類

	遅筋線維	速筋線維
外観	赤色	白色
毛細血管	多	少
収縮速度	遅	速
疲労耐性	高	低
ミオグロビン含量	高	低
ミトコンドリア含量	高	低

> **column**　**速筋線維と遅筋線維**
>
> 　筋形質のミオグロビンは赤血球のヘモグロビンに似た酸素貯蔵分子で，ミオグロビン 1 分子に酸素 1 分子を結合して筋細胞に貯蔵する．ミオグロビンは赤みを帯びるため，ミオグロビンが多く含まれる筋組織は赤くみえる．筋線維には速筋線維と遅筋線維の 2 種類あり，速筋線維は素早く収縮するが疲れやすく，遅筋線維はゆっくり収縮するが疲れにくい（表 2）．速筋線維はミオグロビンが少なく白くみえるので白筋ともいわれ，遅筋線維はミオグロビンが多く赤くみえるので赤筋ともいわれる．

4. 主な骨格筋

代表的な骨格筋を以下に示す．

ⓐ 頭部

咀嚼筋は噛むことに関わる筋の総称で側頭筋，咬筋，外側翼突筋，内側翼突筋の4種で，下顎骨に停止＊し，三叉神経第3枝の下顎神経に支配される．側頭筋，咬筋は外から触れることができる（p.38，2章図19参照）．

表情筋は表情を作ったり眼や口の開閉に関わる顔面の皮筋で，頬筋，口輪筋，眼輪筋，口角挙筋，オトガイ筋などがある．

ⓑ 体幹前面の筋（図6）

大胸筋は胸部前面の筋で，鎖骨・胸骨・肋軟骨などから上腕骨に至る．肋間筋は肋骨の間にあり，外肋間筋は吸気，内肋間筋は呼気にはたらくなど呼吸に関わる．腹直筋は前腹部にある筋肉で，正中を隔てて左右で縦に4〜5個の筋腹を持つ．

ⓒ 体幹後面の筋（図7，図8）

僧帽筋は菱形をした表層の肉で，背側で頸椎・胸椎から鎖骨・肩甲骨に至る．広背筋は腋の下方にある筋で，中下部胸椎・腰椎・肋骨から上腕骨に至る．脊柱起立筋は脊柱の横にあって縦に走る筋で，脊柱や肋骨の背側から頭部や骨盤に至るものや，脊椎同士を結ぶものがあり，姿勢を維持する．

ⓓ 上肢の筋（図9）

上肢は腕と手の自由上肢と自由上肢を体幹と結ぶ上肢帯からなる．三角筋は肩の表面にある筋で，鎖骨や肩甲骨から起こり上腕骨に停止し，上腕をさまざまな方向に動かす．上腕二頭筋は肘を曲げると上腕に力こぶを作る筋で，肩甲骨から起こり前腕の尺骨・橈骨に停止する．上腕三頭筋は上腕の背側で肘を伸ばす筋で，肩甲骨と上腕骨から起こり尺骨に停止する．腕橈骨筋は前腕にあって肘を曲げる筋で，上腕骨から起こり橈骨で停止する．

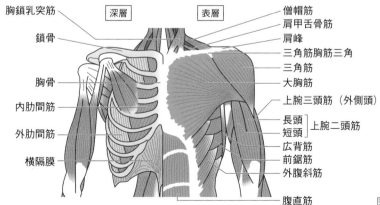

図6　**体幹前面の筋群**

用語解説 **起始・停止**

骨格筋は骨に付着しており，その付着部を起始もしくは停止という．もともとは運動時に動きが少ない（あるいは固定されている）ほうを起始，大きく動くほうを停止と呼んでいたが，動く程度での区別が難しいことが多い．そこで一般には，体幹に近いほう（近位端）を起始，遠いほう（遠位端）を停止と呼ぶことが多い．

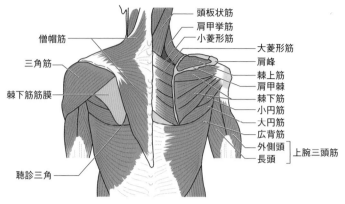

図7　体幹後面表層の筋群

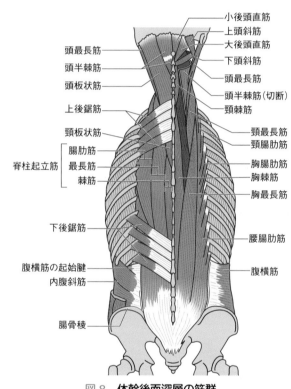

図8　体幹後面深層の筋群

ⓔ **下肢の筋**（図10，図11）

　　下肢は脚と足からなる自由下肢と自由下肢を体幹と結ぶ下肢帯からなる．腸腰筋は腰椎と大腿骨を結ぶ筋群で，大部分は腹部の深部にあり股関節を屈曲させる．大殿筋は殿部の大部分を作る大きな筋で，股関節を伸展・外旋させ，筋骨盤から起こり大腿骨に停止する．大腿四頭筋は大腿前面にあって膝関節を屈曲させる，ヒトで最大の骨格筋群で，寛骨や大腿骨から起こり膝蓋骨や脛骨に停止する．大腿二頭筋は大腿背面にあって股関節を伸展させ膝関節を屈曲させる筋で，坐骨や大腿骨から起こり腓骨に停止する．前脛骨筋は下腿前面にあって足首を起こすように足関節を背屈させる筋

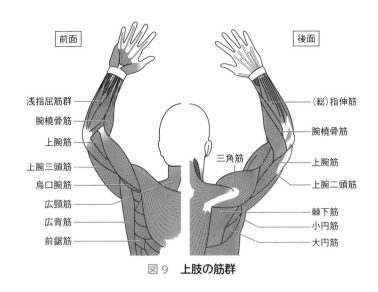

図9 上肢の筋群

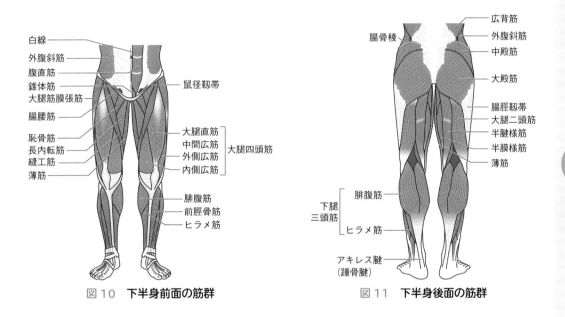

図10 下半身前面の筋群

図11 下半身後面の筋群

10

運動器（筋・骨格）系

で，脛骨などから起こり足根骨や第一中足骨の底面に停止する．<u>下腿三頭筋</u>は下腿背面にあって足首を伸ばすように足関節を底屈させる筋で，大腿骨から起こり踵骨に停止する腓腹筋とヒラメ筋からなり，ふくらはぎやアキレス腱を構成する．

C 骨

1. 骨とは

骨は骨格をかたち作る個々の固い部分である．なお骨格はからだを支えたり保護したり筋肉とともに運動を営む．ヒトのからだには206個の骨があり，成人の骨量は約2～3kgである．

2. 分 類

骨はかたちによって以下のように分類できる（図12）.

ⓐ 長管骨

上腕骨や大腿骨などの長く細い骨を**長管骨**という. 長管骨の端を骨端, 中央を骨幹という.

ⓑ 短骨

手根骨, 足根骨, 椎骨などの長さが幅と近い短い骨を**短骨**という.

ⓒ 扁平骨

頭蓋冠, 肩甲骨, 腸骨などの薄くて固い骨を**扁平骨**といい, 臓器を保護する.

ⓓ 種子骨

膝蓋骨や豆状骨のように腱が発達してできた骨を**種子骨**という.

3. 構 造

骨の外側は硬くて**緻密骨**といい, 内側はすき間が多く**海綿骨**という（図13）. 骨の内部には, 骨髄で満たされる骨髄腔がある.

ⓐ 緻密骨

緻密骨には血管や神経が通る**ハバース管**が縦に走り, ハバース管にはハバース層板が何層にも輪状に取り巻く. ハバース管とハバース層板を合わせて**骨単位（オステオン）**といい, 円筒形のオステオンが多数存在する. ハバース管同士を連絡する通路をフォルクマン管という. 緻密骨は骨表面にあるので**皮質骨**ともいう.

ⓑ 海綿骨

海綿骨では骨組織が網目状になっており, 網目を作る骨は**骨梁**と呼ばれるので, このような構造を骨梁構造という. 海綿骨のすき間は**骨髄**で満たされ, 造血に関わる.

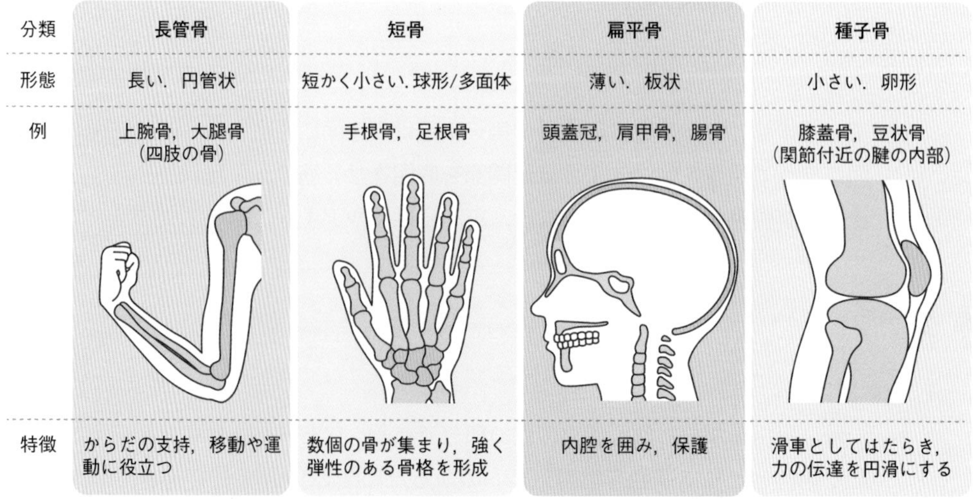

分類	長管骨	短骨	扁平骨	種子骨
形態	長い. 円管状	短かく小さい.球形/多面体	薄い. 板状	小さい. 卵形
例	上腕骨, 大腿骨（四肢の骨）	手根骨, 足根骨	頭蓋冠, 肩甲骨, 腸骨	膝蓋骨, 豆状骨（関節付近の腱の内部）
特徴	からだの支持, 移動や運動に役立つ	数個の骨が集まり, 強く弾性のある骨格を形成	内腔を囲み, 保護	滑車としてはたらき, 力の伝達を円滑にする

図12 **骨のかたちによる分類**

ⓒ 骨膜と骨内膜

　　骨の外表面を覆う結合組織の層を**骨膜**という．骨膜のうち内側を覆う骨芽細胞や破骨細胞が含まれる層を**骨内膜**と呼ぶ．

4．成　分

　　骨の成分は骨基質と骨の細胞成分からなる（図13）．

1）骨基質

　　骨基質は有機成分と無機成分からなる．骨基質の有機成分は**類骨**（るいこつ）ともいい，骨基質の20％を占め，コラーゲンやグリコサミノグリカンなどからなる．骨基質の無機成分は80％を占め，主に**ハイドロキシアパタイト**（**水酸化リン酸カルシウム**）が沈着する．体内の**カルシウム**のうち，99％が骨に存在し，成人ではおよそ1kgになる．また骨に含まれる**リン**は約500g，**マグネシウム**は20gである．

2）細胞成分

　　骨の細胞成分には**骨芽細胞**（こつがさいぼう），**破骨細胞**（はこつさいぼう），**骨細胞**（こつさいぼう）がある．**骨芽細胞**は骨基質を産生し骨組織を増やすなど，骨形成を担う．一方，**破骨細胞**は酸や酵素を分泌して骨組織を減らし，骨吸収を担う．**骨細胞**は骨芽細胞が骨基質に埋まって形成され，隣り合う骨細胞と細胞突起で連結して，栄養や酸素の通路を作る．

5．機　能

　　骨の機能には支持・保護・電解質調節・造血の4つがある．電解質調節と造血について以下に記す．

ⓐ 電解質調節

　　骨はカルシウムの貯蔵庫としてはたらき，骨形成や骨吸収のバランスをとって血中カルシウム濃度を維持する．血中カルシウム濃度が低下すると副甲状腺ホルモン（PTH，パラソルモン）が分泌され，骨吸収が促され，骨からカルシウムが遊離して血

10

運動器（筋・骨格）系

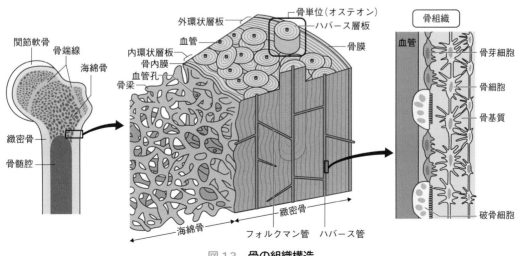

図13　骨の組織構造

中カルシウム濃度を上昇させる．また血中カルシウム濃度の上昇で甲状腺傍濾胞細胞からカルシトニンが分泌され，骨形成が促され，骨へカルシウムが沈着し，血中カルシウム濃度を低下させる．

ⓑ 造血

血液の酸素運搬能が低下すると，腎臓からエリスロポエチンが分泌され，骨髄で赤芽球系の造血が促される．造血については3章で詳しく述べる（p.56 参照）．

6. 骨の成長

骨の成長を骨のモデリングといい，その形式には軟骨内骨化と膜性骨化がある（図14）．

ⓐ 軟骨内骨化

軟骨内骨化は管状骨などのモデリングである．まず骨のかたちに軟骨が作られたのちに，骨の中央に血管と骨芽細胞が入り，端に向かって骨の石灰化が進む．この部分を一次骨化中心という．次に骨端に血管と骨芽細胞が侵入し，中央に向かって骨の石灰化が進む．この部分を二次骨化中心という．そして一次骨化中心と二次骨化中心の間で骨端軟骨（成長軟骨板）が並び，骨端軟骨は増殖して骨の長さが増す．思春期を過ぎると骨端軟骨が消失して成長が止まり，骨端軟骨があった部分は骨化した後X線写真で線状に白くみえ，骨端線という．

ⓑ 膜性骨化

膜性骨化は主に扁平骨などのモデリングである．まず骨を作る未分化間葉細胞が膜のようなかたちをとる．次に未分化間葉細胞が骨芽細胞に分化して，複数の一次骨化中心を作る．さらに骨化中心から突起が出て海綿骨が作られる．管状骨においても膜性骨化は骨を太くすることに関わる．

7. 骨の維持

骨は常に骨吸収と骨形成を繰り返し，古い骨が新しい骨へと置きかわり維持されている．骨の維持は骨のリモデリングといわれ，支持性の維持と電解質調節の目的がある．支持性の維持とは，古い骨を新しくすることで荷重に対して適応したり損傷を修復したりして強度を保つことである（電解質調節については「5. 機能」を参照）．

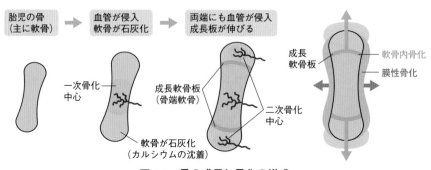

図14 骨の成長と骨化の様式

8．骨の治癒過程

骨折から治癒する過程は，仮骨形成の点で**直接的骨癒合**と**間接的骨癒合**の2つに分類される．仮骨は骨折した部分を修復する混合組織で，最初は線維組織や軟骨からなり，最後に骨に置き換わる．

ⓐ **直接的骨癒合**

直接的骨癒合は，骨折部をすき間なく整復固定すると，仮骨が形成されずに短期間に骨が癒合することをいう．

ⓑ **間接的骨癒合**

間接的骨癒合は，骨折部のすき間に血腫などで仮骨が形成され，その中で軟骨内骨化や膜性骨化が起こり，癒合したのちに正常な骨に再造形されることをいう．

9．主な骨

からだの骨のうち代表的なものを以下に記す（図15）．

ⓐ **頭蓋**（図16）

頭蓋を作る骨を**頭蓋骨**といい，脳を囲む脳頭蓋と，顔を構成する顔面頭蓋がある．

1）**脳頭蓋**

脳頭蓋には前頭骨，頭頂骨，側頭骨，後頭骨などがある．また脳頭蓋で脳を支える底を**頭蓋底**といい，左右3対の大きなくぼみがある（図17）．**前頭蓋窩**には前頭葉や嗅神経があり，**中頭蓋窩**には側頭葉があり，**後頭蓋窩**には小脳が納まる．頭蓋底の中央では下垂体がトルコ鞍に入っている．後頭蓋窩中央には大孔があって延髄が出て脊髄となる部である．

2）**顔面頭蓋**

顔面頭蓋には，鼻骨，頬骨，上顎骨，下顎骨などがあって顔面を構成する．

ⓑ **脊椎**

脊椎は頭蓋骨と骨盤の間にある，からだの支柱を作る骨格で**脊柱**ともいい，脊椎を作る骨を**椎骨**という．椎骨には基本的に，椎体，椎弓，棘突起などがある（図18）．椎体は前方で椎間板を介して上下で支え合う部分であり，椎弓は椎体の後方で中に脊髄を納める部分である．また棘突起は椎弓の後方に突出して筋や靱帯が付着する．

10

運動器（筋・骨格）系

> **column**　**骨吸収と骨形成のバランスと骨粗鬆症**
>
> 正常な状態では骨吸収と骨形成のバランスが保たれ骨が維持されているが，何らかの原因によりバランスが崩れると骨密度の低下が起こり，骨粗鬆症が頻発する．
> 例えば，女性では閉経すると卵巣でのエストロゲン産生がなくなり，エストロゲンによる骨吸収抑制が外れるために急に骨量が減少する．また運動不足や長期臥床では骨への付加が減り，骨形成が抑制されて骨量が減少する．さらにステロイド薬の長期投与では骨形成の抑制と骨吸収の促進が起こり，骨量が減少する．
> 骨粗鬆症では大腿骨頸部骨折や椎体圧迫骨折などの骨折をきたしやすい．

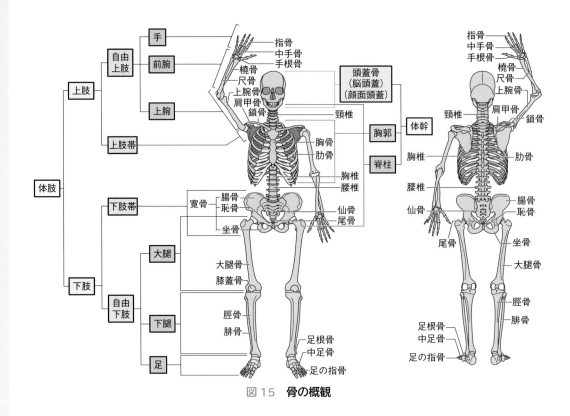

図 15　**骨の概観**

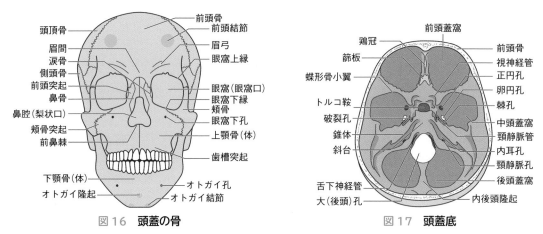

図 16　**頭蓋の骨**　　　　　図 17　**頭蓋底**

　脊椎は頸椎，胸椎，腰椎，仙骨，尾骨からなる（図18）．**頸椎**は頸部で7個からなる．**胸椎**は胸郭にあって肋骨と接合し，12個からなる．**腰椎**は腰部で5個からなる．**仙骨**は，骨盤で寛骨と面する5個の仙椎が1個に癒合したものである．**尾骨**は，脊椎下端で3〜5個の尾椎が1個に癒合したものである．

ⓒ **胸郭**

　胸郭を作る骨を記す（図19）．詳細は5章で述べる（p.94参照）．

1）胸骨

　胸骨は胸郭の前で正中にある上下に細長く平たい骨で，胸骨柄，胸骨体，剣状突起の3部からなる．

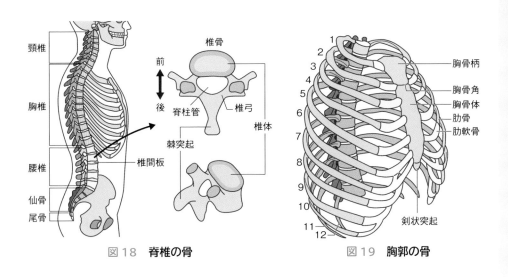

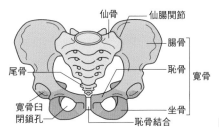

図 20　**骨盤の骨**

2）肋骨

　肋骨は胸郭の横にある左右 12 対の細い骨で，下面には肋骨溝があり神経や血管が走る．肋骨前端には，肋軟骨が胸骨との間をつなぐ．

ⓓ 骨盤（図 20）

　骨盤はヒトでは体幹で下腹部の臓器を納め，脊椎の土台となり，下肢がつながる部の骨格である．骨盤は寛骨，仙骨，尾骨からなる．骨盤の内側は女性で広く，かたちや大きさに性差がある．寛骨は腸骨，坐骨，恥骨からなり，成人では癒合する．腸骨は寛骨の上部，坐骨は下部，恥骨は前方部を占める．

　寛骨前下部の閉鎖孔は膜で閉じた大きな孔で血管や神経を含む閉鎖管が通る．寛骨の外側にある寛骨臼は半球状のくぼみで大腿骨頭がはまり股関節を構成する．寛骨前面では対側の寛骨と恥骨結合でつながる．寛骨後方内面は仙骨と面する耳状面があって仙腸関節を作る．

ⓔ 上肢

　ヒトの腕や手のことを上肢といい，上肢帯と自由上肢からなる（図 15）．

1）上肢帯

　上肢帯は上肢の付け根で，鎖骨と肩甲骨からなる．鎖骨は胸郭の上にある細長い水平の骨で，肩甲骨は胸郭背面で逆三角形をした薄い骨である．

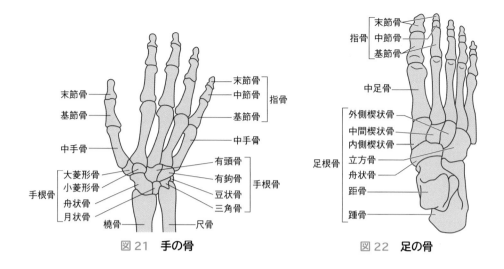

図21　**手の骨**

図22　**足の骨**

2）自由上肢骨

　　自由上肢は上腕，前腕，手からなる．上腕は肩関節から肘関節までの上肢であり，上腕の骨は上腕骨からなる．前腕は肘関節から手関節までの上肢で，前腕の骨は母指側の橈骨と小指側の尺骨からなる．手は手関節から先をいい，手の骨は手根骨，中手骨，指骨からなる（図21）．手根骨は手の付け根に8個あり，中手骨は指骨と手根骨の間で手掌にあって5個あり，指骨は5本の指で母指は2個でほかの指は3個ずつある．

ⓕ 下肢

　　下肢は下肢帯と自由下肢からなる（図15参照）．

1）下肢帯

　　下肢帯は寛骨からなる．寛骨については上述した．

2）自由下肢

　　自由下肢は大腿，下腿，足からなる．大腿は股関節から膝関節までの下肢をいい，大腿の骨は大腿骨からなる．下腿は股関節から足関節までの下肢をいい，下腿の骨は内側の脛骨と外側の腓骨からなる．脛骨は下腿前面で外から触れる．膝関節の前面には膝蓋骨がある．足関節から先を足といい，足の骨は足根骨，中足骨，指骨（趾骨）からなる（図22）．足根骨は足の根元でかかとをなす踵骨と，踵骨と下腿の間の距骨がある．中足骨は足根骨と指骨の間で5個ある．指骨は母指では2個でほかの指は3個ずつある．

Ⓓ 軟　骨

1．軟骨とは

　　軟骨とは骨とともにからだを支える弾力性のある組織で，**軟骨細胞**と**軟骨基質**からなる．軟骨の表面は軟骨膜に覆われている．軟骨は血管や神経を持たないが，軟骨膜や周囲の基質から酸素や栄養が供給される．

2．軟骨の種類

軟骨は軟骨基質の成分によって硝子軟骨，弾性軟骨，線維軟骨に分類される．

ⓐ 硝子軟骨

硝子軟骨は軟骨基質に多量のⅡ型コラーゲンを含み，骨端軟骨，気管軟骨，関節軟骨，肋軟骨（図 19 参照）などにみられる．

ⓑ 弾性軟骨

弾性軟骨は軟骨基質に弾性線維を多く含み，耳介や喉頭蓋にみられる．

ⓒ 線維軟骨

線維軟骨は軟骨基質にⅠ型・Ⅱ型コラーゲンを含み，椎間円板，関節円板，恥骨結合（図 20 参照）にみられる．

Ⓔ 結　合

骨はさまざまな種類のつながり方で結合して骨格を構成しており，不動性と可動性の結合がある．

1．不動性結合

骨の不動性結合には縫合・軟骨結合・骨結合がある．

ⓐ 縫合

縫合は，頭蓋骨など多数の骨同士がいびつな線状に結合したもので，重要なものを保護する部分にみられる．

ⓑ 軟骨結合

骨同士が軟骨で結合しているものを**軟骨結合**という．椎間円板や恥骨結合は線維軟骨で結合し，肋軟骨は硝子軟骨で結合する．

ⓒ 骨結合

骨結合は，複数の骨が融合して 1 つになったもので，寛骨や仙骨がある．

2．可動性結合

骨の可動性結合を関節といい，関節にあるすき間を関節腔という．骨の関節面は関節軟骨で覆われる．関節腔を囲む袋は関節包といい，内側の滑膜と外側の線維膜からなる（図 23）．関節腔を満たす液体を滑液といいヒアルロン酸を含む．

関節のうち凸部を関節頭，凹部を関節窩という．

ⓐ 関節の種類

関節には，そのかたちや運動の軸や方向などによって分類される（図 24）．

> a．球関節：関節頭は球状，関節窩は凹面である．
> b．楕円関節：関節頭と関節窩が楕円状になっている．
> c．鞍関節：関節頭と関節窩は鞍の背面のように双曲している．
> d．蝶番関節：円柱の一部になり円柱軸で 1 方向に動く．
> e．車軸関節：車軸のように回旋する．

10

運動器（筋・骨格）系

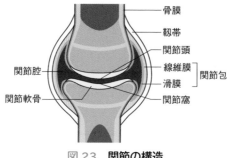

図23　関節の構造

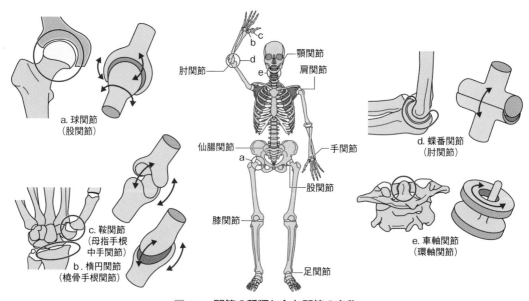

図24　関節の種類と主な関節の名称

3. 靱帯と腱

　　骨や筋を結ぶものに靱帯と腱がある．靱帯は骨と骨を結び，腱は筋と骨を結ぶ．

ⓐ 靱帯

　　靱帯とは骨や軟骨を結合させるコラーゲン線維の帯や膜で，その役割は，補強，安定，運動の円滑性，過度の運動の抑制などがある．靱帯は関節包の内外で分類される．関節包外靱帯は関節包の外にあり，ほとんどの靱帯にみられる．関節包内靱帯は関節包内にあり，膝関節の十字靱帯や大腿骨頭靱帯でみられる．

ⓑ 腱

　　腱とは骨格筋の端で骨に付着する強い線維性の結合組織のことをいう．

練習問題で腕試し！

正しい文章には○，誤った文章には×をつけよう．

Q1 筋収縮はミオシンフィラメントの短縮で起こる．（看護 2016 年午前 26 改）

Q2 筋収縮のエネルギー源はアデノシン三リン酸（ATP）である．（看護 2014 年午前 27 改）

Q3 筋収縮の直前に筋小胞体に Ca^{2+} が流入する．（看護 2016 年午前 26 改）

Q4 白筋は，持続的な収縮に適している．（管栄 2020 年 36 改）

Q5 筋グリコーゲンは，血糖維持に利用される．（管栄 2017 年 38 改）

Q6 骨芽細胞は骨吸収を行う．（看護 2014 年追午前 26 改）

Q7 骨格筋は副交感神経の支配を受ける．（看護 2014 年午前 27 改）

Q8 骨の主な有機成分は，コラーゲンである．（管栄 2020 年 36 改）

Q9 橈骨は，下腿の骨である．（管栄 2020 年 36 改）

Q10 骨端軟骨は，骨端の関節面を覆う．（管栄 2019 年 38 改）

免疫・アレルギー系

　ヒトは自己というかけがえのない存在の個体を保つために，外界から食べ物や酸素など身体を維持するために欠かせないものを取り入れつつ，自己が乱されないように非自己（自己でない存在）をできるだけ体内に受け入れないようにしています．こうした非自己を排除するしくみを免疫といいます．免疫には，生まれつき備わっている非特異的免疫と，生後に外界に接しながら備えていく特異的免疫があります．例えば，コロナウイルスに対抗できる抗体を身体に備えるためにワクチン接種することは，免疫を強化することにほかなりません．免疫はヒトが生きていくためにとても大切なしくみなのです．

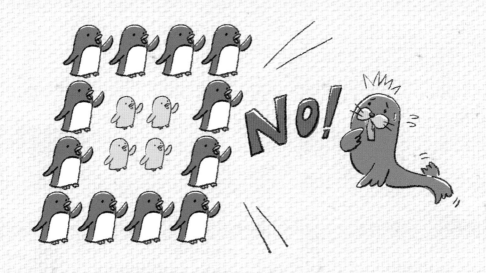

免疫・アレルギー系の あらましと基礎用語をおさえよう！

● 免疫
自己以外を非自己と判断して排除する機能で，非特異的免疫と特異的免疫がある．

 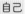

非自己　　　　自己

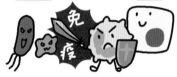

● 非特異的免疫
自然免疫ともいい，どんな非自己にも対応する，生まれながら備えている免疫である．

● 好中球
白血球のうち，顆粒球の一種で，細菌感染などで初期対応し，非特異的免疫ではたらく．

● マクロファージ
白血球のうち，単球が組織内を遊走したもので，非特異的免疫ではたらく．

● NK 細胞
白血球のうち，非特異的免疫にはたらくリンパ球である．

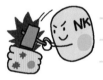

● 常在細菌叢
皮膚や粘膜に常在する細菌の集団で，外来の細菌から守るため，非特異的免疫にはたらく．

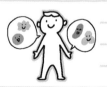

● 特異的免疫
特定の非自己に対して対応する免疫で，液性免疫と細胞性免疫がある．

● 液性免疫
特異的免疫のうち，抗体によって対応する免疫である．

● 細胞性免疫
特異的免疫のうち，細胞成分が中心となる反応で，主に T 細胞がはたらく．

● B リンパ球（B 細胞）
白血球のうち，液性免疫に関わるリンパ球で，形質細胞に分化して抗体を産生・分泌する．

● 抗原
生体を刺激して免疫応答を引き起こす物質の総称．

● 抗体
血液中で免疫に関わるたんぱく質で，γ-グロブリン分画にあるため，免疫グロブリンともいう．特定の抗原に結合する．

抗原
抗体

● 肥満細胞
造血幹細胞由来で粘膜下や結合組織に存在する細胞であり，抗原に反応してヒスタミンを分泌する．

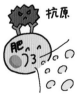

抗原

● Tリンパ球（T細胞）

白血球のうち，細胞性免疫に関わるリンパ球で，ヘルパーT細胞やキラーT細胞がある.

● 胸腺

縦隔で心臓の上にある免疫系の臓器で，T細胞の成熟に関わる.

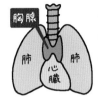

● 補体

非特異的免疫に関わるたんぱく質の一群で，主に肝臓で作られる．連鎖反応により活性化した補体が外敵を傷害する.

● 能動免疫

抗原が体内に入るとそれに対する抗体を産生するなどして免疫力を高めるしくみである.

● 予防接種

ワクチンを体内に入れて免疫力を高めることで感染症を予防する方法である.

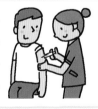

● ワクチン

感染症を予防するために，投与することでその病原体に対する抗体を作ることを人工的に促す医薬品で，生ワクチン，不活化ワクチン，トキソイドなどがある．近年はmRNA（メッセンジャーRNA）ワクチンが実用化されている.

● 生ワクチン

毒性を弱めた微生物やウイルスを用いたワクチン.

● 不活化ワクチン

死んだ細菌や不活化したウイルスを用いて安全性を高めたワクチン.

● トキソイド

病原体が作る毒素を無毒化したものを用いたワクチン.

● mRNA（メッセンジャーRNA）ワクチン

ウイルスや微生物を構成するたんぱく質の一部分の設計図となるmRNAを用いたワクチン.

● 受動免疫

体外から抗体を取り込んで免疫力を高めるしくみである.

● アレルギー

過剰に免疫反応が生じてからだに症状が起きることをいう.

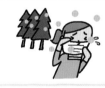

花粉症もアレルギーの1つ！

● 免疫不全

免疫系が障害されて，生体防御が十分にはたらかない状態をいう.

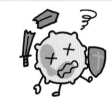

11

免疫・アレルギー系

免疫・アレルギー系のエッセンス！

免疫・アレルギー系の全体像をつかもう！

免 疫

- 免疫とは，自己にとって異物であるものを「非自己」と判定して排除するシステムである．
- 免疫の機序には，非特異的免疫と特異的免疫がある．

```
           ┌─ 非特異的免疫
     免疫 ─┤            ┌─ 液性免疫
           └─ 特異的免疫 ┤
                        └─ 細胞性免疫
```

非特異的免疫

- 非特異的免疫は生まれながら持っている免疫機構で，自然免疫ともいう．
- 体表面による非特異的免疫では，皮膚，粘膜，常在細菌叢がはたらく．
- 免疫細胞による非特異的免疫では，好中球，マクロファージ，NK細胞が関わる．
- 補体は，肝臓で作られ血清に存在するたんぱく質の一群で，免疫に関わる．

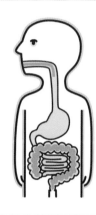

皮膚
物理的に異物の侵入を阻止

粘膜
粘液や分泌液が異物を洗い流す
酵素や胃酸による殺菌

常在細菌叢
腸内や表皮で外来微生物の増殖
抑制

特異的免疫

- 特異的免疫とはリンパ球による特異的な免疫であり，獲得免疫とも呼ばれる．
- 特異的免疫の機序には，液性免疫と細胞性免疫がある．
- 液性免疫は抗体が中心となる免疫反応である．
- 細胞性免疫はヘルパーT細胞，キラーT細胞，活性化マクロファージなどが関わる免疫反応である．

抗体

- 抗体はBリンパ球（B細胞）が分化した形質細胞が分泌し，オプソニン化，中和，補体活性化の3つの作用を示す．
- 抗体はY字型のたんぱく質で，血液，リンパ液，分泌液などに分布し，抗原と特異的に結合する．
- 抗体はIgと略され，IgG，IgE，IgA，IgM，IgDの5種類がある．
- IgGは血清の免疫グロブリンの主成分で，胎盤を通過する．
- IgEはアレルギー反応時に作られる．IgEは肥満細胞の表面に結合している．
- IgAは唾液，鼻汁，気管支分泌液，小腸分泌液，初乳などに含まれる．
- Tリンパ球（T細胞）は胸腺で免疫反応性を得るリンパ球で，ヘルパーT細胞やキラーT細胞がある．

- **抗原提示**とは，抗原たんぱく質がペプチドまで分解されたのちに，MHC分子とともに細胞表面に提示されることである．
- **MHCクラスI分子**はすべての有核細胞に存在し，NK細胞やキラーT細胞が認識する．
- **MHCクラスII分子**は抗原提示細胞（B細胞，マクロファージ，樹状細胞など）だけに存在し，ヘルパーT細胞が認識する．

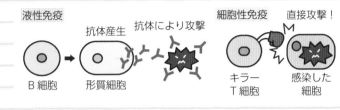

 ## 能動免疫と受動免疫

- 免疫の起こり方には，能動免疫と受動免疫がある．
- **能動免疫**は体内で自らが起こす免疫反応で，自然能動免疫は感染後の免疫反応であり，人工能動免疫は予防接種後の免疫反応である．
- **受動免疫**では自分の体内で免疫反応を起こすことなく外から免疫を受け継ぐことで，自然受動免疫では胎盤経由や授乳にて母親から抗体を受け取り，人工受動免疫では血清療法などで他者の抗体を人工的な方法で受け取る．

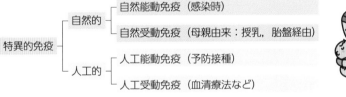

 ## アレルギー

- **アレルギー**とは，抗原と2回目以後に接触したときに起こる，異常な生体反応をいう．
- **I型アレルギー**はIgEと肥満細胞によるアレルギーである．
- **II型アレルギー**は自己抗体による細胞傷害によるアレルギーである．
- **III型アレルギー**では，抗原と抗体が結合した免疫複合体により組織傷害が起きる．
- **IV型アレルギー**は細胞性免疫により生じる．

	作用因子	主な疾患・反応
I型	IgE	アナフィラキシーショック，喘息，食物アレルギー，花粉症など
II型	IgG，IgM	自己免疫性溶血性貧血，悪性貧血，血小板減少症など
III型	免疫複合体	全身性エリテマトーデス，血清病，糸球体腎炎など
IV型	T細胞	接触性皮膚炎，移植片対宿主病，ツベルクリン反応など

11

免疫・アレルギー系

国試合格に向けて！
免疫・アレルギー系の構造と機能を系統的に学ぼう！

Ⓐ 免　疫

1. 免疫とは

免疫は自己にとっての異物を非自己と判定して排除するしくみで，免疫細胞，免疫物質，リンパ器官などのネットワークからなる．免疫の機序には非特異的免疫と特異的免疫がある（図1）．

Ⓑ 非特異的免疫

非特異的免疫は生まれながら持っている機構で自然免疫ともいう．非特異的免疫では皮膚や粘膜などの体表面のバリアーと好中球，マクロファージ，NK 細胞などの免疫細胞が関与する．

1. 体表面による非特異的免疫

体表面のバリアーによる非特異的免疫では皮膚，粘膜，常在細菌叢がはたらく．皮膚は最も強力な物理的バリアーである．粘膜は物理的バリアーとしては皮膚より弱いが，粘液が異物を洗い流し定着を防ぐほか，粘液に含まれる抗体や酵素(リゾチーム，ラクトフェリン）が殺菌作用を持つ．常在細菌叢は腸内や表皮などで外来性の微生物の定着を妨げる．

2. 免疫細胞による非特異的免疫

免疫細胞による非特異的免疫では好中球，マクロファージ，NK 細胞が関わる．

ⓐ 好中球

好中球は顆粒球の大部分を占める白血球で，細菌感染部位へ遊走して細菌を貪食することで，細菌感染初期に非特異的防御を行う．一方，細胞内寄生菌，真菌，原虫には対応できない．

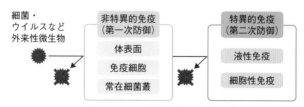

図1　**非特異的免疫と特異的免疫**

ⓑ マクロファージ

マクロファージは骨髄由来の単球が組織に移行したもので，好中球が対応できない細胞内寄生菌，真菌，原虫も貪食する．また，サイトカインによって活性化されると殺菌力が増す．

ⓒ NK 細胞（ナチュラルキラー細胞）

NK 細胞は非特異的免疫を担うリンパ球の一種で，ウイルス感染の初期に，ウイルス感染した自己の細胞をまるごと破壊する．その際，自己の細胞のうち MHC クラス Ⅰ分子を提示できない細胞を非自己と認識して破壊するため，MHC クラス Ⅰ分子は身分証明書の役割をするともいえる．MHC とは major histocompatibility complex（主要組織適合遺伝子複合体）のことで，細胞表面の糖たんぱく質である．ヒトの MHC は HLA（ヒト白血球抗原 human leukocyte antigen）と呼び，例えば臓器移植の適合性を検査する際に調べられる．

Ⓒ 特異的免疫

特異的免疫とはリンパ球による特異的な免疫であり獲得免疫とも呼ばれる．非特異的免疫による第一次防御では処理できない非自己に対し，特異的免疫による第二次防御で強力に異物を排除する．特異的免疫では T 細胞，B 細胞などのリンパ球が関与し，液性免疫と細胞性免疫に分類される．

Ⓓ 液性免疫

液性免疫とは抗体が中心となる特異的免疫反応である（図 2）．

1. B リンパ球（B 細胞）

B リンパ球（B 細胞）はリンパ球の一種で，形質細胞に分化して抗体を産生するが，病原体を貪食しない．

ⓐ 抗原認識

B 細胞は表面にある B 細胞受容体（BCR）という抗原受容体で抗原を認識する．

ⓑ 形質細胞

形質細胞は核が端に寄った構造で，抗体を産生・分泌する．T 細胞の刺激を受けると B 細胞が形質細胞に分化する．

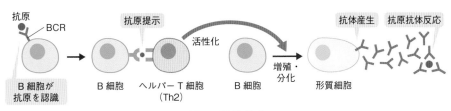

図 2 **液性免疫**

2. 抗 体

抗体は抗原と特異的に結合するY字型のたんぱく質で，血液，リンパ液，分泌液などに分布する．電気泳動による血漿たんぱく分画では，抗体はたんぱく分画ではγ-グロブリン分画に属するため免疫グロブリン immunoglobulin ともいい，Ig と略される．

ⓐ 抗体産生

抗体の産生には，次のプロセスを経る（図2）．
① B細胞が抗原を認識する．
② B細胞がヘルパーT細胞に抗原提示する．
③ ヘルパーT細胞（Th2）がB細胞を刺激する．
④ B細胞が増殖・活性化し，形質細胞に変化する．
⑤ 形質細胞によって抗体が大量に産生され，血液，リンパ液，分泌液などに分布する．

ⓑ 抗体の構造

抗体はたんぱく質で全体ではY字型をしており，Y字の縦棒から分岐に至る長いH鎖と，分岐のみの短いL鎖が2本ずつ対になっている．Y字の分岐先端に当たる部分で抗原と特異的に結合する（図3）．

ⓒ 抗体の機能

抗体は抗原の特定部位と結合して，オプソニン化，中和，補体活性化の3つの作用を示す．オプソニン化は食細胞に貪食を促すこと，中和とはウイルスや毒素を失活させることで，補体活性化は補体の連鎖反応を促して異物の破壊を促すことである．

ⓓ 抗体の種類

抗体はH鎖によりIgG，IgE，IgA，IgM，IgDの5種類に分類される．

1）IgG

IgGは血清の免疫グロブリンの中で最も多く存在し，ウイルス，細菌などの抗原に対する抗体である．抗体のうちIgGだけは胎盤通過性があり，胎児に運ばれる．自己免疫疾患にも関与する．

2）IgE

IgEは肥満細胞の表面に結合しており，即時型アレルギーではそのIgEが抗原と結合し，肥満細胞からヒスタミンやセロトニンといったケミカルメディエーターが放出され，症状がでる．

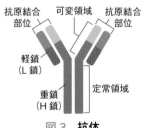

図3 **抗体**

3）IgA

IgA は分泌型で 2 量体となり，唾液，鼻汁，気管支分泌液，小腸分泌液，初乳などに含まれ，病原体の侵入を阻止することで，粘膜の感染防御に重要となる．

4）IgM

IgM は感染初期に最も早く産生される抗体で 5 量体を呈し，補体を活性化したり，食細胞の食作用を増強させる．

5）IgD

IgD は B 細胞の形質細胞への分化に関して何らかのはたらきをすると考えられている．

3. 肥満細胞

肥満細胞はマスト細胞とも呼ばれ，組織内に存在する骨髄系細胞由来の細胞で，抗原と反応してヒスタミンなどのケミカルメディエーターを放出する．肥満細胞表面には IgE を結合し，Ⅰ型アレルギーに関与する．

Ⓔ 細胞性免疫

細胞性免疫は細胞成分が中心となる特異的免疫反応で，Th1 細胞や Th2 細胞といったヘルパーT 細胞，キラーT 細胞（細胞傷害性 T 細胞，CTL），活性化マクロファージなどが関わり，Th1 細胞が指揮をとる（図 4）．

1. T リンパ球（T 細胞）

T リンパ球（T 細胞）は骨髄で形成され，胸腺（p.73，4 章図 2 参照）に移動して免疫反応性を得るリンパ球で，Th1 細胞と Th2 細胞がある．

Th1 細胞はマクロファージやキラーT 細胞を活性化させ，Th2 細胞は B 細胞を分化させ抗体産生を誘導するはたらきがある．キラーT 細胞はウイルス感染細胞や腫瘍細胞を破壊するはたらきがある．

2. 胸　腺

胸腺は縦隔の上前方に位置するリンパ器官で，その大きさは思春期に最大となり，

11

免疫・アレルギー系

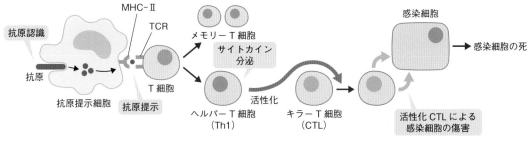

図 4　**細胞性免疫**

その後退縮し脂肪に置き換わる．胸腺は未熟なT細胞から①自己を認識し，②自己に過剰な反応をしない，という両方の特徴を持つT細胞を選りすぐる．

3．T細胞の抗原認識

T細胞が表面に持つT細胞受容体（TCR）という抗原レセプターは抗原認識にはたらく．マクロファージ，B細胞，樹状細胞などの抗原提示細胞がMHCクラスⅡ分子によって提示した抗原を，T細胞がTCRに結合して認識すると，T細胞はヘルパーT細胞に分化してマクロファージを活性化させるなど，インターフェロンやインターロイキンなどさまざまなサイトカインを放出してほかの免疫細胞を活性化する．

4．抗原提示

抗原提示とは，たんぱく抗原がペプチドまで分解されたのちに，MHC分子とともに細胞表面に提示されることである．MHC分子には，クラスⅠとクラスⅡがある．

MHCクラスⅠ分子はすべての有核細胞に存在し，NK細胞やキラーT細胞が認識する．MHCクラスⅡ分子は抗原提示細胞（B細胞，マクロファージ，樹状細胞など）だけに存在し，T細胞が認識する．

Ｆ　補　体

補体とは，肝臓で作られ血液に存在する免疫たんぱく質の一群（C1〜C9）で，異物（抗原）や抗体（IgGやIgM）などによって連鎖反応が活性化され，非特異的免疫としてはたらく．補体が活性化すると，細菌などのオプソニン化，食細胞の炎症部位への遊走促進，細胞膜傷害での溶菌などにはたらく．C5b，C6，C7，C8，C9からなるC5b-9複合体を膜傷害複合体（MAC）といい，細菌の細胞膜に穴を開け，細菌を溶解させる．補体活性化の経路には，抗原に何が結合して活性化が始まるかにより

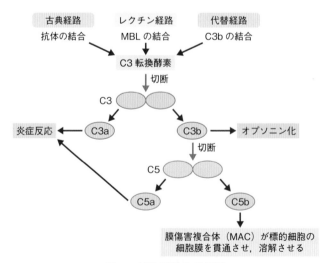

図5　補体活性化の経路

MBL：マンノース結合性レクチン

古典経路，代替経路，レクチン経路の 3 つに分けられる（図 5）.

Ⓖ サイトカイン

　　サイトカインとは細胞から分泌される生理活性物質で，特定の臓器から分泌されない点でホルモンと異なる．サイトカインは，免疫・炎症・細胞増殖や細胞分化などにはたらく．代表的なサイトカインに，インターフェロン，インターロイキン，腫瘍壊死因子（TNF），顆粒球コロニー刺激因子（G-CSF），エリスロポエチンなどがあげられる．

Ⓗ 能動免疫と受動免疫

　　免疫を獲得するには，能動免疫と受動免疫がある．

1．能動免疫

　　能動免疫は体内で自らが起こす免疫反応で，自然能動免疫は感染後の免疫であり，人工能動免疫は予防接種後の免疫である．

ⓐ 予防接種

　　予防接種はワクチンで人工的に抗原を接種して免疫獲得を促す方法である．

ⓑ ワクチンの種類

　　ワクチンは感染症を予防するために免疫を獲得することを目的とした医薬品である．

　　代表的な従来のワクチンには，生ワクチン，不活化ワクチン，トキソイドがある．生ワクチンは，免疫獲得を目的とする微生物やウイルスの毒性を弱めたワクチンで，液性免疫と細胞性免疫の両方の獲得が期待でき，麻疹，風疹，水痘，BCG，おたふく風邪などのワクチンがある．不活化ワクチンは目的の微生物やウイルスを不活化し病原性をなくしたワクチンで，生ワクチンに比べ副反応は少ないものの液性免疫の獲得のみが期待でき，インフルエンザ，日本脳炎，肺炎球菌，百日咳，不活化ポリオなどのワクチンがある．トキソイドは細菌毒素を弱毒化したものを投与し，毒素を中和する抗体を作ることを目的とするワクチンで，ジフテリアや破傷風の予防ワクチンがある．

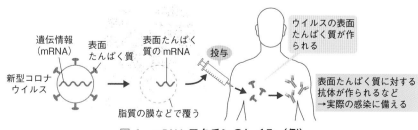

図 6　mRNA ワクチンのしくみ（例）

11

免疫・アレルギー系

　一方，新型コロナウイルス感染症に対するワクチンとして，mRNA（メッセンジャーRNA）ワクチン，DNAワクチン，ウイルスベクターワクチンといったワクチンが開発され，実用化されている．こうしたワクチンは，それぞれウイルスの遺伝情報をmRNA，DNA，または無毒化したウイルスに入れてヒトに投与し，ウイルスのたんぱく質が体内で作られることにより，それらに対する抗体が作られるなどして，免疫ができる（図6）．

2．受動免疫

　受動免疫は特異的免疫の1つで，自分の体内で免疫反応を起こさず，外部から抗体などの免疫の要素を受けることである．自然受動免疫は，胎盤経由で母体から胎児にIgGが移行したり母乳から抗体を得るなど，自然な営みで受動的に得ることをいう．一方，人工受動免疫は，血清療法や免疫グロブリン療法など，他者の抗体を点滴など人工的な方法で移行させることをいう．

Ⅰ　脾臓・リンパ節

1．脾　臓

　脾臓は左上腹部で胃の左に位置し横隔膜に接する実質性臓器で，重さは100gほどである（p.58，3章図6参照）．内部は赤脾髄と白脾髄に分かれ，赤脾髄では血液が充満し，古くなった赤血球の破壊や異物処理が行われる．白脾髄にはリンパ組織が充満している（p.58，3章図7参照）．

2．リンパ節

　リンパ節は循環器におけるリンパ管をつなぐ数mmのマメ形の小器官で，全身に数百個存在する（図7）．リンパ節にはリンパ球が充満し，リンパ管内を流れるリンパ液に入り込んだ腫瘍細胞，細菌，ウイルスなどを除く役割があり，免疫における重要な役割を担う．

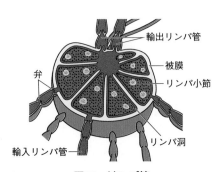

図7　リンパ節

J アレルギー

アレルギーは免疫の機序によって引き起こされる過敏な反応や，それにより生じる症状である．アレルギーでは抗原と2回目以後に接触したときに異常な生体反応が起こり，その機序はⅠ型，Ⅱ型，Ⅲ型，Ⅳ型の4つに分類され，Ⅰ型・Ⅱ型・Ⅲ型は液性免疫に，Ⅳ型は細胞性免疫にもとづく（表1）．最も一般的な花粉症などによるアレルギーはⅠ型アレルギーである．

アレルギーが形成される過程は，感作と誘発の2段階反応による．つまり，抗原を異物と認識する感作が成立して，感作成立後に異物を認識するとアレルギー反応が誘発される．

液性免疫ではまず抗原と免疫担当細胞が接触してリンパ球の作用で抗体が産生されることで感作され，抗原・抗体反応によるエフェクター細胞の活性化とエフェクター細胞からのケミカルメディエーターやサイトカインによってアレルギーが誘発される．細胞性免疫では抗原によってT細胞が感作され，感作T細胞と抗原が結合すると感作T細胞からサイトカインが産生され，サイトカインによってほかの細胞も活性化されてさらにサイトカインが産生されてアレルギーが誘発される．

1. Ⅰ型アレルギー

Ⅰ型アレルギーは，IgEと肥満細胞が関わる液性免疫による即時型アレルギーで，抗原と反応して数分で発生し，アナフィラキシー型ともいう．活性化された肥満細胞からヒスタミンが放出される．症状として，むくみ，血圧低下，気管支攣縮などが起こりうる．花粉症，蕁麻疹，アトピー性皮膚炎，食物アレルギー，喘息などがある．

ⓐ アナフィラキシーショック

Ⅰ型アレルギーにより呼吸困難などを伴うショック症状を呈するものをアナフィラキシーショックといい，重症例では意識消失や死に至る．重症なⅠ型食物アレルギーを有する場合はアナフィラキシーショックに備えてアドレナリン自己注射製剤を携帯することもある．

2. Ⅱ型アレルギー

Ⅱ型アレルギーは自己の細胞を抗原とする自己抗体による細胞傷害によるアレル

11

免疫・アレルギー系

表1 **アレルギーの種類**

	名称	機序	抗体関与	関与因子	反応時間
Ⅰ型	アナフィラキシー型	液性免疫	IgE	肥満細胞，抗原	数分〜数時間
Ⅱ型	細胞傷害型	液性免疫	IgG，IgM	補体，貪食細胞	1時間程度
Ⅲ型	免疫複合体型	液性免疫	IgG，IgM	免疫複合体，補体	2〜8時間
Ⅳ型	遅延型	細胞性免疫	なし	T細胞	24〜72時間

ギーで，IgG や IgM による液性免疫で生じる．直接クームス試験は患者の赤血球と
抗免疫グロブリン抗体を混ぜる検査で，凝集すると赤血球に抗赤血球抗体が結合して
いると判断され，自己免疫性溶血性貧血の場合は陽性となる．そのほかに天疱瘡・類
天疱瘡，重症筋無力症などがある．

3. Ⅲ型アレルギー

　　Ⅲ型アレルギーは抗原と抗体が結合した免疫複合体（IC）が組織に沈着して組織傷
害を起こす液性免疫である．Ⅲ型アレルギーでは補体が活性化される．一部の自己免
疫性の腎炎や肺炎などの原因となる．そのほかに全身性エリテマトーデス，関節リウ
マチ，血管炎などがある．

4. Ⅳ型アレルギー

　　Ⅳ型アレルギーは細胞性免疫で生じ，T 細胞が抗原を記憶して感作が成立後，再び
抗原が侵入すると T 細胞が反応して炎症を誘発する．反応までに時間がかかるので
遅延型アレルギーともいう．炎症が長期化するとマクロファージは類上皮細胞やラン
グハンス巨細胞に変化し，さらに肉芽腫を形成する．結核や肉芽腫性炎症ではⅣ型ア
レルギーがみられる．また結核菌感染の有無を知る検査法であるツベルクリン反応は
Ⅳ型アレルギー反応による．そのほかに接触皮膚炎，移植片宿主病などがある．

Ⓚ 免疫不全

　　免疫不全とは免疫系が障害されて生体防御が不全状態となることで，病原微生物へ
の感染が起こりやすくなる．原因として遺伝などの原発性や，HIV（ヒト免疫不全ウ
イルス）や薬剤による続発性がある．HIV による免疫不全を AIDS（後天性免疫不全
症候群）という．HIV はヘルパーT 細胞に潜伏後に破壊して，免疫機構を障害する．

練習問題で腕試し！

正しい文章には○，誤った文章には×をつけよう．

Q1 線維芽細胞は貪食能を持つ．（看護 2016 年午後 69 改）

Q2 胎児期は胎盤を通じて母体から IgA を受け取る．（看護 2016 年午前 89 改）

Q3 形質細胞は抗体を産生する．（看護 2010 年午後 26 改）

Q4 好中球は抗原提示をする．（看護 2010 年午後 26 改）

Q5 肥満細胞は補体を活性化する．（看護 2010 年午後 26 改）

Q6 IgE は肥満細胞から分泌される．（管栄 2017 年 42 改）

Q7 ツベルクリン反応は，Ⅱ型アレルギーの機序で起こる．（管栄 2020 年 40 改）

Q8 母乳中の抗体による免疫は，能動免疫である．（管栄 2015 年 48 改）

Q9 ナチュラルキラー（NK）細胞は，特異的免疫機構を担っている．（管栄 2018 年 42 改）

Q10 好中球は，抗体を産生する．（管栄 2015 年 48 改）

皮膚組織と恒常性

　皮膚はからだの表面にあるので見慣れている一方，皮膚が臓器である，といわれてもいまひとつピンとこないかもしれません．しかし，皮膚は大きさや重さの面で人体最大の臓器といえます．皮膚にはからだの保護をはじめとして，いくつかの大切なはたらきがあります．こうしたはたらきを保つためにも，かたちを維持することは大切で，美肌も重要な意味があります．

　また，皮膚は体温や水分のバランスを保つという意味で，からだの恒常性に大きな役割を果たしています．ここではこうした恒常性についても深く学んでいきます．

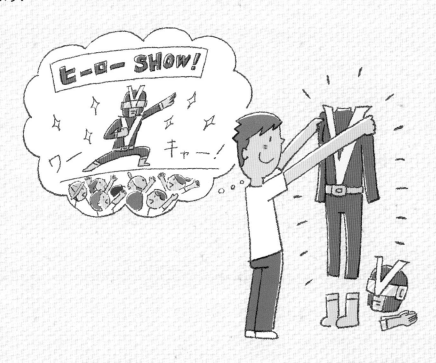

皮膚組織と恒常性の あらましと基礎用語をおさえよう！

● 皮膚

からだの表面を覆う器官で，表皮，真皮，皮下組織と皮膚付属器からなる．

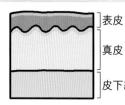

● 体表面積

からだの表面の面積で，近似式で計算する．

体表面積(m²) ＝
身長(cm)^0.725 × 体重(kg)^0.425 × 0.007184

● 表皮

皮膚のうち最表層のものをいい，重層扁平上皮からなる．

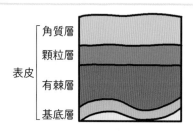

● 角質

表皮のうち，最上部で無核の細胞からなる角質層にある硬いたんぱく質である．

● 真皮

真皮は皮膚のうち，表皮の下にあって，結合組織，血管，神経を含む層である．

● 皮下組織

皮下組織は皮膚のうち，真皮の下にあって，皮下脂肪を含む層である．

● 皮膚感覚

温度覚，痛覚，触圧覚など体表面への刺激を皮膚の感覚受容器で認識する感覚である．

温度覚	痛覚	触圧覚
熱さや冷たさの感覚	痛みの感覚	触る感覚 押される感覚

● 皮膚付属器

皮膚の機能を支える構造で，毛，脂腺，汗腺，爪などからなる．

● 体温調節

体温の熱産生と熱放散を調節して，体温を維持したり上下させるしくみをいう．皮膚は毛細血管の収縮や発汗によって体温を調節する．

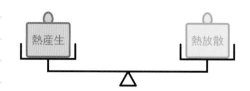

皮膚組織と恒常性のエッセンス！

皮膚組織と恒常性の全体像をつかもう！

 ## 皮　膚

- 皮膚はからだの表面を覆う強い被膜である.
- 皮膚の体表面積は約 1.5〜1.8 m² である.
- 皮膚は表皮，真皮，皮下組織，皮膚付属器からなる.
- 皮膚の機能は，防御・ビタミン D 産生・発汗・体温調節・栄養貯蔵・感覚など多くの種類にわたる.
- プロビタミン D₃ は皮膚などで紫外線に当たるとビタミン D₃ に変化する.
- 表皮は皮膚の上皮層で，重層扁平上皮である.
- 表皮の基底層には基底細胞やメラノサイトがある.
- 表皮の有棘層には基底細胞由来で基底層から押し上げられた有棘細胞がある.
- 表皮の角質層は表皮の最表層で，ケラチンで満たされた無核の扁平な数層の細胞からなる.
- 真皮は膠原線維・弾性線維などの結合組織からなり，血管や神経を含む.
- 皮下組織は疎性結合組織からなり，多量の皮下脂肪を含む.

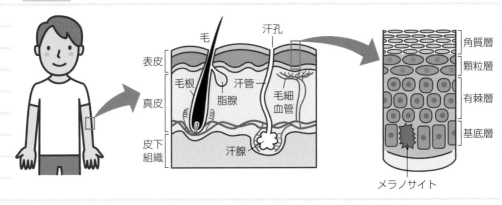

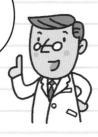

皮膚は成人では
体重の約 16% を占め，
表面積は約 1.6 m² もあるんだ！
ヒトのからだで
最大の臓器といえるよ！

12

皮膚組織と恒常性

皮膚感覚

- ●体性感覚は皮膚感覚（表在感覚）と深部感覚に分けられ，さらに皮膚感覚は痛覚・温度覚・触圧覚に分けられる．
- ●痛覚は熱や皮膚に加わる機械的・化学的刺激を痛みとして感じる感覚で，順応せず，自由神経終末で感じる．
- ●温度覚は冷たさや熱さを異なる程度で感じる感覚で，自由神経終末で感じ，順応がみられる．
- ●触圧覚は触る感覚の触覚と押される感覚の圧覚で，メルケル小体，マイスネル小体，パチニ小体といった皮膚の機械受容器で感じる．
- ●深部感覚は位置覚・運動覚などで筋や腱に受容器がある．

```
                                   ┌ 痛覚
                    ┌ 皮膚感覚 ─┼ 温度覚
体性感覚 ─┤                 └ 触圧覚（触覚，圧覚）
                    └ 深部感覚（筋，腱，関節の動き）
```

皮膚付属器と体温調節

- ●皮膚付属器には，毛，脂腺，汗腺，爪がある．
- ●からだでは，熱産生と熱放散のバランスをとって体温を調節する．
- ●皮膚では，自律神経の作用によって毛細血管の拡張や発汗を行い，熱放散の程度を調節する．

体温上昇時

 熱放散↑

体温低下時

 熱放散↓ + 熱産生↑

概日リズム

- ●概日リズム（サーカディアンリズム）は，ヒトの体内時計の周期のことで，視交叉上核にある体内時計に依存している．
- ●視交叉上核からの信号は松果体からメラトニンが夜間に分泌されるのを促す．

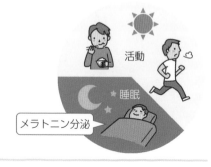

活動

睡眠

メラトニン分泌

皮膚組織と恒常性を系統的に学ぼう!

A 皮膚とは

1. 皮膚とは

皮膚とはからだの表面を覆う強い被膜で,重さは体重の約16%であり,からだで最も大きな器官ともいえる.

2. 体表面積

皮膚の全表面積を**体表面積**(body surface area:BSA)といい,標準でおよそ1.5～1.8 m² であり,体格に応じた薬剤の投与量を算出する際に用いられる.体表面積の換算式での1つであるデュボア式を以下に示す.

体表面積(m²) = 身長(cm)$^{0.725}$ ×体重(kg)$^{0.425}$ × 0.007184
身長160 cm,体重55 kg の体表面積は
体表面積= $160^{0.725} \times 55^{0.425} \times 0.007184 \fallingdotseq 1.56$(m²) である.

B 皮膚の構造

皮膚は表皮,真皮,皮下組織,皮膚付属器からなる(図1).

1. 表 皮

表皮は皮膚の上皮層で重層扁平上皮からなり,厚みは0.05～0.2 mm ほどだが,手掌や足底では1 mm にもなる.表皮は深い方から基底層,有棘層(ゆうきょく),顆粒層(かりゅう),淡明層(たんめい),角質層の5層に区別されるが,表皮には血管がない(図2).

ⓐ 基底層

基底層は表皮の最下層で基底膜の上にあり,基底膜の下は真皮である.基底膜上には分裂能を持つ基底細胞が1層で並び,基底細胞同士はデスモソーム(接着斑)で強くつながっている.基底層にはほかにメラノサイト(メラニン細胞)や機械的刺激の受容器のメルケル細胞がある.メラノサイトでは紫外線などの刺激を受けてメラニン色素を合成し深部を紫外線から守る.

ⓑ 有棘層

基底層の上には厚い**有棘層**がある.有棘層には基底細胞由来で基底層から押し上げられた有棘細胞(ケラチノサイト)があり,基底層に近いものは分裂能を持つ.有棘細胞同士や基底細胞とはデスモソームで結合する.有棘層では皮膚の樹状細胞で免疫応答するランゲルハンス細胞があり,抗原提示する.

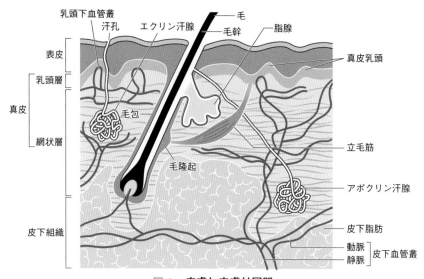

図 1 皮膚と皮膚付属器

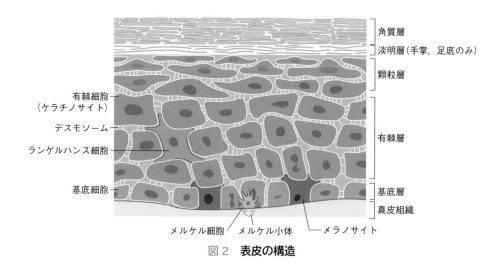

図 2 表皮の構造

ⓒ 顆粒層

顆粒層は 3〜5 層の扁平な有棘細胞からなる．顆粒層の有棘細胞は細胞内に大きな
ケラトヒアリン顆粒を含む．

ⓓ 淡明層

淡明層は透明な層で，4〜6 層の細胞構造のない死んだ有棘細胞からなり，手掌や
足底など厚い表皮のみに存在する．

ⓔ 角質層

角質層は表皮の最表層でケラチンで満たされた無核の扁平な数層の細胞からなり，
表層ではデスモソームを失って皮膚から脱落する．

2. 真皮

真皮は膠原線維，弾性線維などの結合組織からなり，厚さは約 1〜2.5 mm である
が手掌や足底では 3 mm 以上となり，血管や神経を含む．真皮には線維芽細胞，肥
満細胞，マクロファージなどがある．真皮は乳頭層と網状層に分けられる（図1）．

ⓐ 乳頭層

乳頭層は真皮の表層で，表皮との境界が入り組んだ部分で，頂点に真皮乳頭があ
る．真皮乳頭には毛細血管や神経終末がある．

ⓑ 網状層

網状層は深部にあって血管，神経，リンパ管が発達している．

3. 皮下組織

皮下組織は疎性結合組織からなり多量の皮下脂肪を含み，保温，保護，栄養貯蔵に
はたらく．

Ⓒ 皮膚の機能

皮膚には防御，ビタミン D 産生，発汗，体温調節，栄養貯蔵，感覚など多くの機
能がある．防御については 11 章（p.210 参照），発汗については本章 E で，感覚に
ついては本章 D でそれぞれ詳述する．

なお，皮膚は呼吸にはあまり役立たない．ヒトには表皮から拡散による皮膚呼吸を
するともいわれているが，呼吸量全体の 1％未満で，たとえ皮膚呼吸が妨げられても
本来の肺呼吸で十分な呼吸量が得られる．

1. ビタミン D 産生

ヒトの皮膚が紫外線に当たるとビタミン D_3（コレカルシフェロール）が合成され
る．ビタミン D にはキノコ類など植物由来のビタミン D_2 と，動物由来のビタミン
D_3 がある．前駆体のプロビタミン D_3（7-デヒドロコレステロール）はコレステロー
ルが変化したもので，紫外線に当たると開裂しビタミン D_3 に変化する．ビタミン
D_3 は肝臓と腎臓で水酸化されて活性型ビタミン D_3（1,25-ジヒドロキシコレカルシ
フェロール）となる．こうしてビタミン D は体内で合成可能であるため，厳密にいえ
ばビタミンの定義を満たさないともいわれる．

Ⓓ 皮膚感覚

皮膚は最大の体性感覚の受容器である．体性感覚は皮膚感覚（表在感覚）と深部感
覚に分けられ，さらに皮膚感覚は痛覚，温度覚，触圧覚に分けられる．感覚によって
は刺激が続くと感覚が薄れることがあり，これを順応という．生体にとって危険な
刺激に対する感覚ほど順応は遅い（順応しない）．

1. 痛　覚

　　痛覚とは熱や皮膚に加わる機械的・化学的刺激を痛みとして感じる感覚で，自由神経終末で感じ，順応しない．

　　自由神経終末は感覚神経線維の端が特別な装置がなく終わっているもので，からだを侵害する刺激を伝える感覚受容器なので侵害受容器ともいわれ，皮膚では真皮や表皮にある．自由神経終末の神経線維は，無髄線維か細い有髄線維で，伝導速度が遅い．

2. 温度覚

　　温度覚とは温度受容器と痛覚受容器が識別する冷たさや熱さの感覚である．温度受容器には冷受容器と温受容器がある．温度が極端な高温や低温では痛覚受容器が同時にはたらく．温度覚は自由神経終末で，順応がみられる．

3. 触圧覚

　　触圧覚とは触る触覚と押される圧覚をまとめたもので，皮膚の機械受容器で感じる．機械受容器は感覚神経線維の端に特別な装置を持つ感覚受容器のことである．機械受容器にはメルケル小体，マイスネル小体，パチニ小体，ルフィニ小体，毛包受容器がある（図3）．

ⓐ メルケル小体

　　メルケル小体は触覚の受容器で，表皮基底層のメルケル細胞とシナプスを作る．メルケル小体の順応は非常に遅い．

ⓑ マイスネル小体

　　マイスネル小体は触覚の受容器で，指の腹や手掌の真皮乳頭部に多くみられ，数本の感覚有髄神経で髄鞘を欠く末端が渦巻き，シュワン細胞によって層状に囲まれて卵形にふくらむ．マイスネル小体の順応は速い．

ⓒ パチニ小体

　　パチニ小体は圧覚や振動覚の受容器で，真皮や皮下組織にある．パチニ小体の感覚

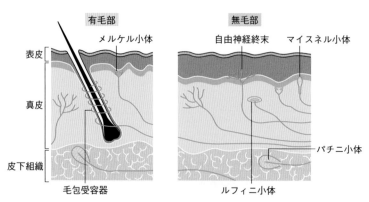

図3　皮膚の感覚受容器

有髄線維は端が無髄で，シュワン細胞と結合組織が層板を作る．パチニ小体に圧が加わると層のかたちが変化してその程度によって神経が興奮する．パチニ小体の順応は非常に速い．

ⓓ ルフィニ小体

ルフィニ小体は皮膚のずれを感じる触覚や圧覚の受容器で，真皮にあり，膠原線維の束に感覚有髄線維末端の無髄部が紡錘状の被膜に包まれている．ルフィニ小体の順応は非常に遅い．

ⓔ 毛包受容器

毛包受容器は毛幹の動きを感じる触覚の受容器で，毛包内で感覚有髄線維の無髄神経終末が毛根に巻き付く．

4．深部感覚

深部感覚は位置覚・運動覚など筋や腱の位置や動きの感覚で，固有受容器と呼ばれ，筋や腱に受容器がある．筋の固有受容器は筋紡錘である．腱の固有受容器は腱器官（ゴルジ器官）といい，ルフィニ小体に似た構造をする．筋紡錘については8章で詳しく述べる（p.162参照）．

Ⓔ 皮膚付属器

皮膚にある特殊な機能を持つ器官を皮膚付属器といい，毛・脂腺・汗腺・爪がある．

1．毛

毛は表皮が角化変形して皮膚に生える細い糸状のもので，皮膚の保護・保温のはたらきがあり，ほぼ全身の皮膚にあるが口唇，手掌，足底にはない．毛は毛皮質，毛髄質，毛小皮からなる（図4）．毛皮質は毛の表層で，メラニン色素が多く角化が強い．毛髄質は毛の中心部で，メラニン色素が少なく角化が弱い．毛小皮（キューティクル）は皮質の最表層で，角化が強く細胞が瓦状に重なる．

毛の本体を毛幹，皮膚にうまる部分を毛根という．毛根を包む皮膚を毛包といい，毛の根元でふくらんでいる部を毛球という．毛球が内側にくびれたところに毛の細胞を作る毛母基があり，毛細血管が入り込む．立毛筋は毛を立たせる平滑筋で脂腺（毛脂腺）の下に付着する．立毛筋には体温保持や脂腺の分泌物を押し出すはたらきがあり，交感神経支配である．

毛は1日に0.3〜0.5mm伸びるが，成長期（2〜6年），退行期（2〜3週），休止期（4〜5ヵ月）の毛周期（ヘアサイクル）を繰り返す（図5）．

2．脂　腺

脂腺は皮脂腺ともいい，真皮にあって毛包の浅いところに開口し，脂肪性の分泌物（皮脂)を出す．皮脂は常在菌に分解され，脂肪酸が生じる．こうして生じた脂肪酸は

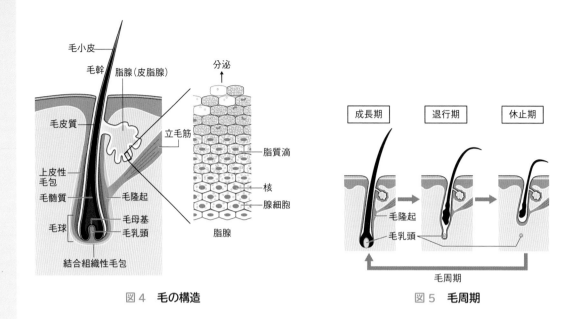

図4 **毛の構造**

図5 **毛周期**

皮膚の表面を弱酸性に保ち，病原菌の繁殖を防ぐ．脂腺の腺細胞は脂質滴を蓄え，変性して無核となったのちに崩壊し，細胞質ごと分泌される（全分泌型）（図4）．

3. 汗　腺

汗腺とは皮膚にある汗を分泌する腺で，エクリン汗腺とアポクリン汗腺の2種類がある（図1参照）．

ⓐ エクリン汗腺

エクリン汗腺は毛包と独立して開口する小さい汗腺で小汗腺ともいわれ，からだの汗の大部分が分泌され，水分を出して体温を調節する．エクリン汗腺はほぼ全身に分布するが，陰部の一部や口唇にはない．エクリン汗腺に分布する交感神経節後線維の神経伝達物質はアセチルコリンである．

ⓑ アポクリン汗腺

アポクリン汗腺は毛包に開口する大きな汗腺で大汗腺ともいわれ，腋・乳房・陰部・外耳道の毛包など，からだの一部に分布する．アポクリン汗腺はたんぱく質や脂質を含む汗を分泌し，脂質や細菌と反応してにおいを出し，フェロモンとしてもはたらく．

4. 爪

爪は指の背側末端で角質からなる板状の構造物である．爪の主体を爪体，爪体の根元にある白色部を半月，爪体の深部にある皮膚を爪床という．根元で皮膚にかくれる部を爪根といい，爪根の下の爪床を爪母基といい，爪が作られる部分である（図6）．爪は毎月2～4 mm伸びる．

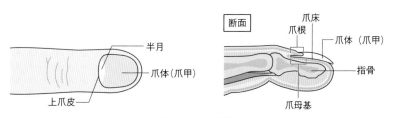

図6 爪の構造

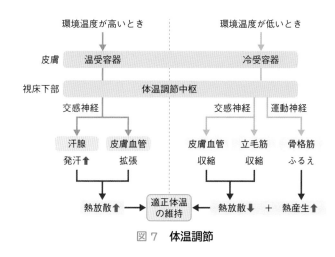

図7 体温調節

F 体温調節

体温は，熱産生と熱放散のバランスをとることにより調節される．環境温度が高いときは視床下部の体温調節中枢から交感神経経由で発汗を促すと同時に皮膚血管の収縮を抑制して，熱放散を促し体温を下げる．環境温度が低いときは，視床下部の体温調節中枢から交感神経経由で皮膚血管および立毛筋を収縮させて熱放散を防ぐ一方で，骨格筋を運動神経経由でふるえさせるなどして熱産生を促す（図7）．

<u>熱放散</u>には，体表面の赤外線放射での放熱，体表面の水分蒸発，気流による放散，接触物への熱伝導，発汗による放散などがあり，自律神経によって調節されている．

<u>熱産生</u>には，ふるえ，代謝，褐色脂肪細胞による脂肪分解などがあり，内臓で約55%，骨格筋で約20%，脳で約15%の割合で行われている．

G ヒトの恒常性

ヒトの体内では，からだの環境を一定に保とうとするはたらきがあり，こうした性質を<u>恒常性（ホメオスタシス）</u>という．ホメオスタシスは，体温（上記），浸透圧，電解質，血液ガス，血糖，免疫などさまざまな環境にみられる．

12

皮膚組織と恒常性

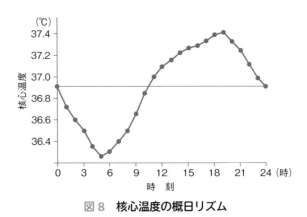

図8　核心温度の概日リズム

- 血液の浸透圧を視床下部の浸透圧受容器で感知し，下垂体後葉でのバソプレシンの分泌を調節する．
- 延髄の中枢性化学受容野で二酸化炭素分圧の上昇を感知して呼吸を促し，二酸化炭素を排出する．
- 細胞外液のpHは，肺や腎臓からの酸の排泄や重炭酸などの緩衝系によって7.4前後に維持される（p.118参照）．

こうした恒常性の維持は，加齢に伴って困難になる．

1. 概日リズム

　概日リズム（サーカディアンリズム）は睡眠・覚醒サイクルを調節し，約24時間ごとに繰り返される．概日時計は1日の長さを計る体内時計で，視床下部視交叉上核（SCN）にあり，SCNは網膜から昼と夜の長さの情報を取得して松果体に送る．これにより松果体からのメラトニン分泌が調節される．メラトニンの分泌は夜にピークになる．

2. 核心温度と外殻温度

　体表の温度である外殻温度は環境の影響を受けやすい一方，体内の脳や消化器などといった臓器の温度である核心温度は概ね37℃に保たれている．直腸温は核心温度の代表で，環境温度に影響を受けにくい．外殻温度である口腔温は直腸温より0.5℃低い．また小児では成人より0.5℃ほど体温が高い．

　核心温度は規則正しい概日リズムを示し，午前5〜6時頃に最低となり，日中の活動とともに上昇し，夕方に最高となる（図8）．

練習問題で腕試し！

正しい文章には〇，誤った文章には×をつけよう．

Q1 表皮の基底層にはメラノサイトが含まれている．（管栄 2003 年 90 改）

Q2 表皮には，毛細血管が存在する．（管栄 2005 年 90 改）

Q3 皮膚表面は弱酸性である．（看護 2015 年午後 45 改）

Q4 エクリン汗腺は毛包に開口している．（管栄 2003 年 90 改）

Q5 浸透圧受容器はホメオスタシスに関与する．（看護 2017 年午後 73 改）

Q6 中枢性化学受容野はホメオスタシスに関与する．（看護 2017 年午後 73 改）

Q7 加齢に伴い，外部環境の変化に対する恒常性の維持は容易となる．（看護 2005 年午前 104 改）

Q8 延髄は体温の恒常性を保つ．（看護 2012 年午前 26 改）

Q9 細胞外液の pH は，7.0 に維持されている．（管栄 2018 年 22 改）

Q10 メラトニンは概日リズム（サーカディアンリズム）に関係する．（管栄 2018 年 22 改）

12

皮膚組織と恒常性

生殖器系

種の保存のためにあらたな個体である子どもを生み出すことを生殖といいます．
ヒトの生殖では，男性と女性による有性生殖のかたちを取ります．生殖のために
必要な器官系を生殖器系といい，男性と女性にはそれぞれ特徴を持った生殖器系
が備わっています．この章では，こうした重要な器官系である生殖器系について
深く学んでいきます．

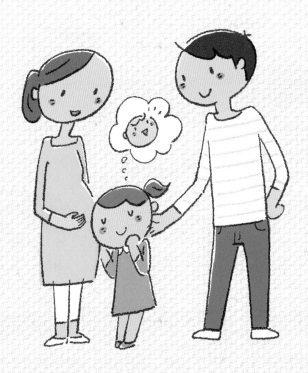

生殖器系の あらましと基礎用語をおさえよう！

● 生殖器

生殖に必要な器官である．生殖器は，生殖巣，生殖輸管，交接器，付属器などからなる．

生殖器 ─┬─ 生殖巣　精巣／卵巣
　　　　├─ 生殖輸管　精管／卵管
　　　　├─ 交接器　陰茎／外陰部・膣
　　　　└─ 付属器

● 男性生殖器

精巣，精巣上体，精管，精嚢，前立腺，陰茎，陰嚢からなる．

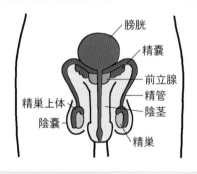

● 精巣

陰嚢の中にある男性の生殖巣で，睾丸ともいう．精子が作られる．

● 精巣上体

精巣の上部にある，1本の精巣上体管からなる精巣で作られた精子を蓄える部分である．副睾丸ともいわれる．

● 精管

男性の生殖輸管で，精巣上体から続いて精嚢と合流するまでの，長い管である．

● 精嚢

膀胱底の下で精管膨大部のすぐ下に合流する，外側に張り出した袋状の器官で，精液を作る．

● 前立腺

膀胱の直下で尿道を囲む外分泌腺で精液を分泌するほか，内部の平滑筋によって精液を排出する．

● 陰茎

男性の交接器で，泌尿器として排尿も行う．

● 女性生殖器

卵巣，卵管，子宮，膣，外陰部からなる．

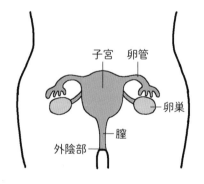

● 卵巣

腹腔にある女性の生殖巣で，卵子が形成される場所である．左右1対で母指頭大の扁平な楕円体である．

● 卵胞

卵巣の皮質にある，卵子を含む細胞の集まりで，球形である．

● 卵管

女性の生殖輸管で，子宮から卵巣に向かって伸びる．

● 子宮

左右の卵管から連なって膣に至るまでの平滑筋性の中空臓器で，厚い平滑筋層を持ち，受精卵が胎児に発育するための臓器である．

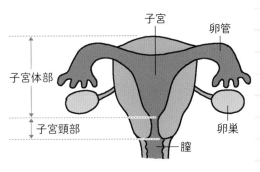

● 膣

子宮の下端につづき尿道口と肛門の間に開口する管状の器官である．女性の交接器で，産道の役割も担う．

● 外陰部

尿道と膣が外に開口する部の周囲で，恥丘，大陰唇，小陰唇，膣前庭，陰核，前庭球からなる．

● 会陰部

一般的には外陰部と肛門の間の部分をいう．医学的には，前後は恥骨結合と尾骨，左右は坐骨結合で作られる菱形の領域をいう．

● 乳房

女性の胸部に左右1対あるふくらみで，出産後の一時期に乳腺で母乳を作り，中央の乳頭から母乳を分泌する．

● 性周期

卵巣周期と月経周期を合わせて性周期という．

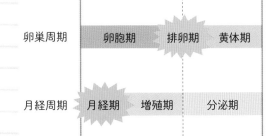

● 卵巣周期

卵胞の成長や排卵が繰り返される周期で，卵胞期，排卵期，黄体期からなる．

● 黄体

排卵後の卵胞で顆粒膜細胞と莢膜細胞が分厚くなったものである．

● 白体

性周期で受精卵の着床がなく黄体が瘢痕組織に移行したものである．

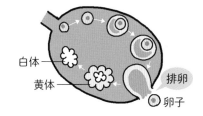

● 月経周期

月経の開始から，次の月経の開始までの期間の周期で，月経期，増殖期，分泌期からなる．

13

生殖器系

step 2

生殖器系のエッセンス！

生殖器系の全体像をつかもう！

生殖

- 生殖とはあらたな個体である子どもを生み出す営みで，これにより寿命を超えて種を維持することができる．
- ヒトの生殖は，男性と女性によって営まれる有性生殖によって行われる．

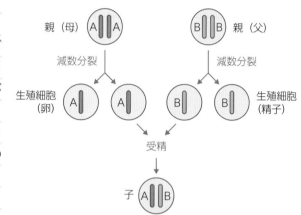

男性生殖器

- 男性生殖器は精巣，精巣上体，精管，精嚢，前立腺，陰茎，陰嚢からなる．
- 精巣はやや平たい楕円体で陰嚢の中にある男性の生殖巣で，睾丸（こうがん）ともいう．
- 精巣内は200〜300個の精巣小葉に分かれ，**曲精細管**という細い管があり，精子が作られる．
- 曲精細管の内部に精上皮があり，精子形成する細胞とセルトリ細胞からなる．
- 精子形成する細胞は，体細胞分裂および減数分裂を経て，22個の常染色体と性染色体は，X染色体かY染色体のいずれか1個の性染色体を持つ．
- 精管は精巣上体から続いて精嚢と合流するまでの長い管で，膀胱底で精管膨大部というふくらみとなって，精嚢と合流する．
- 精嚢は精液の合成をし，精子のエネルギー源である果糖を分泌する．
- 前立腺はクルミほどの大きさで，射精管は，前立腺を貫いて前立腺内で尿道と合流する．
- 陰茎は排尿と性交・射精を行うため，泌尿器と生殖器の2つのはたらきを持つ．

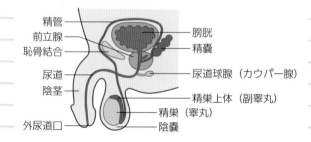

女性生殖器と性周期

- 女性生殖器は卵巣，卵管，子宮，膣，外陰部からなる．
- 卵巣は卵子を含む卵胞を有する生殖腺で，かつ女性ホルモンを産生する性腺としてのはたらきがある．
- 一次卵胞では，一次卵母細胞を顆粒膜細胞が囲み，さらにその外側を莢膜細胞が囲む．
- 卵巣周期の卵胞期では，視床下部から GnRH が分泌されると，下垂体前葉で性腺刺激ホルモン（ゴナドトロピン）である LH と FSH が放出される．
- LH は卵胞壁表面の莢膜細胞でコレステロールからアンドロゲンを作る．
- FSH は顆粒膜細胞でアンドロゲンからエストロゲンを作る．
- エストロゲンは子宮内膜の増殖や肥厚を起こす．
- 卵巣の女性ホルモンが 2 種類のゴナドトロピンと 2 種類の細胞がはたらいて作られる理論を，two cell, two gonadotropin theory という．
- 卵巣周期の排卵期では，LH サージと呼ばれる LH の大量分泌が，成熟卵胞から卵子を卵巣外に排卵させる．
- 卵巣周期の黄体期では，黄体はエストロゲンに加えプロゲステロン（黄体ホルモン）を分泌するようになる．
- プロゲステロンは子宮内膜の血管を発達させ，グリコーゲンを含んだ分泌液を分泌させる．

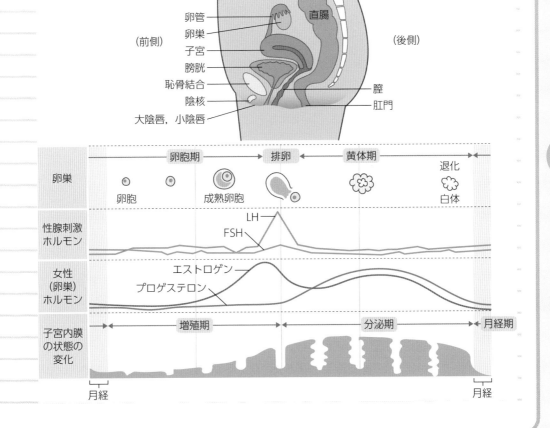

13
生殖器系

生殖器系の構造と機能を系統的に学ぼう！

A 生殖器

1. 生殖器とは

生殖とはあらたな個体である子どもを生み出す営みで，寿命を超えて種を維持させる．ヒトの生殖は男性と女性によって営まれる**有性生殖**によって行われる．

生殖器は有性生殖に必要な器官で，**生殖巣**，**生殖輸管**，**交接器**，**付属器**などからなる．生殖巣とは配偶子やそのもとの細胞などの生殖細胞を産生する精巣や卵巣である．配偶子は受精する生殖細胞で精子や卵子である．生殖輸管とは配偶子を輸送する管状の構造物で精管や卵管である．交接器とは交接を行う器官で陰茎や外陰部・膣である．交接とは個体間で配偶子をやりとりするために互いにからだの一部をつなぐ行為で，性交ともいう．

B 男性生殖器

男性生殖器は精巣，精巣上体，精管，精囊，前立腺，陰茎，陰囊からなる（図1）．精子が運ばれる経路を**精路**といい，精細管，精巣上体，精管，精囊，前立腺，尿道からなる．

1. 精巣

ⓐ 構造

精巣は男性の生殖巣で睾丸ともいい，やや平たい楕円体で陰囊の中にある．精巣は左右1対で，成人で大きさ約5×3×2cm，重さ約8〜8.5gである．陰囊内には腹膜につづく鞘膜が精巣を覆う．鞘膜の下には白膜という厚い精巣の被膜がある．白膜は上部で厚い精巣縦隔を作り，精巣を200〜300個の精巣小葉に分ける．精巣小葉には**曲精細管**という細い管があり，精子形成の場である．曲精細管からは**直精細管**を経て精巣縦隔の精巣網に達し，さらに十数本の精巣輸出管を経て精巣上体管に至る（図2）．

ライディッヒ細胞は，精巣の精細管に隣接した間質にあり，黄体形成ホルモン（LH）の存在下でテストステロンを産生する．

ⓑ 精子の形成

曲精細管の壁には，最外層に基底膜があり，その内側には特殊な上皮組織の精上皮があって，その内側に管腔がある．精上皮の細胞には精子形成する細胞と**セルトリ細胞**がある．精子形成する細胞は，まず基底膜に接する**精祖細胞**が体細胞分裂して一次精母細胞となり，内側に移動する．**一次精母細胞**は二次精母細胞2個に減数分裂す

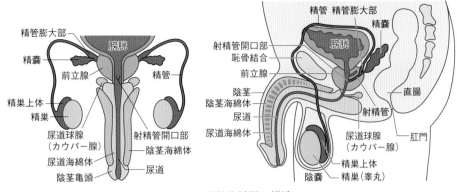

図1 男性生殖器の構造

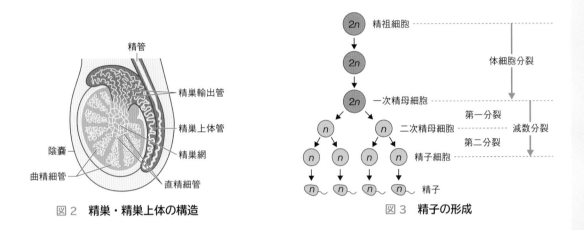

図2 精巣・精巣上体の構造

図3 精子の形成

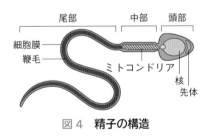

図4 精子の構造

る．**二次精母細胞**は精子細胞2個に分裂する．球形の精子細胞はおたまじゃくし状の精子に変形する（図3）．精子の性染色体は，X染色体かY染色体のいずれかである．

精子細胞はテストステロンの影響下で非運動性の精子となり，曲精細管内にあるセルトリ細胞によって分泌される．セルトリ細胞は，そのほかに精子形成時に栄養を供給していると考えられている．

ⓒ 精子の構造

精子は長さが約60μmで，核や先体を持つ頭部，らせん状のミトコンドリアを持つ中部，運動性のある鞭毛を持つ尾部からなる（図4）．精子頭部の尖体には受精時に

卵膜を通過するための酵素が含まれる．精子は思春期から一生にわたって形成され，1日3,000万個作られ，1回の射精で1〜4億個放出される．射精後の精子の寿命は24〜48時間である．

ⓓ 男性ホルモンの合成

精巣での男性ホルモンの合成については7章で詳しく述べる（p.139参照）．

2. 精巣上体

精巣上体は副睾丸ともいわれ，精巣の上部に接して存在し，精巣で作られた精子を蓄える部分である．精巣輸出管が合流してできる1本の精巣上体管からなり，精巣上体管は蛇行しながら下行して精管に至る（図2参照）．

3. 精　管

精管は精巣上体から精嚢までの長い管で，長さは40〜50 cmであり，精巣上体から上行して，精索内で鼠径管を通って腹腔に入り，膀胱の上外側から後方を通って下面に回り込む．精管は膀胱底で精管膨大部というふくらみとなり精嚢と合流する．

4. 精　嚢

精嚢は精管膨大部のすぐ下流に合流する外側に張り出した袋状の器官で，精子のエネルギー源である果糖を分泌し，精液を合成する（図1参照）．

5. 前立腺

前立腺は射精管と尿道の合流部にある外分泌腺で，クルミ大で約15 gの男性生殖器であり，膀胱直下で尿道を囲む（図1参照）．射精管は精管膨大部と精嚢が合流してでき，前立腺を貫いて前立腺内で尿道と合流する．前立腺は精液を分泌したり，平滑筋で精液を排出する．

6. 陰　茎

陰茎とは男性の外生殖器のうち前正中部にある突起状器官で，泌尿器として排尿を，生殖器として性交・射精を行う．陰茎の長さは弛緩時は約9 cmで，勃起時は約13 cmとされるが個体差がある．陰茎は先端から陰茎亀頭，陰茎体，陰茎根に分けられる．陰茎亀頭は先端のふくらんだ部分で，陰茎根は恥骨下面にあり体表からはみえない．

ⓐ 勃起

性的な刺激で陰茎が固さと大きさを増すことを勃起といい，陰茎海綿体と尿道海綿体に血液が充満する（図5）．勃起は副交感神経の作用により，勃起中枢は仙髄にある．勃起障害では性交が困難となる．

ⓑ 射精

射精は精子を陰茎の外尿道口から射出することで，性的刺激の高潮後に，精嚢・精管の平滑筋が収縮して精液が尿道に至り，陰茎後部の球海綿体筋が収縮して外尿道口

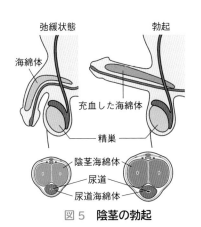

図5　**陰茎の勃起**

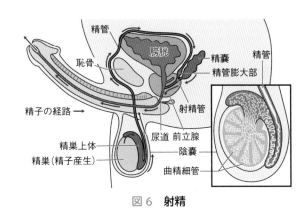

図6　**射精**

より精液が射精される（図6）．射精は主に交感神経に支配され，1回の射精では約3 mLの精液が射出される．

7. 陰　嚢

陰嚢は陰茎の後ろに垂れ下がる皮膚の袋で，中に精巣を含む．

Ⓒ 女性生殖器

女性生殖器は卵巣，卵管，子宮，膣，外陰部からなる（図7）．

1. 卵　巣

卵巣とは腹腔にある女性の生殖巣で，左右1対で母指頭大の扁平な楕円体で，大きさは約3×1.5×1 cm，重さは4〜10 gである．卵巣は骨盤側壁の卵巣窩に位置し，白膜に包まれ，皮質と髄質からなる．皮質には卵胞が含まれ，髄質には血管が豊富である．卵巣は女性ホルモンを産生する性腺でもある．卵子形成では，胎児に卵祖細胞が分裂した後，出生時には減数分裂した一次卵母細胞となる．生後からは卵胞上皮細胞が一次卵母細胞を包む原始卵胞が多数休眠状態となる．思春期では一次卵母細胞は両側卵巣で40万個ほどだが，排卵するのは生涯で約400個のみである．性腺については7章で詳しく述べる（p.140参照）．

2. 卵　管

卵管は女性の生殖輸管で，子宮から卵巣に向かって伸びる左右1対の漏斗状の管であり，卵巣のそばで花びらのように卵管采が腹膜腔に開く．

3. 子　宮

子宮は生殖輸管が発達したもので，左右の卵管から連なって膣に至るまでの中空で平滑筋性の，受精卵発達のための臓器である．子宮は骨盤腔中央で膀胱と直腸の間にあり，約7×4×2.5 cmの小さい鶏卵大で，重さは約50 gである．

13

生殖器系

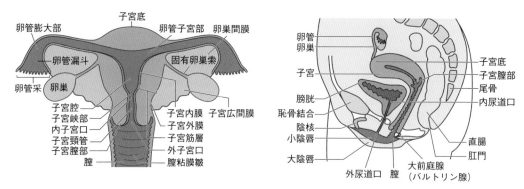

図 7　**女性生殖器の構造**

　　子宮は上 2/3 の子宮体部と，下 1/3 の子宮頸部に分けられる．また子宮の壁は内膜，筋層，外膜からなる．子宮の前上方に子宮底と呼ばれる丸くでっぱる行き止まりがあり，左右に卵管が開く．子宮腔は子宮の中の空間である．非妊娠時は外から押され空間は狭く，また後下方の子宮口が膣に開く．

ⓐ 子宮体部

　　子宮体部の内膜は単層円柱上皮の上皮と結合組織性の内膜間質とからなり，粘液を分泌する．内膜は表面側の機能層と深部側の基底層からなり，機能層は緻密層と海綿層からなる．緻密層は表面で間質が密であり，海綿層は深部で厚く子宮内膜腺やらせん動脈が拡張蛇行する．基底層は月経周期で変化しないが，機能層は月経周期で厚さとかたちが変化し，月経で剥離する（図 8）．子宮筋層は平滑筋からなる厚い層で，子宮外膜は疎性結合組織や腹膜である．

ⓑ 子宮頸部

　　子宮頸部の内膜上皮は重層扁平上皮からなり粘液を分泌するが，子宮頸部の内膜は月経で剥離しない．子宮頸部で特に膣に突出した外子宮口が開く部分を子宮膣部といい，視診や触診の対象として臨床上重要である．

4.　膣

　　膣は女性の交接器であり産道にもなる子宮下端から膣口までの管状の器官である．膣の上端前方には子宮口があり，膣の長軸はやや後傾し，子宮の長軸と直交する．膣口は外尿道口と肛門の間に開口する．膣上皮細胞はグリコーゲンを分泌し，デーデルライン桿菌により分解され乳酸となるため，膣腔内が酸性に保たれ殺菌作用を示す．

5.　外陰部

　　外陰部は外尿道口と膣口の周囲の生殖器で，恥丘，大陰唇，小陰唇，膣前庭，陰核，前庭球からなる．恥丘は恥骨結合の前で皮膚が丸く盛り上がる正中部で，思春期以後は陰毛が生える．大陰唇は恥丘から会陰に至る左右 1 対の皮膚が前後に盛り上がった部分で男性の陰嚢に相当し，皮下脂肪を持ち色素，脂腺，汗腺が豊富である．小陰唇は大陰唇の内側にある左右 1 対のヒダで表面は毛や脂肪がなく平滑で粘膜に

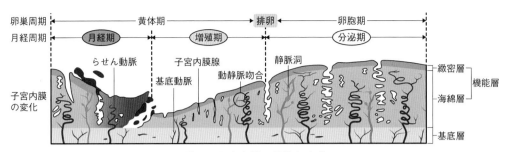

図8 子宮内膜の構造と変化

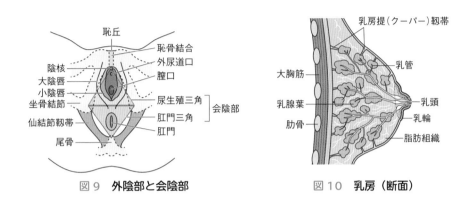

図9 外陰部と会陰部　　　　　図10 乳房（断面）

似るが皮膚からなる．膣前庭は左右の小陰唇の間の部分で，外尿道口や膣口が開く．陰核は小陰唇が前端で合う部分の突起を持ち，男性の陰茎に相当する．突起を陰核亀頭といい大きさは数mmで，性的興奮により海綿体が充血して大きさを増す．前庭球は小陰唇の外側の深部にある海綿体組織である．前庭球も性的興奮で膨張し，後端に接する大前庭腺（バルトリン腺）を圧迫して粘液を排出させ交接時の潤滑さを促す．

6. 会陰部

　会陰とは左右の大腿と殿部の間にある，外陰部と肛門の間の部分である．前方中央の恥骨結合，後方中央の尾骨，左右の坐骨結節を結ぶ菱形の領域を解剖学的な会陰部と呼び，坐骨結節を境に前方の三角を尿生殖三角，後方の三角を肛門三角と呼ぶ（図9）．

　一方，臨床的には，男性では尿道と肛門の間，女性では膣と肛門の間を会陰と呼ぶこともある．

7. 乳　房

　乳房は，胸部前面で第2～6肋骨の高さにある半球状で左右1対の体表膨隆部であり，中心には褐色の乳輪があり，その中央は円錐状に隆起した乳頭がある．

　乳輪には**モントゴメリー腺**と呼ばれる12個前後の小隆起が輪状に並び，妊娠や刺激で発達し，乳頭や乳輪を保護する皮脂を分泌する．

13

生殖器系

　　乳房は脂肪組織の中に乳腺を含み，母乳を産生し，乳頭から分泌する．乳腺は15～20個の乳腺葉が放射状に並んで構成され，それぞれの乳腺葉は乳管を乳頭に出す（図10）．

　　乳腺と体表の皮膚もしくは深部の大胸筋などの筋との間には，乳房提靱帯（クーパー靱帯）と呼ばれる結合組織が多数あり，乳房の形状を保つ．

　　乳腺のリンパ節は，腋窩リンパ節，胸骨傍リンパ節，肋間リンパ節に流入する．

D　性周期

　　成熟女性において卵巣周期と月経周期は関係し合い，合わせて性周期という．ヒトの性周期はおよそ28日間である．

1.　卵巣周期

　　卵巣周期とは女性において卵胞の成長と排卵が繰り返される周期である（図11）．

ⓐ 卵胞期

　　卵胞期は月経が始まってから排卵するまでの卵巣周期をいう．原始卵胞は下垂体性腺刺激ホルモンとは無関係に，卵巣周期を3周期かけて一次卵胞に成長する．一次卵胞では一次卵母細胞を卵胞上皮細胞が増殖した顆粒膜細胞層が取り巻き，さらに間質の細胞が分化した莢膜細胞による莢膜細胞層がその外を囲んでいる．まず視床下部からGnRH（ゴナドトロピン放出ホルモン）が分泌されると，下垂体前葉で性腺刺激ホルモン（ゴナドトロピン）であるLH（黄体形成ホルモン）とFSH（卵胞刺激ホルモン）が放出される．LHの刺激では卵胞壁表面の莢膜細胞でコレステロールからアンドロゲンを作り，FSHの刺激で卵胞壁内側の顆粒膜細胞がアンドロゲンをエストロゲンに変えて分泌する．このように卵巣の女性ホルモンが2種類のゴナドトロ

---

column　哺乳類と母乳

　　ヒトは哺乳類の一種であり，出生間もない個体は栄養摂取の手段が，生物本来のしくみとしては母乳の哺乳に限られる．そのため乳房は，自身のためというよりは次世代の個体である子の生存にとって大変重要な臓器といえる．なんらかの理由で母乳が提供できない場合，かつては貰い乳によって他者の母乳で栄養したり，穀粉を溶かした代用乳が用いられたりすることもあった．現代では，感染症予防の観点もあり貰い乳が減っている一方，乳児用調製粉乳の製造技術が向上し，母乳でなくとも乳児が発育することが可能となった．ふだんあまり意識しないが，牛乳はウシの母乳であり牛乳や乳製品が世界中で摂取されるなど，別の種の母乳は成人も含めたヒトの栄養源獲得の手段としてよく用いられる．栄養素組成において，ヒトなどの霊長目やウマなどの奇蹄目では乳糖（糖質）が多く，ウシなどの偶蹄目では3大栄養素が比較的均等であるとされている．

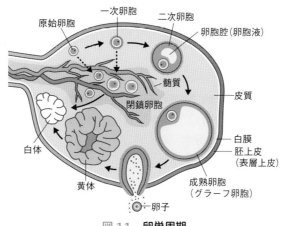

図 11　卵巣周期

ピンと 2 種類の細胞のはたらきにより作られる理論を two cell, two gonadotropin theory という.

　卵胞から分泌された**エストロゲン**は，卵胞自身の発育を促し，また視床下部の GnRH 産生をさらに促すポジティブフィードバックをする．そして一次卵母細胞を含む原始卵胞のうち数個〜数十個が，エストロゲンが含まれた卵胞液が貯留された二次卵胞に成長する．さらに二次卵胞の 1 個だけが，分化した二次卵母細胞を持つ**成熟卵胞（グラーフ卵胞）**に成熟し，成長したほかの卵胞は退化する．退化した卵胞を閉鎖卵胞という．エストロゲンは子宮内膜の増殖や肥厚を起こすので月経周期の増殖期に相当し，子宮内膜のらせん動脈が基底層から機能層に進入する.

ⓑ **排卵期**

　排卵期とは排卵する卵巣周期をいい，月経開始日からおよそ 14 日後である．卵胞期の GnRH 産生に対するエストロゲンのポジティブフィードバックは，**LH サージ**と呼ばれる LH の大量分泌を引き起こす．この LH サージから 24 時間前後に成熟卵胞から二次卵母細胞が卵巣外に放出され，これを排卵という．かつては排卵期を排卵後に基礎体温が上昇することで予測したが，最近は尿中の LH 検査によって LH サージの時期から排卵時期を予測する方法がより正確とされている.

ⓒ **黄体期**

　黄体期は，排卵後の卵胞が黄体となる卵巣周期である．排卵後の卵胞は顆粒膜細胞と莢膜細胞が分厚くなって**黄体**となり，エストロゲンに加えプロゲステロン（黄体ホルモン）を分泌する．**プロゲステロン**は子宮内膜の血管を発達させ，グリコーゲンを含んだ液の分泌を促すなど，子宮が受精卵の着床に適した状態となる．月経周期において分泌期に相当し，らせん動脈は子宮内膜の表層にまで達する．黄体期では 10〜14 日間，基礎体温が 0.3〜0.6℃上昇する.

　受精卵の着床がなければ黄体は 14 日間で退縮して瘢痕組織である**白体**となる．白体からはプロゲステロンやエストロゲンが分泌されないため子宮内膜の機能層は維持できず壊死して剥がれ落ち，らせん動脈壁の変性による出血とともに排出される（図

8 参照）．これを月経といい，この時期を月経周期の月経期といい 5 日前後つづく．その後に卵巣周期では卵胞期に戻る．

2. 月経周期

月経周期は月経の開始から次の月経の開始までをいい，月経期，増殖期，分泌期からなる（図 8 参照）．月経期と増殖期は卵巣周期の卵胞期に相当し，分泌期は卵巣周期の黄体期に相当する．

Ｅ 生殖器の発達過程

胚の性が決まる要因は Y 染色体にある SRY 遺伝子の有無で，この遺伝子領域は生殖腺を精巣に分化させる．Y 染色体がない胚では，卵巣が形成される．

内生殖器の発達において，男性と女性のいずれも，まず男性内生殖器のもととなるウォルフ管，女性内生殖器のもととなるミューラー管が形成される．男性の場合は，ウォルフ管が発達して精巣上体，精管，精嚢となる一方，精巣のセルトリ細胞から分泌されるミューラー管抑制因子によってミューラー管は退化する．女性ではミューラー管が発達して卵管，子宮，腟となる一方，ウォルフ管は退化する（図 12）．

外生殖器における発達では，胎生 5 週に，直腸・排尿口・生殖口が合わさった総排泄腔が形成される．総排泄腔は胎生 9 週で尿生殖洞と直腸に分かれる．尿生殖洞の左右には尿生殖ヒダという隆起が現れ，また前方では尿生殖ヒダが癒合した生殖結節という高まりが作られる．尿生殖ヒダの左右にはさらに盛り上がる生殖隆起ができる．その後，男性ではライディッヒ細胞から分泌されるテストステロンの作用によって，生殖結節が発達して陰茎となり，尿生殖ヒダは癒合して深部が尿道となり，生殖隆起は後方で癒合して陰嚢となる．女性では，生殖結節が陰核となり，尿生殖ヒダは小陰唇となり，生殖隆起は大陰唇となる（図 13）．

---

column 不妊

日本産科婦人科学会によると，避妊せず性交渉を営む男女が 1 年間妊娠しない場合，不妊とされる．不妊の原因は，男女のどちらか，もしくは双方に原因が認められる場合があるが，原因不明のことも少なくない．男性側の原因としては，精子形成，精路，性交機能のいずれかが障害されている場合や，ホルモン異常によるものなどがある．女性側の原因としては，卵巣機能，卵管機能，子宮機能のいずれかに障害がある場合や，ホルモン異常のほか，子宮内膜症が原因となる場合もある．さまざまな不妊治療により妊娠を目指すことがある．

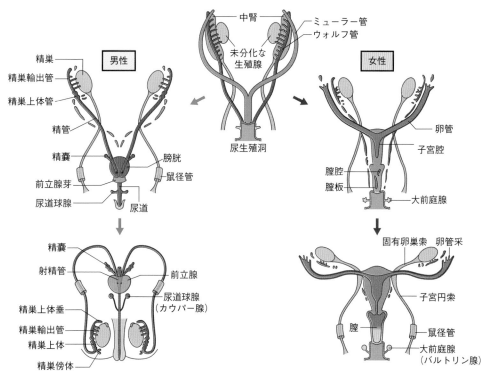

図12 **内生殖器の発達**

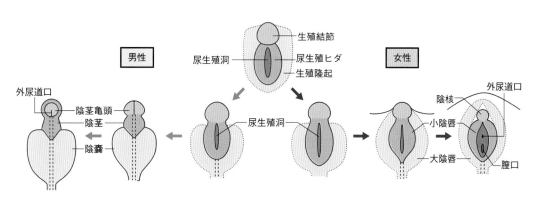

図13 **外生殖器の発達**

練習問題で腕試し！

正しい文章には〇，誤った文章には×をつけよう．

Q1 精嚢は精子を貯留する．(看護 2016 年午前 30 改)

Q2 前立腺は直腸前面に位置する．(看護 2016 年午前 30 改)

Q3 精子細胞は二倍体としての染色体を有す．(管栄 2010 年 48 改)

Q4 黄体形成ホルモン（LH）はセルトリ細胞を刺激する．(管栄 2012 年 45 改)

Q5 性周期が規則的で健常な成人女性において，プロゲステロンは排卵時に血中濃度が最も高くなる．(看護 2018 年午前 69 改)

Q6 性周期が規則的で健常な成人女性において，黄体形成ホルモン（LH）は排卵時に血中濃度が最も高くなる．(看護 2018 年午前 69 改)

Q7 女性の骨盤内器官において，腹側から背側への配列は，尿道 – 肛門管 – 膣の順となる．

(看護 2017 年午後 65 改)

Q8 卵胞刺激ホルモン（FSH）はテストステロンの分泌を刺激する．(管栄 2015 年 45 改)

Q9 排卵後，卵胞は白体から黄体へと変化する．(管栄 2014 年 46 改)

Q10 子宮内膜の増殖はエストロゲンで促進される．(管栄 2019 年 40 改)

ヒトの一生

　ヒトは精子と卵子が出会って1個の受精卵となってから，細胞分裂を繰り返し，何十兆もの細胞からなる個体となり生まれてきます．「ヒトが泣きながら生まれてくるのは，愚か者の世界にやってきたからだ」とリア王はシェイクスピアの戯曲で語りますが，新生児は泣きながらはじめて呼吸したその瞬間から，外界への適応を始めます．そして乳児や幼児から成長期を経て成人となり，やがて年老いて死に至ります．こうした一生の中で，ヒトのからだはそれぞれの時期に特徴的な変化を迎えます．

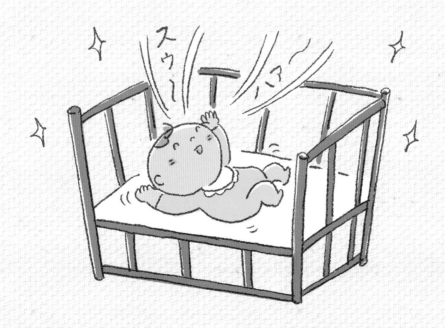

step 1 ヒトの一生の あらましと基礎用語をおさえよう！

● 受精
精子と卵子が結びつくことを
受精という.

● 卵割
受精した卵子（受精卵）が全体の大きさを変え
ずに細胞分裂することをいう.

 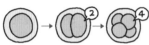

● 着床
受精卵が子宮内膜に定着することをいう. 妊娠
は，受精卵が着床することで成立する.

● 胎芽期
受精卵が着床してから器官のもとが作られるま
での妊娠 7 週頃までの期間をいう.

● 催奇形性の悉無律
受精後 18 日目までに催奇形性因子が作用する
と，流産するか完全に修復するかのどちらかで
あることをいう.

● 臨界期
受精後 19〜37 日目の，重要な器官が催奇形
性因子の影響を受けやすい時期をいう.

● 胎児期
胎児は妊娠 8 週から出生までの個体をいい,
この時期を胎児期という.

● 器官形成期
胎芽期から妊娠 11 週頃までの，重要な器官が
作られる期間をいう.

● 胎児付属物
胎児が子宮内で育つ
のに必要な器官で,
胎盤，臍帯，卵膜,
羊水が含まれる.

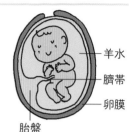

羊水
臍帯
卵膜
胎盤

● 胎盤
妊娠時に子宮内に形成される円盤状の器官で,
栄養・呼吸・排泄など胎児の生命維持に関
わる.

● 臍帯
胎児の臍からでて胎盤の胎児面に至る，血管を
含んだ索状物である. いわゆるへその緒のこと
である.

● 卵膜
胎児と羊水を包む薄い膜で，脱落膜，絨毛膜,
羊膜からなる.

● 羊水
羊膜で産生され羊膜腔を満たす液体である.

● 胎児循環
胎児が胎盤でガス交換を行うための血液循環経
路. 臍静脈，静脈管，卵円孔，動脈管，臍動脈
といった特別な経路がある.

● 卵円孔
胎児期に心房中隔にある
穴で，右心房の静脈血を
左心房に通す.

卵円孔

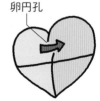

● 動脈管

肺動脈と大動脈弓を結ぶ血管である.

● 分娩の 3 要素

娩出力, 産道, 娩出物は分娩の進行や難しさを左右するため, 分娩の 3 要素という.

● 陣痛

分娩時に周期的に繰り返される子宮収縮やその痛みをいう.

● 開口期（分娩第 1 期）

子宮頸管が柔らかくなり子宮口の開大が始まる.

● 娩出期（分娩第 2 期）

子宮口が全開大し破水が起こり胎児が娩出される.

● 後産期（分娩第 3 期）

胎盤が娩出され, 子宮復古が始まる.

開口期	娩出期	後産期
分娩開始 〜 子宮口全開大	子宮口全開大 〜 胎児娩出	胎児娩出 〜 胎盤娩出

● 産褥期

妊娠・分娩によって変化した母体がもとに戻るまでの期間で, 通常は分娩後 6〜8 週間である.

● 新生児, 乳児

新生児は出生〜28 日の個体をいい, 乳児は生後 1〜12ヵ月の個体をいう.

● 離乳

乳汁のみの栄養から固形食より栄養を取るかたちに移る過程をいう.

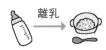

● ロコモティブシンドローム

運動器の障害のために移動機能の低下をきたした状態をいう.

> **ロコモティブ**
> **シンドローム**
> 骨　骨粗鬆症など
> 関節　変形性関節症など
> 筋　サルコペニアなど

● サルコペニア

加齢に伴い筋肉量が減少した状態をいう.

● 死の 3 徴候

心臓停止, 呼吸停止, 対光反射消失をいい, 医師による死亡判定基準となる.

● 植物状態

大脳の機能が停止し意識はないが, 脳幹の機能が保たれ自発呼吸が維持されている状態.

● 脳死

すべての脳機能が停止し, 生命維持装置で人為的に循環や呼吸が保たれている状態.

● 細胞死

細胞に損傷があり修復不可能となって細胞が死ぬことをいう.

> 細胞死には
> ネクローシスや
> アポトーシスなどが
> あるよ（p.269 参照）

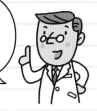

● 死の受容

精神科医キューブラ・ロスは, 死の受容について, 否認, 怒り, 取り引き, 抑うつ, 受容の 5 つの段階からなるプロセスを提唱した.

否認　怒り　取り引き　抑うつ　受容 ──────→ 時間

14

ヒトの一生

ヒトの一生の全体像をつかもう！

受　精

- 精巣で作られた精子と，卵巣で作られた卵子が結びつくことを受精という．
- 膣内に射精された精子は膣・子宮・卵管を移動する過程で受精能を獲得する．
- 卵巣から排卵された卵子は卵管膨大部に移動し，そこに精子が到達して受精が起こる．
- 受精した卵子を受精卵という．
- 1個の卵子と受精できる精子の数は1個だけである．
- 受精卵が全体の大きさを変えずに細胞分裂を繰り返し，細胞の数を増やすことを卵割という．
- 卵割により細胞の1個当たりの大きさは次第に小さくなる．
- 卵割が進んだ受精卵は桑の実のようにみえることから桑実胚と呼ばれる．
- 受精卵は卵割を繰り返しながら卵管内を移動し，やがて子宮に到達する．
- 受精卵が子宮内膜に定着することを着床といい，着床により妊娠が成立する．
- 受精卵が着床してから器官のもとが作られる妊娠7週頃までの期間を胎芽期という．

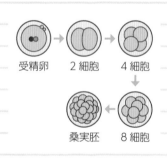

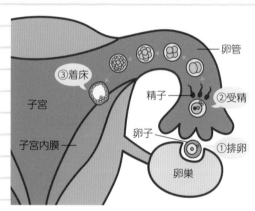

胎児期

- 子宮の中の子どもを胎児という．妊娠8週頃から出生までの期間を胎児期という．
- 胎芽期から妊娠11週頃までは，重要な器官が作られるため，器官形成期という．
- 胎盤，臍帯，卵膜，羊水を含む，胎児が子宮内で育つのに必要な器官を胎児付属物という．

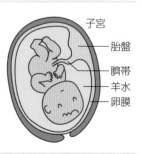

胎児循環

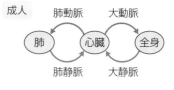
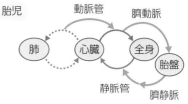

- 胎児は肺でなく胎盤でガス交換を行う.
- 胎児のからだを循環し酸素を消費した臍動脈血は胎盤で酸素を受け取り臍静脈血となり，静脈管，下大静脈を経て右心房に戻る.
- 右心房に戻った血液の大半は肺へは行かずに，卵円孔または動脈管を経て大動脈に至る. 大動脈血の一部は臍動脈を経て胎盤に向かう.

 ## 出　生

- 妊娠 36 週までを早産，妊娠 37～41 週を正期産，妊娠 42 週以降を過期産という.
- 正常分娩では開口期，娩出期，後産期の過程を経る.
- <u>開口期</u>では子宮口が開大し，不規則だった陣痛がだんだん規則的になり間隔も短くなる.
- <u>娩出期</u>では破水後に児頭が回旋しつつ下行し，胎児が娩出される.
- <u>後産期</u>では胎盤が娩出され，後陣痛と呼ばれる不規則な子宮収縮により妊娠前の子宮に戻り始める.

 ## 新生児期，乳児期

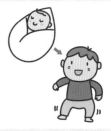

- 出生～生後 28 日を新生児期，生後 1～12ヵ月を乳児期という.
- 生後 2～3 日では生理的な新生児黄疸を示す.
- 生後 6ヵ月頃から離乳が始まる.
- 生後 12ヵ月頃にひとり歩きとなる.

 ## 成長期，成人期，高齢期

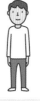

- 成長期は 1 歳から性成熟までの期間をいう.
- ヒトは 10～15 歳くらいで男性はからだががっしりして精子を作り始め，女性はからだに丸みができて卵子を作り始める.
- 成長期後の<u>成人期</u>では，どの臓器系でも機能低下が始まる.
- <u>高齢期</u>には加齢による退化である老化がみられる.

死

- <u>死</u>とは生命活動が不可逆的に失われた状態をいい，医学的には心臓停止，呼吸停止，対光反射消失の 3 徴候で診断する.

14

ヒトの一生

国試合格に向けて！

ヒトの一生を系統的に学ぼう！

A　受　精

　膣内に精子が射精されると，約5億個のうち数千個が5〜10分で卵管まで進む．射精直後の精子には受精能がないが，膣・子宮・卵管を移動する過程で受精能を獲得する．排卵された卵子は卵管采に取り込まれたのちに卵管膨大部に移動し，そこに精子が到達して受精が起こる（図1）．精子が卵子の中に進入する際には，先体反応と透明帯反応という2つの反応を経る．

1.　先体反応と透明帯反応

　先体反応とは精子頭部の先体（尖体）が出す酵素によって卵子を囲む膜を溶かす反応で，卵子を囲む顆粒膜細胞が作る放線冠と透明帯を溶かし精子が卵子内に入りやすくなる．透明帯反応とは1つの精子が卵子に入ったあと，別の精子を入れなくする反応である．1つの精子が卵子に進入すると，数分後に透明帯の構造が変化し，別の精子は透明帯を通れなくなる（図2）．

　精子が二次卵母細胞に進入すると二次卵母細胞は減数分裂を再開して卵子となり，精子と卵子の染色体同士は融合して受精が完了する（図3）．受精が完了した卵子を受精卵といい，精子と卵子から23本ずつ受け継ぎ合計46本の染色体を持つ．

2.　卵割・着床

　卵割とは全体の大きさを変えずに受精卵が割れるように細胞分裂することをいう．着床前の受精卵は外から栄養を受けないため，卵割で生じた細胞は成長することなく分裂を繰り返し，1つの細胞は卵割するたびに小さくなる．卵割は胞胚期までつづき，卵割で生じる細胞を割球という．受精卵は卵割中に，卵管内を卵管上皮の線毛

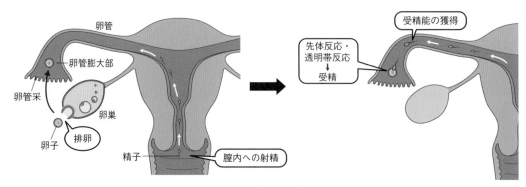

図1　**受精までの流れ**

運動や卵管壁の蠕動によって運ばれる．

　受精後 30 時間で 2 細胞，受精後 40 時間で 4 細胞となり，受精後 3〜4 日後にはさらに卵割が進んで桑の実のような<ruby>桑実胚<rt>そうじつはい</rt></ruby>となる．受精後 4〜6 日後に<ruby>胚盤胞<rt>はいばんほう</rt></ruby>という中空で薄い膜と細胞塊を持つ状態に進む．胚盤胞にある細胞の塊を胚結節，中空の部分を<ruby>胞胚腔<rt>ほうはいくう</rt></ruby>，外側の細胞を栄養膜細胞という．胚盤胞までの初期の頃の個体を胚といい，胚盤胞となった頃に子宮に達する．

　着床とは受精卵が子宮内膜に定着することで，受精後 6〜7 日後に胚盤胞を包む透明帯が剥がれて胚結節から子宮内膜に進入し，受精後 12 日頃に子宮内膜内に完全に埋没して着床が完了する（図 4）．

3．妊娠の成立

　妊娠は受精卵が着床することで成立する．一方，**妊娠期間は最終月経開始日から起算**し，その際は 7 日目を 1 週，28 日目を 1 ヵ月と算定する．正常な妊娠の持続期間は 40 週（10 ヵ月）とされ，妊娠期間 280 日目を出産予定日として設定する．妊娠期間 0 日目が最終月経開始日であるが，受精後から数える発生週数は妊娠週数よりおよそ 2 週少なくなる（図 6 参照）．

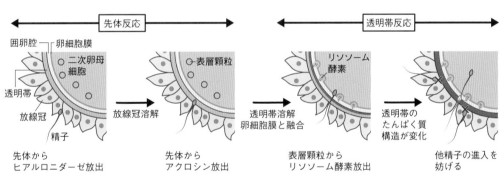

図 2　**先体反応と透明帯反応**

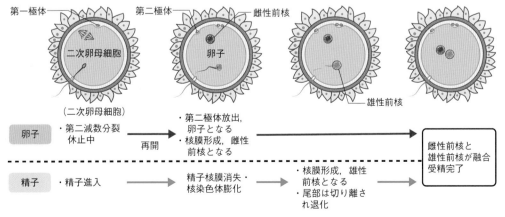

図 3　**受精**

14

ヒトの一生

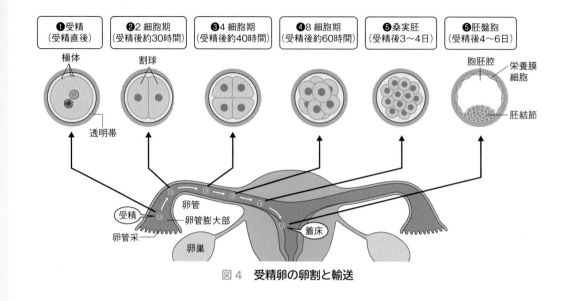

図 4　受精卵の卵割と輸送

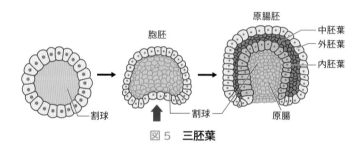

図 5　三胚葉

4. 胎芽期

　　受精卵が着床してから器官のもとが作られるまでの個体を胎芽といい，胎芽期は胎盤が形成される受精後 7 日目から妊娠 7 週（発生 5 週）頃までに相当する.

　　胎芽期は薬物や放射線などの胎児に奇形を引き起こす因子（催奇形性因子）の影響を受けやすい. 受精後 18 日目までに催奇形性因子が作用すると，完全に修復するか流産となるかのいずれかとなり，これを催奇形性の悉無律という. また受精後 19〜37 日目は催奇形性因子の影響をとくに受けやすい重要な期間で，臨界期という.

　　胚盤胞が着床し子宮内膜に取り込まれると，胚結節の細胞が分化し，中空のある胞胚となる. 胞胚はのちに肛門となる部分が凹んで原腸を形成し，外側の層である外胚葉と原腸側の層の内胚葉の二胚葉となる. さらに内胚葉と外胚葉の間に細胞が生じて中胚葉を形成する. こうした状態を三層性胚盤もしくは三胚葉という（図 5）. 外胚葉は皮膚，脳神経，唾液腺，特殊感覚器などに分化する. 中胚葉は筋，骨格，心臓，血管などに分化する. 内胚葉は消化器系，泌尿器系に分化する.

Ⓑ 胎児期

　　妊娠 8 週目から出生までの個体を胎児といい，この時期を胎児期という（図 6）.

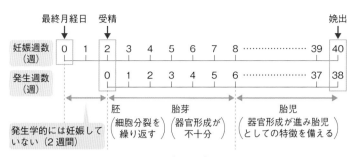

図6　胎児の変化

発生学では発生週数を，臨床産科では妊娠週数を用いることが多い．
＊妊娠10週未満を胎芽期，10週以上を胎児期とする場合もある．

　胎芽期から胎児期早期にあたる妊娠11週頃までは重要な器官が作られるため，**器官形成期**という．

1. 胎児の成長

　胎児心拍は超音波検査にて妊娠5〜6週より確認しうる．また胎児心音は妊娠12週頃から聴取できる．

　妊娠20週頃からは発育が急に進み，妊娠28週頃には内臓のかたちやはたらきが成熟する．妊娠24〜36週頃に肺サーファクタントが産生され，肺胞が拡張した状態を保てるようになるため，36週以前に早産により超低出生体重児で出生すると肺サーファクタント(肺表面活性物質)が不足し肺胞が拡張困難となるので，人工肺サーファクタントを投与する．

2. 胎児付属物

　胎児付属物とは胎児が子宮内で育つために必要な器官で，胎盤，臍帯，卵膜，羊水などがある（図9参照）．

ⓐ 胎盤

　胎盤は妊娠中の子宮にある円盤状の器官で，胎児の栄養・呼吸・排泄など生命を維持する上で重要な役割を果たす．胎盤は薄い羊膜に包まれた胎児側にある絨毛膜と子宮側にある基底脱落膜の二重膜の構造である．胎盤は受精卵が着床した位置に形成され，妊娠16週頃に完成し，出生時には大きさが直径20cm，厚さ3cmで，重さは500gほどに達する．そして胎児娩出後には排出される．絨毛膜と基底脱落膜との間の絨毛間腔には子宮動脈由来の酸素や栄養を多く含んだ母体血液が満ちており，胎児側である絨毛膜の絨毛が絨毛間腔で酸素や栄養を吸収し，二酸化炭素や老廃物を排出する．

1）胎盤の物質交換

　絨毛膜は胎児側であるため胎盤胎児部ともいわれる．絨毛膜の絨毛には臍動脈と臍静脈の間の毛細血管が入る．絨毛の壁には胎児側と母体側に由来する栄養膜細胞が取り巻く．胎児と母体のガス交換はこの栄養膜細胞を通して行われるが肺胞上皮細胞よ

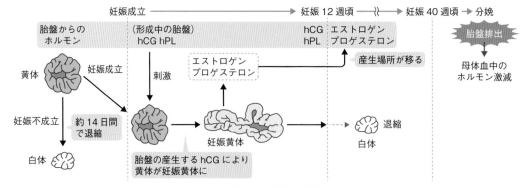

図 7　胎盤と胎盤ホルモン
hCG：ヒト絨毛性ゴナドトロピン，hPL：ヒト胎盤性ラクトゲン

り厚いため，出生後の肺呼吸に比べてガス交換の効率は良くない．また，母体中の栄養や免疫グロブリン（IgG）などは胎盤を通過して胎児に至る．一方，胎児の老廃物は臍静脈を介して胎盤に移行し，母体に排出される．

2）胎盤のホルモン（図 7）

　胎盤は糖たんぱく質ホルモンの hCG（ヒト絨毛性ゴナドトロピン）と hPL（ヒト胎盤性ラクトゲン）や，ステロイドホルモンのエストロゲンとプロゲステロンを分泌する．

　hCG は胎盤が形成される着床部位および胎盤から分泌されるホルモンで，妊娠初期に多く産生され，妊娠判定に用いられる．hCG は卵巣の黄体を維持してさらに大きな妊娠黄体に成長させる．妊娠黄体は妊娠 12 週頃まではエストロゲンとプロゲステロンを産生し，子宮内膜の状態を保って妊娠を維持するが，妊娠後半では妊娠黄体は萎縮する．また hCG は甲状腺の機能を亢進させたり，胎児精巣からのテストステロン分泌を促進して生殖器の発育を促す．hCG は出産後胎盤が娩出されると著減する．

　hPL は妊娠 7～8 週頃から胎盤で作られるペプチドホルモンで，遊離脂肪酸の放出を促し母体のエネルギー源にする．また hPL は抗インスリン作用で母体の糖利用を抑え，グルコースを胎児に優先的に消費させる．

　エストロゲンは胎盤から分泌され，乳汁分泌を抑えつつ乳腺を発達させ，子宮筋を肥大させ，子宮頸部を軟化させる．エストロゲンの分泌は妊娠末期まで増える．

　プロゲステロンは胎盤から分泌され，排卵を抑制し，乳汁分泌を抑えつつ乳腺を発達させる．プロゲステロンの分泌は妊娠末期まで増える．

ⓑ 臍帯

　臍帯（いわゆるへその緒）とは，胎児の臍から胎盤に至るひものようなもので，長さは妊娠末期に 25～70 cm で，直径は 1～2 cm になる．臍帯には 2 本の臍動脈（静脈血）と 1 本の臍静脈（動脈血）がある（図 8）．

ⓒ 卵膜

　卵膜は胎児と羊水を包む薄い膜で，脱落膜，絨毛膜，羊膜からなる（図 9）．**脱落膜**

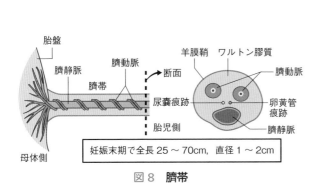

図8 臍帯

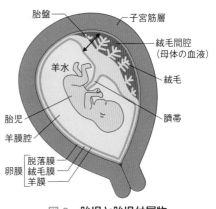

図9 胎児と胎児付属物

は最外層で母体由来，**絨毛膜**は中間層で胎児由来，**羊膜**は最内層で胎児由来である．羊膜と胎児の間の腔を**羊膜腔**という．卵膜は分娩時には絨毛膜と脱落膜の間で剥離する．

ⓓ 羊水

羊水は羊膜腔を満たす液体で羊膜で産生され，肺の成熟を促したり，衝撃のクッションとなったり，胎児が動きやすくしたりするはたらきがある．羊水には胎児が吐く肺胞液や胎児の尿も混ざるが老廃物は乏しい．これは，羊水に排出された老廃物は胎児が飲み込んで胎盤を経て母体に排出するためである（図9）．

3. 胎児循環

胎児は胎盤でガス交換するため，肺でガス交換する成人とは循環が異なる．胎児にある特別な循環経路には，**臍静脈**，**静脈管**，**卵円孔**，**動脈管**，**臍動脈**がある．まず胎盤でガス交換した血液は臍静脈を経て胎児内に入り，胎児の肝臓近くにある静脈管を介して下大静脈に合流する．下大静脈から右心房に戻った血液は卵円孔を経て左心房に入る．卵円孔は胎児期の心房中隔にある孔である．一方，上大静脈から右心房に戻った血液は右心室から肺動脈に向かうが，肺動脈の血流の大部分は動脈管を経て大動脈弓で，左心室から大動脈に流れた血流と合流する．大動脈血が腹部大動脈を下行すると一部は左右の内腸骨動脈から分かれた臍動脈を経て胎盤に向かう．酸素飽和度は臍静脈で約80％，臍動脈で約58％である（図10）．

4. 妊娠中の母体変化

ⓐ つわり

つわりとは妊娠初期（妊娠4〜6週頃）にみられる食欲不振，吐き気，嘔吐のことで，多くは妊娠16週以内に消える．つわりのうち栄養障害が伴う重症のものを**悪阻**という．

ⓑ 身体変化

母体の体重は妊娠中に増加し，妊娠5ヵ月で4kg，10ヵ月で11kg増える．母体

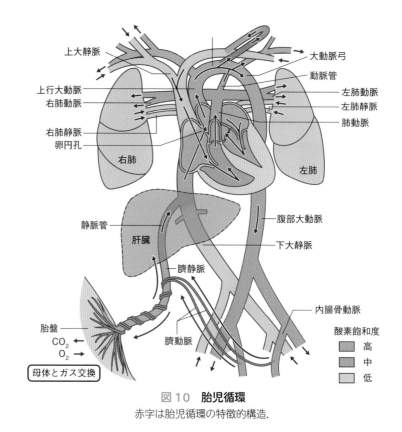

上大静脈
大動脈弓
上行大動脈
動脈管
右肺動脈
左肺動脈
左肺静脈
右肺静脈
肺動脈
卵円孔
右肺
左肺
静脈管
腹部大動脈
肝臓
下大静脈
臍静脈
胎盤
内腸骨動脈
CO₂
O₂
臍動脈
母体とガス交換

酸素飽和度
高
中
低

図 10　胎児循環
赤字は胎児循環の特徴的構造.

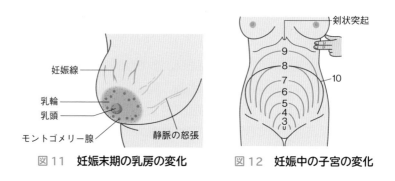

妊娠線
剣状突起
乳輪
乳頭
モントゴメリー腺
静脈の怒張

図 11　妊娠末期の乳房の変化

図 12　妊娠中の子宮の変化

の皮膚には色素沈着や妊娠線の形成がみられる．母体の乳腺は妊娠 10 週頃から肥大し，末期には重さは 2～3 倍になる．乳輪には<u>モントゴメリー腺</u>と呼ばれる皮脂腺が発達して皮脂を分泌し，乳頭を保護する（図 11）．

ⓒ 血液の変化

　母体の血液量は，妊娠 8 週を過ぎて急速に増え，妊娠 28～36 週では 1.5 L 増加する．母体の血漿量は妊娠 24～36 週で 40～50% 増える．母体の赤血球量は少し増えるが血漿ほど増えないためヘマトクリット値が減少する．妊娠中は月経による失血はないものの貯蔵鉄のほとんどが胎児発育に消費されるため鉄分不足となりやすい．

ⓓ 子宮

　子宮は妊娠中に容積や重さを増し，妊娠末期では大きさは 5 倍，重さは 15 倍，容量は 500 倍となる．子宮底の位置は徐々に上がり妊娠 9 ヵ月で胸骨剣状突起から 2～3 横指下の辺りとなり最高位となる（図 12）．妊娠 10 ヵ月では児頭の位置が下がるために子宮底も下がる．

Ⓒ　出　生

1.　分　娩

　分娩とは胎児と付属物を母体外に娩出するみちすじである．分娩には娩出力，産道，娩出物の 3 要素があり，分娩の進行や難しさが左右される．娩出力は陣痛と腹圧からなる．陣痛とは周期的に繰り返される子宮収縮やその痛みであり，最初は徐々に起こり次第に強烈になる．産道は骨盤が囲む骨産道と，子宮・腟・外陰と会陰でできる軟産道からなる．娩出物は，胎児，胎盤，臍帯，羊水，卵膜が含まれる．

　胎児が分娩される際，妊娠 36 週までを早産，妊娠 37～41 週を正期産，妊娠 42 週以降を過期産という．

2.　分娩の前徴

　分娩前には前徴が現れることがある．胃のすっきり感は，胎児が下行すると子宮による胃への圧迫が解消するために感じられる．産徴（さんちょう）は「おしるし」ともいわれる血性粘液性の帯下（腟外に流出した性器分泌物や滲出液）で，分娩開始前に子宮下部が開大して卵膜が一部剥がれることにより出血が生じるためにみられる．こうした前徴はなかったり，あっても陣痛まで数日かかることもある．

3.　正常分娩

　正常分娩では，開口期，娩出期，後産期の過程を経る．

ⓐ 開口期（分娩第 1 期）

　開口期では子宮頸管が柔らかくなって子宮口が開大する．分娩第 1 期ともいい，初産婦で約 12 時間，経産婦で約 6 時間とされる．開口期では不規則に陣痛が起こり，徐々に規則的になって間隔が短くなる．胎児の下行では児頭を先行させて顎を引き（第 1 回旋），顔を母体の背側に向ける（第 2 回旋）．

ⓑ 娩出期（分娩第 2 期）

　娩出期では陣痛の間隔がさらに短くなり，痛みも強くなる．子宮口は全開大し破水が起こる．破水とは胎児の先進部で，卵膜が羊水を包んだ部分である胎胞（たいほう）が陣痛の圧力で破裂することである（図 13）．娩出期では児頭は下行が進んだのち背屈（第 3 回旋）し，横を向きながら（第 4 回旋）娩出される．娩出されると陣痛が消える．娩出期は分娩第 2 期ともいい，初産婦で約 1 時間，経産婦で約 15 分といわれる．

ⓒ 後産期（分娩第 3 期）

　後産期（こうさんき）では胎盤が娩出され，分娩第 3 期ともいわれる．後産期は 7～8 分とされ

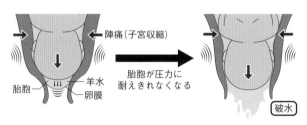

図13　破水

る．つづいて**子宮復古**が始まり，後陣痛という不規則な子宮収縮で子宮が非妊娠時の状態に戻り始める．子宮復古には分娩後約6～8週間を要する．

4. 出生後の胎児循環

　　出生後新生児が肺呼吸を始めると，肺血管が開いて肺血流量が増えることにつづいて，卵円孔は生後数分で機能しなくなり，2～3日で閉鎖して**卵円窩**というくぼみに変わる．また動脈管は生後半日ではたらかなくなり，2～3週間で閉鎖して**動脈管索**という索状物になる．こうして右心系と左心系は速やかに分離し，体循環と肺循環ができあがる．臍静脈は肝鎌状間膜の下縁で**肝円索**となり，静脈管は肝円索から下大静脈に伸びる静脈管索となり，いずれも索状物となる．

5. 産褥期

　　産褥期とは妊娠・分娩によって変化した母体がもとの状態に戻るまでの期間のことで，通常は分娩後6～8週間である．産褥期では胎盤が作っていたエストロゲンやプロゲステロンなどの性腺ホルモンが急速に減るため，多くは一過性に更年期のようなからだの変化が起こる．

6. 乳汁分泌（7章図13参照）

　　妊娠中は下垂体前葉からプロラクチンが分泌され，乳腺が発育する．妊娠中の乳汁分泌は，胎盤から分泌されるエストロゲン，プロゲステロンで抑制されているが，分娩後はエストロゲン，プロゲステロンが低下するために，プロラクチンにより乳汁分泌が促進される．さらに胎児による乳房の吸引刺激により下垂体後葉から**オキシトシン**分泌が開始され射乳が促される．オキシトシンには子宮収縮作用もあり，子宮復古に役立つ．

Ⓓ 新生児期・乳児期

　　新生児は出生～生後28日の個体をいい，その時期を新生児期という．このうち早期新生児は生後0～7日，後期新生児は生後8～28日をいう．
　　乳児は生後1～12ヵ月の個体をいい，その時期を乳児期という．

1．新生児期・乳児期の特徴

ⓐ アプガースコア

　　アプガースコアは分娩直後の新生児の状態を評価する方法で，出生１分後と５分後に評価され，皮膚色，心拍数，刺激に対する反射，筋緊張，呼吸の５項目を０〜２点で評価し，10点満点とする．

ⓑ 新生児黄疸

　　生後２〜３日するとほとんどの新生児は黄疸を示し，新生児黄疸といい，生理的な現象である．この原因は，新生児は赤血球の寿命が短いこと，肝臓が未熟なこと，などがあげられる．黄疸が基準を超えた場合は光線療法などを行い，脳に移行しやすい間接ビリルビンから移行しにくい直接ビリルビンに変化させる．

ⓒ 水分組成

　　新生児は体重の80％が体液で，細胞外液40％，細胞内液40％である．生後数日で体重が150〜250gほど減少することを生理的体重減少というが，皮膚や肺からの水分蒸発によるもので，哺乳によりまた増加する．

ⓓ 大泉門

　　新生児・乳児の頭頂部にある菱形の骨を欠き柔らかく触れる部分を大泉門という．前頭骨や頭頂骨の縫合が未形成状態であることを表し，生後１歳半〜２歳頃までに閉鎖する．

ⓔ 嚥下

　　新生児・乳児の食道は成人と異なり蠕動運動をせず，飲み込んだものは重力により食道を流れる．また空気も飲み込みやすく，新生児・乳児では授乳後に胃の中の空気をゲップ（曖気）として出させる必要がある．これは，新生児・乳児は胃の容量が少なく噴門部が未熟で胃の内容物が逆流しやすいため，空気だけを吐き出させ胃の内容物を吐かないようにするためである（図14）．

ⓕ 原始反射

　　原始反射とは出生時からみられる成長とともに消失する反射をいい，反射中枢は脊髄や脳幹にある．例えばモロー反射は，支えを外したときや，音など外部からの急な刺激で両手両足を広げる反射で，生後４〜６ヵ月頃に消失する．原始反射があるべき時期にない，もしくは消失すべき時期にある，などは異常を疑う．

2．新生児・乳児の発育・発達

ⓐ 運動機能

　　乳児期には段階的に運動機能を獲得する．首のすわりは３ヵ月頃，寝がえりは４ヵ月頃，はいはいは７ヵ月頃，つかまり立ちは９ヵ月頃，ひとり歩きは12ヵ月頃に獲得する．乳児の運動機能の発達は程度に個人差があるが，最初に大きな運動が発達し，その後細かい運動が発達する．

ⓑ 体重と身長

　　出生時体重は2.5kg以上で成熟児とされ，2,500g未満を低出生体重児，1,500g未満を極低出生体重児，4,000g以上を高出生体重児という．体重は生後

14

ヒトの一生

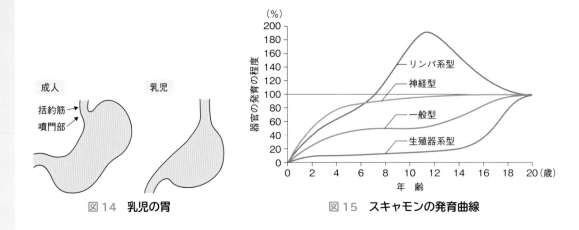

図 14　乳児の胃

図 15　スキャモンの発育曲線

3ヵ月で出生時の2倍，生後1年で出生時の3倍に増加する．出生時身長は45cm以上で成熟児とされる．身長は生後1ヵ月では4cm/月，生後2〜3ヵ月で3cm/月，生後4〜12ヵ月で1cm/月ほど伸びる．

ⓒ 離乳

離乳とは乳汁のみの栄養から固形食より栄養を取るかたちに移る過程で，乳児は徐々に食物を噛みつぶして飲み込むことが発達していく．また，乳児の摂食行動は自立に向かう．離乳は概ね生後5，6ヵ月から始められ生後12〜18ヵ月で完了する．

Ⓔ 成長期

成長期は，幼児期，学童期，思春期に分けられる．幼児期は1歳から小学校入学の6歳まで，学童期は小学校に相当する6〜12歳をいい，思春期は第二次性徴*の出現から性成熟までだがその終わりは個人差がある．

1. 発育パターン

スキャモンの発育曲線は，年齢における器官の発育程度を20歳が100%としてパターンを示したものである．各器官別の発育パターンは一般型，神経型，生殖器系型，リンパ系型の4型に分類される．一般型は胃腸，肺，心臓，骨，筋，血液量が当てはまり，1〜4歳と思春期で著しい発達を示すS字形を示す．神経型は脳などが当てはまり，幼児期に急速に発達し6歳には成人の約90%となる．生殖器系型は生殖器で，学童期まではほとんど停滞しているが思春期以後は急速に発達する．リンパ系型は胸腺，リンパ腺，扁桃腺などで，出生直後から急速な成長をし，学童期で成人の2倍に達したあと低下する（図15）．

> 用語解説　第二次性徴
> 性徴とは男女を判別するかたちの上での特徴である．第一次性徴とは，生後すぐに分かる外性器などの特徴をいう．一方，第二次性徴は，思春期以降に現れる外性器以外にもからだ全体でみられる男女の特徴のことで，例えば陰毛や乳房の発達がみられる．こうした変化は，視床下部・下垂体前葉・性腺のホルモンが引き起こす．

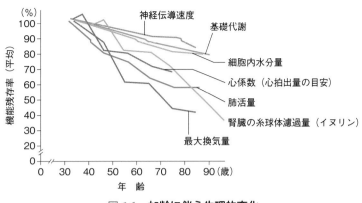

図16 加齢に伴う生理的変化

(Shock, 1971 をもとに作成)

2. 身長の変化

学童期では8歳頃まで5〜6cm/年伸び，学童期後半〜思春期は思春期スパートと呼ばれる著しい伸びを示す．女子は男子より2年ほど思春期スパートの時期が早い．

Ｆ 成人期・高齢期

1. 成人期

成人期とは発育の完了から老化が始まるまでの時期とされ，20〜60歳前後を成人とすることが多い．多くの生理機能が20歳前後でピークをむかえ，30歳頃からすべての臓器で機能低下をきたし，とくに呼吸器系，循環器系，免疫系，内分泌系で機能低下がみられる（図16）．性ホルモンの分泌低下により，50歳前後から更年期障害のために心身の不調をきたすことがある．

2. 高齢期

WHOや厚生労働省の定義では65歳以上を高齢者としており，その時期を高齢期という．高齢期では成人期から始まっている臓器の機能低下がさらに加速し，老化がみられる．老化は加齢により肉体的・精神的に退化することで，誰にでも起こりうるが個人差が大きい．また治療薬の服用は老化に影響を与えることもある．各器官系の機能低下により起こりうる疾患や症状を表1にまとめた．

ⓐ 日常生活動作

高齢期では加齢による身体機能・認知機能の低下などにより，食事・排泄・入浴・移動などの日常生活動作（ADL）が低下する．ADLを評価する方法の1つにバーセルインデックスがあり，食事，移乗，整容，トイレ動作，入浴，移動，階段昇降，更衣，排便自制，排尿自制の10項目で自立度を評価する．

14

ヒトの一生

表1 老化により起こりうる病態

器官系	機能低下により起こりうる疾患・症状の例
消化器系	誤嚥性肺炎，逆流性食道炎，慢性胃炎，栄養不良
循環器系	心不全，高血圧，脳血管障害
呼吸器系	肺炎，呼吸不全
泌尿器系	腎不全，尿失禁
内分泌・代謝系	糖尿病，脂質異常症，骨粗鬆症
神経系	パーキンソン病，アルツハイマー型認知症
感覚器系	白内障，老眼，高周波の音に対する加齢性難聴
運動器系	変形性膝関節症，脊柱管狭窄症，転倒・骨折の増加

ⓑ サルコペニア

　サルコペニアは加齢により筋肉量と筋肉機能（筋力または身体能力）の両方が低下することとされている．筋肉量の低下は筋再生能力の低下による筋線維の減少や筋線維の萎縮が原因で，とくに速筋線維で著しい傾向にある．サルコペニアの対策としては，遅筋線維がはたらく散歩に加え，速筋線維がはたらく筋力トレーニングを行うことが推奨される．サルコペニアは移動機能低下（ロコモティブシンドローム*）の原因となる．

3. 細胞老化

　細胞老化とは，細胞が分裂できる回数の限度に達し，分裂を停止して増殖できない状態をいう．染色体末端にはテロメアと呼ばれる繰り返し配列の構造があり，分裂のたびに短くなる．テロメアは一定の長さになると細胞分裂できなくなるため，老化に関与していると考えられている．

死

　死とは生命活動が不可逆的に失われた状態をいう．

1. 死の3徴候

　死の3徴候は，心臓停止，呼吸停止，対光反射消失をいい，死亡診断は医師によって行われる．心臓停止がみられる死を，脳死と対比させ，とくに心臓死ということがある．

用語解説　ロコモティブシンドローム

ロコモティブシンドロームは2007年に日本整形外科学会が提唱した用語で，加齢に伴う筋力の低下，関節や脊椎の病気，骨粗鬆症などによって運動器の機能が衰えるために，要介護や寝たきりになったりそのリスクが高まったりする状態を指す．日本語では運動器症候群と訳される．ロコモティブシンドロームを予防するために運動などの生活習慣を改善することが大切であるといわれている．

2．植物状態

植物状態とは，脳損傷により大脳の機能が停止し意識はないが脳幹の機能が保たれ自発呼吸が維持されている状態で，脳死とは脳幹機能が維持される点で異なる．

3．脳　死

脳死とは，すべての脳機能が停止し，生命維持装置で循環や呼吸が人為的に維持される状態をいう．日本の臓器移植法では臓器提供する意思がある場合に限り脳死をヒトの死とする．脳死判定の前提条件は，器質的脳障害により深昏睡で無呼吸であること，原疾患が CT などで診断されていること，適切な治療でも回復の見込みがまったくないこと，とされる．脳死判定基準として，深昏睡，両側瞳孔径 4 mm 以上，対光反射などの脳幹反射消失，脳波平坦，自発呼吸消失，があげられる．一方，15 歳未満，知的障害などで本人の意思表示ができないもの，脳死に似た状態になりうる病態のものは除外される．

4．細胞死

細胞死とは細胞の損傷が修復不能となって細胞が死ぬことをいい，壊死やアポトーシスなど多様に分類される．壊死は**ネクローシス**ともいい，細胞が不可逆的な傷害を受けて死に至ることで，炎症が生じうる．**アポトーシス**は古い細胞を新しい細胞に置き換えるためなど細胞がプログラム化された死をきたすことで，炎症は生じない．アポトーシスは胎児の指の間にみられる水かきの部分が脱落する際などにみられる．

5．死の受容

人は死を目前にすると，直ちには死を心に受け入れられないことが多い．アメリカの精神科医キューブラ・ロスは，死の受容プロセスを提唱した．このプロセスは，否認，怒り，取り引き，抑うつ，受容の 5 つの段階からなるが，必ずしもこの順序通りに進むとは限らない．

ⓐ **第 1 段階：否認**

自分が死ぬことを知って大きな衝撃を受け，現実とは受け止められない段階．

ⓑ **第 2 段階：怒り**

なぜ自分がこんな目にあうのかと，怒りがこみ上げる段階．

ⓒ **第 3 段階：取り引き**

延命できるよう人や神にすがり取り引きしようとする段階．

ⓓ **第 4 段階：抑うつ**

取り引きが無駄と知り運命に失望して，抑うつ状態になる段階．

ⓔ **第 5 段階：受容**

希望を捨てる一方，自分の置かれた死にゆく状況を受け入れる段階．

14

ヒトの一生

練習問題で腕試し！

正しい文章には○，誤った文章には×をつけよう．

Q1 性周期が規則的で健常な成人女性において，ヒト絨毛性ゴナドトロピン（hCG）は排卵時に血中濃度が最も高くなる．（看護 2018 年午前 69 改）

Q2 妊娠 36 週では，肺胞内に十分な肺表面活性物質が分泌されている．（看護 2014 年午後 88 改）

Q3 妊娠 12 週では，胎盤が完成している．（看護 2014 年午後 88 改）

Q4 妊娠 4 週では，胎児心音が聴取できる．（看護 2014 年午後 88 改）

Q5 受精卵の着床部位から，プロゲステロンが分泌される．（管栄 2016 年 40 改）

Q6 妊娠において，受精した日を妊娠 0 週 0 日と算定する．（管栄 2017 年 40 改）

Q7 胎生期において，動脈管は肺静脈と大動脈をつなぐ．（管栄 2011 年 38 改）

Q8 老年症候群では，日常生活動作（ADL）が低下する．（管栄 2014 年 29 改）

Q9 心停止は脳死判定基準の 1 つである．（管栄 2013 年 29 改）

Q10 キューブラ・ロスによる死にゆく人の心理過程で，延命のための取り引きは第 2 段階にある．（看護 2016 年午後 12 改）

解答・解説

Chapter 1

❶ ✕ 脂質二重膜は細胞膜などの生体膜を構成するが，基底膜は生体膜ではなくコラーゲンや糖たんぱく質からなる．

❷ ✕ DNA は 2 本のポリヌクレオチド鎖の二重らせん構造である．

❸ ✕ リソソームでは加水分解が行われる．たんぱく質はリボソームで合成される．

❹ ✕ ミトコンドリアでは TCA 回路や電子伝達系がはたらく．解糖系は細胞質で行われる．

❺ ✕ 線維芽細胞は膠原線維や弾性線維を生成し，結合組織などを形成する．

❻ ✕ 腹膜の上皮は単層扁平上皮である．重層扁平上皮は角膜，表皮，口腔，食道上部，膣にみられる．

❼ ◯ 単層円柱上皮は胃，小腸，大腸に分布し吸収・分泌の役割を担う．

❽ ◯ 気道の上皮は単層円柱線毛上皮からなる．

❾ ✕ 表皮は重層扁平上皮からなる．

❿ ◯ 単層扁平上皮は血管内皮や肺胞上皮細胞に分布する．

Chapter 2

❶ ◯ 摂食・嚥下の 5 期モデルにおける咽頭期では軟口蓋が後退して鼻腔への逆流を防ぐために後鼻孔が閉鎖する．

❷ ✕ 胃の主細胞はペプシノーゲンを分泌する．ペプシノーゲンは壁細胞から分泌される塩酸によってペプシンに変わり，たんぱく質を分解する．ガストリンは幽門部の G 細胞から分泌される．

❸ ◯ 内因子は，塩酸と同じく胃の壁細胞から分泌され，結合するビタミン B$_{12}$ が回腸末端で吸収される．

❹ ◯ セクレチンは食塊が十二指腸に到達すると，十二指腸の S 細胞から分泌され，膵液の分泌を促し，また胃の蠕動運動や胃液の分泌を抑える．

❺ ✕ 膵液は HCO$_3^-$（重炭酸イオン）を分泌し，胃酸を中和し酵素を活性化するため，弱アルカリ性である．

❻ ✕ 喉頭蓋は嚥下時に喉頭を閉鎖する．

❼ ✕ 幽門部は胃の十二指腸側にある出口の幽門近傍にある．

❽ ✕ ペプシノーゲンは塩酸によって活性化される．キモトリプシノーゲンはトリプシンによって活性化してキモトリプシンとなる．

⑨ ✕ 胆汁は肝臓で作られ，胆嚢で貯蔵・濃縮される．

⑩ ◯ 肝臓はアミノ酸を代謝して作られるアンモニアを解毒して尿素を合成する．

Chapter 3

❶ ◯ 白血球は細菌などを貪食し，防御に関わる．

❷ ✕ 赤血球は無核である．骨髄内で赤芽球が脱核して網赤血球になり，末梢血中で細胞小器官を失って成熟赤血球となる．

❸ ✕ 胎生初期の造血は，初期は卵黄嚢，中期は肝臓や脾臓で行われる．後期には骨髄造血が主となる．

❹ ✕ 末梢血の網赤血球は未熟な赤血球で，その増加は造血能の増加を示す．

❺ ✕ フィブリンは凝固因子の最終産物で，二次止血に関わる．

❻ ◯ 老朽化した赤血球は主に脾臓で破壊される．ほかには肝臓・骨髄も老朽化した赤血球を壊す．

❼ ✕ 赤血球の産生は腎臓で分泌されるエリスロポエチンによって刺激される．トロンボポエチンは肝臓で作られ，血小板のもとになる巨核球の産生を刺激する．

❽ ✕ 血液の二酸化炭素分圧が上昇すると，ヘモグロビンの酸素親和性が低下する．つまり，ヘモグロビンが酸素から離れやすくなり，酸素解離曲線の右方移動がみられる．これをボーア効果という．

❾ ✕ 血液に抗凝固薬などの凝固防止剤を入れて遠心分離すると，上澄みにはフィブリノーゲンが含まれる血漿が分離する．血清は血液を放置して血餅が沈殿すると生じる上澄みで，フィブリノーゲンを含まない．

❿ ✕ ABO式血液型がO型の場合は，赤血球の表面にはA抗原もB抗原も発現していない．

Chapter 4

❶ ✕ 刺激伝導系は，洞房結節，洞房結節，ヒス束，右脚および左脚，プルキンエ線維からなる．腱索は房室弁と心室内乳頭筋を結ぶ線維である．

❷ ✕ 胸管は小腸から吸収された脂質を輸送し静脈に送る．たんぱく質は小腸の毛細血管から腸間膜静脈を介して門脈に至る．

❸ ✕ 刺激伝導系で最も早く興奮するのは，ペースメーカー電位を作る洞房結節である．

❹ ✕ 左右の心室の1回拍出量は同じである．

❺ ✕ 心臓血管中枢は延髄にある．

❻ ✕ 洞房結節は右心房に存在する．

❼ ✕ 末梢の血管が収縮すると，末梢血管抵抗が増加し，血圧が上昇する．

❽ ◯ 僧帽弁は左心房と左心室の間の房室弁で，動脈血が通過する．

❾ ✕ 肺静脈には肺でガス交換された後で酸素が豊富な動脈血が流れる．

⑩ ✕ 左心房には，左右2本ずつで計4本の肺静脈が流入する．右心房には上大静脈，下大静脈が流入する．

Chapter 5

❶ ◯ 気管支動脈は気管支および肺の栄養血管で，体循環に属する．肺循環は肺動脈・肺毛細血管・肺静脈の系で，ガス交換に関わる．

❷ ✕ 右主気管支は分岐角度が左に比べ小さく，右肺は誤嚥性肺炎を起こしやすい．

❸ ✕ 呼吸中枢は延髄にある．

❹ ✕ 呼気は横隔膜の弛緩で起こるが，努力性呼気時には内肋間筋がはたらく．外肋間筋は吸気時に補助的にはたらく．

❺ ✕ 気管背面には気管軟骨はなく，平滑筋が後壁を構成する．

❻ ✕ 残気量に肺活量を加えたものが全肺気量である．

❼ ✕ 横隔膜は吸気時に収縮すると，胸腔の容積が増して肺に空気が流入する．

❽ ✕ 肺胞膜での二酸化炭素のガス拡散能は酸素の20倍である．

❾ ◯ 血液中の二酸化炭素は，多くが赤血球の炭酸脱水酵素によって重炭酸イオンになり血液中に遊離する．

⑩ ✕ 横隔膜は骨格筋で，横隔膜の運動は頸髄から出る横隔神経に支配される．

Chapter 6

❶ ✕ 腎臓は後腹膜臓器であり，腹腔の後方に位置する．

❷ ✕ 膀胱の筋層は内縦走筋，中輪走筋，外縦走筋の3層からなる．

❸ ✕ 1日尿量が100 mL以下の状態を無尿という．また400 mL以下を乏尿という．

❹ ◯ 血清クレアチニンは腎臓で濾過され尿中に排泄される老廃物で，腎機能の指標となる．

❺ ✕ 膀胱・尿管の粘膜は移行上皮である．

❻ ✕ 原尿は糸球体で生成され，尿細管で再吸収される．

❼ ✕ ネフロンは腎小体と尿細管からなる．また腎小体は糸球体とボウマン嚢からなる．

❽ ◯ レニンは循環血液量の低下で腎血流が減少すると，腎臓から分泌される．

❾ ◯ バソプレシンは血漿浸透圧が上昇すると下垂体後葉から分泌され，集合管での水の再吸収を促進し，血漿浸透圧を低下させる．

⑩ ✕ 推算糸球体濾過量の計算には，血清クレアチニン値と年齢を用いる．また性別によって換算式が異なる．

Chapter 7

❶ ✕ バソプレシンは下垂体後葉から分泌されるペプチドホルモンで，抗利尿ホルモンとも呼ばれ，腎臓の集合管で原尿の水分を再吸収し，尿量を減らす．

❷ ✕ カルシトニンは甲状腺の傍濾胞細胞から分泌されるホルモンで，血中 Ca^{2+} 濃度が上昇すると分泌され，骨形成を促し，血中 Ca^{2+} 濃度を低下させる．

❸ ✕ 甲状腺ホルモンはアミン型ホルモンであるが脂溶性であるため標的細胞の核内受容体に結合する．

❹ ○ ACTH は低血糖によって分泌が刺激され，副腎皮質からコルチゾールが分泌され，血中グルコース（血糖）値上昇が促される．ACTH の分泌障害では低血糖が認められる．

❺ ○ 甲状腺刺激ホルモンは下垂体前葉ホルモンでペプチドホルモンであり，水溶性ホルモンである．甲状腺刺激ホルモンの受容体は細胞膜にある．

❻ ✕ インスリン受容体は細胞膜にある 1 回膜貫通型の受容体である．

❼ ✕ グレリンは胃腺や膵島の細胞から分泌されるホルモンで空腹で分泌が増え，インスリン分泌を抑え，視床下部に作用して食欲を増やす

❽ ✕ グルカゴンはグリコーゲン分解を促進する．

❾ ✕ ACTH は，ステロイドホルモンである副腎皮質ホルモンの分泌を促す．カテコラミンは交感神経の興奮によって分泌が促される．

❿ ✕ 情報伝達物質が細胞膜受容体に結合すると細胞質内で作られる別の情報伝達物質のことを，セカンドメッセンジャーという．

Chapter 8

❶ ○ 小脳は運動・姿勢・平衡感覚の調節を行う．

❷ ○ 神経の静止膜電位は約 $-70\ mV$ で，刺激にて脱分極し，閾値を超えると活動電位が生じて $0\ mV$ を一過性に超える．

❸ ✕ 舌咽神経は舌では後方 1/3 の触覚・味覚を司る．舌の運動は舌下神経支配である．

❹ ✕ 滑車神経は外眼筋の上斜筋を支配し，眼球を動かす．顔面の表情筋は顔面神経支配である．

❺ ✕ GABA は中枢神経における抑制性神経伝達物質である．

❻ ✕ 脳神経は 12 対である．

❼ ✕ 神経活動電位の伝導速度は，髄鞘をもつ有髄線維では跳躍伝導するため無髄線維より速い．

❽ ✕ 血液脳関門は血管内皮細胞と星状膠細胞などからなり，血管から中枢神経に通過する物質が選択され，たんぱく質は自由に通過できない．

❾ ○ 胎生初期に葉酸が不足すると神経管閉鎖不全が発生することがあり，そのリスクを下げるために葉酸を妊娠前から十分摂取することが推奨されている．

❿ ○ 間脳には視床や視床下部が含まれる．

Chapter 9

❶ ✕ 強膜は眼球の外膜のうち，光を通す角膜以外の白い部分である．光を屈折する構造は角膜である．

❷ ✕ 眼球では光は角膜，水晶体，硝子体を通り網膜に至るが，強膜は通らない．

❸ ◯ ロドプシンは網膜桿体細胞にある視覚たんぱく質で，光が網膜に照射されるとレチナールとオプシンに分かれ，その際に電気が発生する．

❹ ✕ 瞳孔に光が入って網膜で感知されると縮瞳する．

❺ ✕ 光は水晶体で屈折する．

❻ ✕ 耳小骨は中耳にあって，内耳に音の振動を伝える．

❼ ✕ 音は内耳の蝸牛で電気信号に変換される．半規管は平衡覚受容器で回転加速度を感知する．

❽ ✕ 蝸牛からの信号は内耳（聴）神経のうち蝸牛神経にて伝えられる．

❾ ◯ 前庭器官は耳石器と半規管からなり，耳石器は直線加速度，半規管は回転加速度を感じる．

❿ ◯ 味蕾は主に舌にあって味覚を受容する．

Chapter 10

❶ ✕ 筋収縮はミオシンフィラメントの間にアクチンフィラメントが滑り込んで起きる．

❷ ◯ ミオシンフィラメントの先端にあるミオシン頭部で ATP を ADP に分解して外しつつアクチンフィラメントを滑り込ませる．

❸ ✕ 筋小胞体から Ca^{2+} が放出されて筋収縮が開始する．

❹ ✕ 白筋は速筋ともいわれ，その筋細胞はミオグロビンが乏しく持続的な収縮には適さない．

❺ ✕ 筋細胞には解糖で生じたグルコース-6-リン酸をグルコースに変換する酵素がなく，筋肉のグリコーゲンが血糖維持に用いられることはない．

❻ ✕ 骨芽細胞は骨形成を行い，破骨細胞が骨吸収を行う．

❼ ✕ 骨格筋は運動神経の支配を受ける．自律神経では交感神経の支配を受けるともいわれるが，副交感神経の支配は受けない．

❽ ◯ 骨の有機成分は主にコラーゲンで，無機成分はハイドロキシアパタイト（水酸化リン酸カルシウム）である．

❾ ✕ 橈骨は前腕の骨である．下腿の骨は脛骨と腓骨である．

❿ ✕ 骨端軟骨は骨内の二次骨化中心にある．関節軟骨は骨端の関節面を覆う．

Chapter 11

❶ ✕ 貪食能を持つ細胞は，好中球，単球，マクロファージ，クッパー細胞，樹状細胞などである．線維芽細胞は結合組織を構成し，コラーゲンやエラスチンなどを産生する．

❷ ✕ 胎盤を通じて IgG を胎児は受け取る．IgA は母乳，唾液，粘液に含まれる．

❸ ○ 形質細胞は B 細胞から分化して抗体を産生する．

❹ ✕ 抗原提示する細胞は B 細胞，マクロファージ，樹状細胞である．

❺ ✕ 肥満細胞は I 型アレルギーに関わり，表面の IgE が抗原に結合すると，中からヒスタミンなどのケミカルメディエーターを放出する．補体は抗体などが活性化する．

❻ ✕ IgE は形質細胞で産生・分泌され，肥満細胞の表面に保持される．

❼ ✕ ツベルクリン反応はIV型アレルギーの機序で生じる．

❽ ✕ 母乳中の抗体による免疫は，自然受動免疫である．

❾ ✕ NK 細胞，好中球，マクロファージは非特異的免疫を担う．

❿ ✕ 好中球は抗体を産生しない．抗体を産生する細胞は B 細胞由来の形質細胞である．

Chapter 12

❶ ○ 表皮は重層扁平上皮で，基底膜上にある基底層にはメラノサイトがある．

❷ ✕ 皮膚の血管や神経は表皮には分布せず，真皮より深部に存在する．

❸ ○ 皮膚表面は，皮脂を常在菌が分解することで pH がおよそ 4.5〜6 の弱酸性となり，病原菌の繁殖を防ぐ．

❹ ✕ エクリン汗腺は皮膚の感染のうち多数を占め，毛包と独立して開口する．一方，アポクリン汗腺は毛包に開口する．

❺ ○ 視床下部は血液の浸透圧が上昇すると浸透圧受容器で感知し，下垂体後葉からバソプレシンを放出して浸透圧を下げることで，ホメオスタシスに関与する．

❻ ○ 中枢性化学受容野は延髄にあり，血液中の二酸化炭素分圧が上昇すると，呼吸を速めて換気を促し，二酸化炭素分圧を低下させることで，ホメオスタシスに関与する．

❼ ✕ 加齢とともに恒常性の維持は困難になる．

❽ ✕ 体温調節中枢は視床下部にある．

❾ ✕ 細胞外液の pH はおよそ 7.4 に維持されている．

❿ ○ メラトニンは松果体で作られるアミン型ホルモンで，概日リズムに関係する．

Chapter 13

❶ ✕ 精嚢は外分泌腺で精液を産生・分泌するが，精子を貯留しない．

❷ ○ 前立腺は膀胱直下にあって直腸前面に位置するので，直腸診で状態を調べることがある．

❸ ✕ 精子細胞は二次精母細胞が分裂した細胞で半数体（一倍体）の染色体を持ち，変形して精子となる．

❹ ✕ ライディッヒ細胞は間質にあって LH の刺激によりテストステロンを分泌する．セルトリ細胞は曲精細管内にあって精子形成細胞を栄養する．

❺ ✕ プロゲステロンは排卵後の卵胞が黄体となって分泌するので，排卵時には濃度は低い．

❻ ○ LH の大量分泌は LH サージといい，排卵を誘発する．

❼ ✕ 尿道 - 膣 - 肛門管の順となる．会陰で前から外尿道口 - 膣口 - 肛門の順となるのと同じである．

❽ ✕ 卵胞刺激ホルモン（FSH）はエストロゲンの分泌を刺激する．テストステロンの分泌を刺激するのは LH である．

❾ ✕ 排卵後の卵胞は黄体となり，黄体は 14 日間で退縮して瘢痕組織である白体となる．

❿ ○ 子宮内膜の増殖はエストロゲンにより促進されるので，エストロゲンが分泌する卵胞期は子宮内膜の性周期では増殖期に相当する．

Chapter 14

❶ ✕ 排卵時に濃度が高くなるゴナドトロピンは LH，FSH である．hCG は受精卵の着床部から分泌されるため，排卵時には検出されない．

❷ ○ 胎児の肺表面活性物質（肺サーファクタント）は，胎生 34 週頃，つまり妊娠 36 週で必要量が分泌される．

❸ ✕ 胎盤は妊娠 16 週で完成する．

❹ ✕ 妊娠 4 週は胎生 2 週で胎芽期であり，心臓はまだ形成されていない．胎児心音は速早ければ妊娠 5 週頃から聴取され始める．

❺ ✕ 受精卵の着床部位からは hCG が分泌され，黄体を妊娠黄体として維持するはたらきのほか，妊娠判定に用いられる．

❻ ✕ 妊娠期間は最終月経開始日から起算する．

❼ ✕ 動脈管は肺動脈と大動脈を結ぶ．

❽ ○ 高齢期にみられる老年症候群とは，加齢に伴って心身の能力が低下して生じる症状が出現する状態で，日常生活動作（ADL）が低下する．

❾ ✕ 脳死は心臓死と異なり，深昏睡，両側瞳孔径 4 mm 以上，対光反射などの脳幹反射消失，脳波平坦，自発呼吸消失などが規準となるが，心停止は規準とならない．

❿ ✕ 死にゆく人の心理は，第 1 段階：否定，第 2 段階：怒り，第 3 段階：取り引き，第 4 段階：抑うつ，第 5 段階：受容からなるとされるが，必ずしもこの順に変化するとは限らない．

索引

● 著者紹介

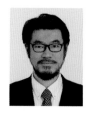

開道 貴信（かいどう たかのぶ）

大阪樟蔭女子大学　健康栄養学部健康栄養学科　解剖生理学研究室　教授
国立病院機構奈良医療センター　脳神経外科・機能神経外科　非常勤医師

【経歴】

1989 年	大阪府立豊中高等学校卒業
1995 年	奈良県立医科大学医学部卒業
1999 年	ドイツ・マインツ大学医学部客員研究員
2001 年	奈良県立医科大学大学院医学研究科修了
2005 年	国立精神・神経センター武蔵病院脳神経外科　医師
2013 年	国立精神・神経医療研究センター病院脳神経外科　医長
2016 年	国立病院機構奈良医療センター機能神経外科　医長
2017 年	大阪樟蔭女子大学健康栄養学部健康栄養学科　教授

【資格】

医師，博士（医学），脳神経外科専門医，てんかん専門医，機能的定位脳手術技術認定医，脳卒中専門医など

【著書】

『管理栄養士のためのイラスト解剖生理学』（講談社，2021）
『脳神経外科医が教える脳科学的合格作戦』（エール出版社，2021）
『今日の精神疾患治療指針第 2 版』（医学書院，2016）（共著）
『JMEDJ 治療法便覧 2016』（日本医事新報社，2016）（共著）
『てんかんテキスト　New Version アクチュアル　脳・神経疾患の臨床』（中山書店，2012）（共著）
『やさしいパーキンソン病の自己管理　改訂版』（医薬ジャーナル社，2012）（共著）
など

てんかん，トゥレット症候群といった慢性神経疾患の診療を，解剖生理学的に病態を解き明かしながら行っています．また効果的な脳科学的学習法や試験対策法に関する指導を得意としています．どんなことでも，難しい問題も答えはいつもシンプルだと信じています．

3 ステップ解剖生理学

2022 年 10 月 15 日　発行	著　者　開道貴信
	発行者　小立健太
	発行所　株式会社　南 江 堂
	〒113-8410　東京都文京区本郷三丁目 42 番 6 号
	☎（出版）03-3811-7236　（営業）03-3811-7239
	ホームページ　https://www.nankodo.co.jp/
	印刷・製本　シナノ書籍印刷
	組版　ビーコム

3-step Anatomy and Physiology
© Nankodo Co., Ltd., 2022

定価は表紙に表示してあります．
落丁・乱丁の場合はお取り替えいたします．
ご意見・お問い合わせはホームページまでお寄せください．

Printed and Bound in Japan
ISBN978-4-524-22693-1